東洋医学古典

完訳

鍼灸大成

淺野周 訳

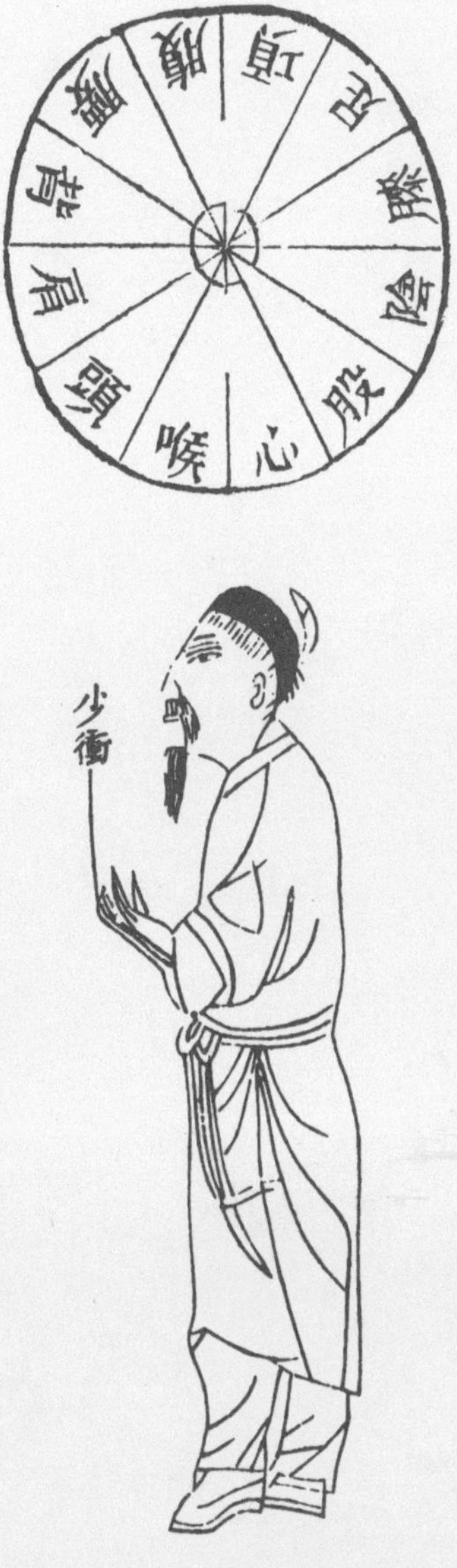

鍼灸大成刊行の序文

医療は民衆の生命に関わることであり、悠久の歴史がある。古代の名医に思いを馳せれば、最初に鍼について黄帝と岐伯が問答し、鍼を詳しく解説している。鍼に精通していれば、長年の持病をたちどころに治し、薬より遥かに速効性がある。しかし惜しいかな、近年では鍼技術が伝えられなくなっている。

私が三晋(山西省)の職を引き継いで、仕事に就くと、あちこちに山賊が出没し、民衆が危険に晒されている。庶民の難儀を目の当たりにしながら、賊を捉えることもできない。怒りと口惜しさにまみれて、足が痺れるようになった。何人もの医者に診せて、毎日のように薬を試してみるが、全く効果がない。そこで首都から名鍼である楊継洲なる者を招くと、たった三回の鍼治療で完治した。ついでに彼の家伝秘要を見せてもらい、その技術には礎があることを知った。そこで印刷屋に金を払い、また諸家が揃えてない本、例えば『神応経』、『古今医統』、『乾坤生意』、『医学入門』、『医経小学』、『鍼灸節要』、『鍼灸聚英』、『鍼灸捷要』、『小児按摩』など、およそ鍼灸に関わりがある本ならば、ことごとく集めた。さらに『素問』や『難経』を中心に考察し、鍼法の要点を載せている。さらに技術の高い職人に命じ、御殿病院にある銅人像を写して彫らせ、詳しく経穴を示し、図を入れ、学ぶものが見やすく分かりやすいようにした。私が困っていたときは、どうすることもできないことが恥ずかしく、もっと若い頃に鍼を学ばなかったことを後悔したが、それが逆に人を救うことのできる物を作らせた。書物であるゆえ、文字の範囲でしか伝えられない。人を救いたいという気持ちがある者は、これを学んで覚え、鍼術に精通して人々に健康を与えられるよう、これを序文とする。

一六〇一年八月吉日　山西地方を巡回する監査御史の趙文炳が、燕趙の意を含めて記す

＊解説：仕事で忙しいため足が痺れ、いろいろな医者に診せたが治らない。そこで首都から楊継洲を招いて治してもらった。そこで鍼の必要性を感じ、木工に命じて『鍼灸大成』の版木を彫らせて印刷したという話。三晋とは、戦国時代の趙魏韓。元は晋だったので三晋と呼ばれた。山西地方の受け持ちになったので、受け持ち地区を三晋と述べている。原文の監察御史とは、弾劾や監査など、監査官や検察官のような役職。燕趙だが、燕とは北京、趙は山西省である。つまり北京の楊継洲の意を汲んで、山西省の趙文炳が書いたという意味。

完訳 鍼灸大成 目次

鍼灸大成　第三巻……211

鍼灸大成　第五巻

鍼灸大成　第六巻……643

※（　）、［　］、＊の使い分けについて
文中の（　）内は楊継州が付けた解説、［　］内および、＊は訳者による解説です。

完訳

鍼灸大成

第一巻

完訳 鍼灸大成 第一巻 目次

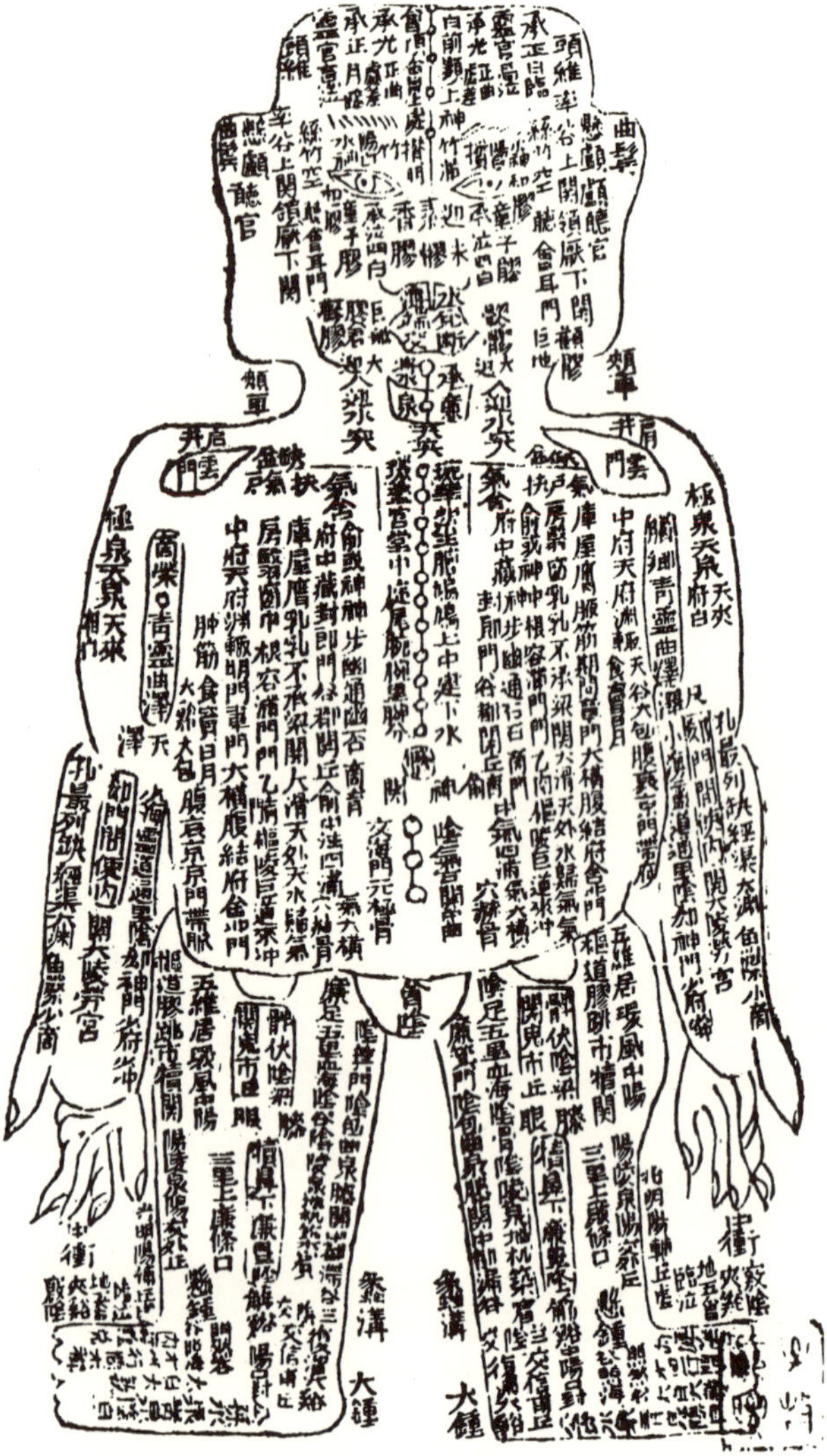

仰人周身総穴図

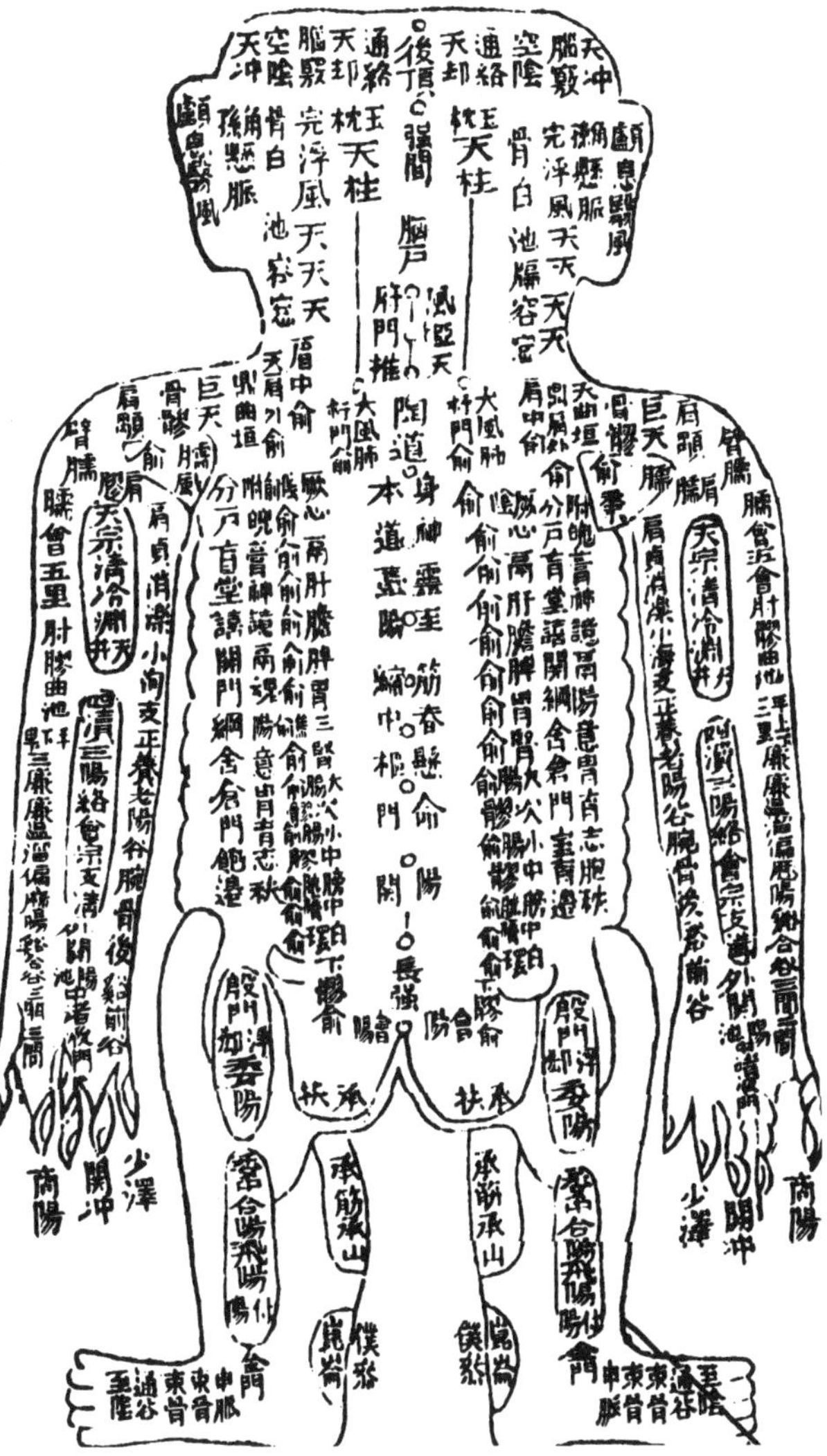
後頂
強間
腦戸
風府
天柱
大椎
陶道
身柱
神道
靈臺
至陽
筋縮
脊中
懸樞
命門
陽關
長強
會陽
承扶
殷門
浮郄
委陽
承筋
承山
少澤
關冲
商陽

伏人周身総穴図

鍼道の源流

『素問』十二巻は、世に「黄帝と岐伯の問答集」と呼ばれている。だが、その主旨を見ると、恐らく一時代の言葉を記述したものではなく、一人の手で書かれたものでもない。劉向は、戦国七雄の一つ、韓国貴族の子が書いたと言う。程子は、戦国時代の末に出たという。そのあらましは、まさに『礼記』の儒学を集めたもので、孔子や子思の言葉も伝わっている。その「霊蘭秘典」、「五常正大」、「六元正紀」などの篇は、陰陽五行の生尅の原理を明らかにし、現象を徳と組み合わせて、人身に当てはめている。その色、脈、病名、刺鍼のポイントは、すべて正しく、理論が広い。そして皇甫謐の『甲乙経』、楊上善の『太素』などは、いずれも『内経』を基にしており、わずかな違いがある。治療家の方針は、『内経』を逸脱することはない。しかし前漢の『芸文志』によると、『内経』十八巻、そして扁鵲の名がある。白氏によれば「『内経』には三つあるが、『素問』の目録はない」という。『隋経籍』にて、最初に『素問』の名が記載され、それが『内経』である。唐の王冰は、『九霊』九巻として『漢志』の数と一致させ、それを解説し、さらに陰陽で論じ、師の張公の蔵書を頼んで、『九霊』の紛失部分を補足し、心を砕き、熱心だった。惜しいことに原文と付加文が混ざり、玉石混合となり、解説が回りくどくて、引用も適切でない。宋代の林億や高若訥らが、その誤りを正し、説明不足を補って、かなり王冰のためになった。

『難経』十三巻は、秦越人が『黄帝内経』を代々にわたって解説したもので、問答形式にて学者に示している。引用の多くは『霊枢』や『素問』の本文ではなく、古くには、その書があったが、今はなくなっている。隋代の呂博望の注釈本は残っておらず、宋代は王惟一が、五家の説を集めたが、単純な間違いがあったり、混乱している。ただ虞氏の『難経註』は粗いが見られる。紀斉卿の『難経』解説は、細かく分けている。楊玄操の『難経註釈』、呂広の『難経註解』、王宗正の『難経疏義』の三書は間違い。周仲立の『難経辨証釈疑』は、かなり訂正してあるものの考証がはっきりしない。李子野の『難経句解』は、何も得るものがない。近代は張潔古の『薬註難経』は、解説のあと薬を書いているが、『難経』の意味と全く異なる。王少卿は、その説を演繹し、目次は奥深いが、先人の奥深さを明らかにするには足りない。滑伯仁は、それぞれの長所を取って短所を捨て、自分の意見を加えて『難経本義』

を作った。

『子午経』一巻は、鍼灸のポイントを論じたもので、詩の形式で作られており、のちの人が、扁鵲の作とした。

『銅人鍼灸図』三巻は、宋の仁宗皇帝が、王維一に命じ、鍼灸のテストを法、銅人を鋳造して基準とし、臓腑十二経に分け、傍らに兪穴の会を解説し、その名を刻み、図法と主治する鍼術を付け、版にして世に伝えた。夏竦が序文を書いた。だが、その経穴は、『霊枢』本輸や骨空などの篇と比較して、かなり繁雑である。

『明堂鍼灸図』三巻は「黄帝が人体の兪穴、そして灸の禁忌を論じる」ことがテーマである。明堂は、雷公が質問し、黄帝が教えるものだが、やはり後の人が、勝手に想定したものである。

『存真図』一巻は、晁公が楊介編という。崇寧年間、泗州にて賊を市で処刑した。郡守の李夷は、医者と画家を派遣し、自ら膜を破って膏肓を掴み、それを描いた。非常に細かく描き、古書を校正したが、異なるものが少なくなかった。『欧希範五臓図』に比較して遥かに勝り、医者にとって実に有益だ。王莽の時、翟義党の王孫慶を捕らえ、太医尚方と屠殺人が腹を裂いて皮を剥ぎ、五臓を量り、竹ヒゴを血管に通して、その長さを知る。病気を治せるというのも、この意図である。

『膏肓灸法』二巻は、清源庄、あだ名は李裕の作品である。

『千金方』三十巻は、唐の孫思邈が書いた。薬の処方、脈診の秘訣、鍼灸の穴や禁忌、体操や養生のポイントまで、ことごとく書いてある。千金とは、人命を重んじ、人命に千金の価値があるからだ。傷寒の数が分からないことを論じている。

『千金翼方』三十巻、孫思邈が、残りの部分を集めて本とし、『千金方』の助けとした。まず薬、次に婦人科、伝染病、小児科、性を養う、絶食、生活、養生、伝染病以外の病気、デキモノ、色脈、鍼灸、マジナイにて終わる。

『外台秘要』、唐の王燾が、台閣二十年、旧知の弘文館にて、千百巻の古い医学書を見つけた。諸症状が述べられ、処方とマジナイ、直接灸の方法など、千百四部門が述べられている。天宝に完成し(台閣年間を外れた)、房陵と大寧郡を守っていたので外台という。

『金蘭循経』は、元の翰林学士である忽泰必が書き、その子である光済が校正した。大徳年間の癸卯、平江郡の文学巌陵である邵文龍が序文を書いた。最初に前後から見た臓腑が描かれ、次に手足三陰と三陽の走向と属を記載し、引き続いて十四経絡、流注が書かれ、それぞれ解説し、図を列挙したあと、北方へ伝えられた。恒山の董氏である鋟梓呉門から広く伝わるようになった。

『済生抜萃』十九巻は、一巻が『鍼灸節要』、二巻が『潔古雲岐鍼法』と『竇氏流注』、三巻『鍼灸摘英』である。最初の鍼法は、古代の鍼を真似て作ってある。延佑年間は、杜思敬の作品。『鍼経指南』は、古肥に住む竇漢卿の作品。まず標幽賦、次に定八穴指法、そして叶蟄宮図とあるが、『素問』の内容と、ほとんど整合性がない。

『鍼灸雑説』は、建安年間に竇桂芳が分類した。『千金』の人神禁忌、離合真邪論を採用しているが、鍼灸の微妙さを表し尽くしているとは言えない。

『資生経』は、東嘉の王執中叔が三百六十穴を考証した。背面巓末、部分別に分類し、穴に主治を書き、『銅人』、『千金』、『明堂』、『外台』を一つにまとめた。

『十四経発揮』三巻、許昌の滑寿伯仁が、東平高洞陽にて、経穴の開闔、流注、交会や別絡などのポイントを知り、鍼法を伝えた。陰維、陽維、陰蹻、陽蹻、帯脈、衝脈の六脈に繋属があるとし、督脈と任脈だけは、背と腹を包んで専用の穴位があり、諸経が満ちて溢れれば、これが受ける。十二経と一緒に論じるとよい。全部で六百五十七穴、施治の効果を考証し、医の神秘を尽くしている。

『神応経』二巻は、宏綱の陳会が書いた。すでに『広愛書』十二巻があり、その膨大な内容から百十九穴だけを取り、詩として図とし、治病の要穴を集めて一冊とし、学者が守るべき規範とした。南昌の劉瑾が校正した。

『鍼灸節要』三巻と『聚英』四巻は、四明梅孤の高武が編纂した。

『鍼灸捷要』は、燕山廷瑞の徐鳳が書いた。

『玄機秘要』は、三衢の楊継洲が救うときの家伝集である。

『小児按摩経』は、四明の陳氏の著作である。

『古今医統』、『乾坤生意』、『医学入門』、『医経小学』の中から鍼灸に関するものを取る。その氏名は原書を見よ。

『鍼灸大成』は、以上の書物を分類して一部とし、十巻に分け、晋陽の靳賢に委ねて選集、校正した。

鍼灸直指『素問』

鍼灸方宜始論

黄帝の質問「病気の治療です。同じ病気に対して、治療法が違うのに、いずれも治るのは何故ですか?」

岐伯の答え「地形がそうさせる。東方は、天地が始まる場所であり、魚と塩の地である。海岸が水の傍らにあり、そこの民は魚を食べ、塩辛いものを食べる。皆がそこに住み、その食は美味だ。魚は人を熱くさせ、塩は血を傷める。それで民は、みな色黒となり、サメ肌である。みなデキモノが出やすく、その治療には砭石を使って膿を出す。だから砭石は、東方から来た。

西方は、金[銅]や玉を産する地域で、砂石の所であり、天地が収縮する場所である。そこの民は、丘陵に住み、風が強く、水も土も少ない。民は、粗末な服を着て、ムシロを敷いているが、美食して太っており、邪が身体を傷付けることができない。その病は、体内から発生するので、治療には薬物を使う。だから薬物は、西方から来た。

北方は、天地が閉じて、隠れる地域である。そこの民は、高地に住み、寒風で凍える。民は遊牧生活し、乳を食べ、臓が冷えて、脹満の病気になる。その治療には灸がよい。だから灸は、北方から来た。

南方は、天地が生長させるところで、陽気の盛んな場所である。そこは水や土が多く、霧露の集まるところである。そこの民は、酸っぱいものや発酵したものを食べ、肌が緻密で赤い。その病気は、痙攣や痛みで、治療には毫鍼がよい。だから九鍼は、南方から来た。

中央は、平坦で湿っぽく、天地は、万物を生み出して沢山ある。そこの民は、いろいろ食べて労働しない。だから手足が動かなくなったり冷えたりや、寒熱の病が多い。その治療には、按摩がよい。だから按摩は中央から出た。それで聖人は、いろいろな方法で治療し、それぞれの長所を使うので、治療法が異なっていても、すべて治癒する。それは病状を知って、治療のあらましが分かるからである」

刺熱論

黄帝の質問「五臓の熱病とは、何ですか？」

岐伯「肝熱病は、まず小便が黄色になり、次に腹痛、横たわりたがる、発熱となる。熱邪が正気と争えば、狂ったことを言って、痙攣し、胸脇が脹って痛み、手足を動かして、じっと寝ていない。肝は木なので、金の庚辛日に悪化し、木の甲乙日に大汗をかき、気逆すれば庚辛日に死ぬ。足厥陰肝脈と足少陽胆脈を刺す。気逆すると頭がズキズキ痛む。脈が肝気を頭に衝突させるからである。

心熱病は、まず楽しくなくなり、数日のうちに発熱する。熱邪が正気と争えば、急に心痛し、煩悶して嘔吐し、頭痛がして顔が赤くなり、汗が出ない。水の壬癸日に悪化し、火の丙丁日に大汗が出て、気逆すれば壬癸日に死ぬ。手少陰心脈と手太陽小腸脈を刺す。

脾熱病は、まず頭が重くなり、頬が痛み、煩悶し、顔が青ざめ、吐き気がし、発熱する。熱邪が正気と争うと、腰痛となって屈伸できず、腹が脹って下痢し、両顎が痛む。木の甲乙日に悪化し、土の戊己日に大汗をかき、気逆すれば、甲乙日に死ぬ。足太陰と足陽明を刺す。

肺熱病は、まずゾクゾクと冷え、鳥肌が立ち、悪寒して、舌苔が黄色くなり、発熱する。

熱邪が正気と争えば喘咳し、痛みが胸や背を走り、大きく息ができず、ひどい頭痛がし、汗が出ると悪寒する。火の丙丁日に悪化し、金の庚辛日に大汗をかき、気逆すれば丙丁日に死ぬ。手太陰と手陽明の井穴を刺し、大豆ほど出血させると、すぐに治る。

腎熱病は、まず腰痛し、脛が怠痛くなり、喉が渇いて水を飲みたがり、発熱する。熱邪が正気と争えば、後頚部が痛くなってこわばり、脛が冷えて怠痛くなり、足底が熱く、喋りたがらない。気逆すると後頚部がズキズキ、ドクドクと痛む。土の戊己日に悪化し、水の壬癸日に大汗が出て、土の戊己日に死ぬ。足少陰と足太陽を刺す。汗は、五行が一致して強まる日にでる。

肝熱病は、左頬から赤くなる。心熱病は、眉間から赤くなる。脾熱病は、鼻先から赤くなる。肺熱病は、右頬から赤くなる。腎熱病は、顎から赤くなる。まだ発病していなくとも、赤が見えたら刺す。これを、未病を治すという。熱病は、顔面に示された臓器から始まり、期［その臓と五行が一致する日］が来れば治る(期とは大汗の日。例えば肝なら甲乙日)。その刺鍼が反［不適切］ならば、期が三周過ぎてから治る(反とは、臓気を逆に取ること。例えば肝病に脾脈を刺し、脾に腎脈を刺し、腎に心脈を刺し、心に肺脈を刺し、肺に肝脈を刺すこと。三周とは三陰と三陽の脈を三周する状況。例えば太陽病に、陽明脈を刺して瀉すこと)。間違いを重ねれば、死ぬ。汗を出させるものは、日の五行と一致して、臓が勢いづけば大汗が出る。

熱病の治療では、まず冷水を飲ませてから刺鍼する。必ず患者を薄着にさせ、涼しいところに居させれば、身体が冷えると症状も止まる。熱病は、まず胸脇が痛み、手足をバタバタさせれば、足少陽を刺して、足太陰を補う。病気が重ければ五十九刺する。熱病が上肢の痛みから始まれば、手陽明と手太陰を刺し、汗が出れば治まる。熱病が頭から始まれば、足太陽の後頸部の経穴を刺せば、汗が出て治る。熱病が足脛から始まれば、足陽明を刺すと汗が出て治る。熱病で、まず体が重くなり、骨が痛んで、難聴となり、目を閉じたがれば、足少陰を刺す。重病ならば五十九刺する。熱病で、まず目まいがし、発熱して、胸脇が脹ったようならば、足少陰と足少陽を刺す(これも井滎である)。太陽脈の病気は、頬が栄《は》える［赤くなる］が、それは熱病である(栄とは飾る意味)。まだ栄［赤］が黒と交わっていなければ［『甲乙』では交が夭。夭でないと意味が通じない］、今、汗を出せば、時を待てば治るという(時を待つとは、肝病ならば木の甲乙日を待つという意味)。もし厥陰の脈証もあって、それと争っていれば、その死期は三日以内(外見は太陽の赤色だが、体内は厥陰の弦脈である。これは正気の土気がなくなっており、さらに木が狂っているので、三日で死ぬ)。その熱病は、腎と関連し、さらに少陽脈の色も加わっているからである(病を気としてある書もある)。少陽脈の色は、頬が赤くなる熱病である。その色が黒くなっておらず、汗が出れば、木の甲乙日に治る。もし少陰脈の証もあって争っていれば、三日以内に死ぬ。熱病の経穴は、三椎下が胸中の熱を主治し、四椎下が膈中の熱を主治し、五椎下が肝熱を主治し、六椎下が脾熱を主治し、七椎下が腎熱を主治するが、さらに尾骨、および頚椎で棘突起の触れる三椎の下陥凹(大椎)も取穴する。頬の下の赤が顴［目の下］まで至れば菌痢である。頬の赤が顎関節まで至れば腹満である。顴の後ろまで至れば脇痛である。頬の上に至れば膈上(肺)の病である」

刺瘧論

黄帝の質問「マラリアは、どうやって刺すのですか？」

岐伯の答え「足太陽の瘧では、腰痛と頭重があり、背中から寒気がし、寒気がしてから熱くなり、火にあたったようになる。熱が消えると汗が出るが、治りにくい。委中を刺して出血させる(一説には金門、一説には委中という。鍼三分、灸なら五壮)。

足少陽の瘧は、身体が怠く、寒気も熱もひどくなく、人に会いたがらず、人に会うとドキドキする。発熱時間が長く、汗が多い。足少陽を刺す(侠谿に鍼三分、灸は三壮)。

足陽明の瘧、まず寒気がし、ゾクゾクする寒気が続いたあと発熱する。熱が退くと汗が出る。日光や月光、火の気を好み、それが心地好い。足陽明の足背を刺す(衝陽、鍼三分、灸は三壮)。

足太陰の瘧は、憂欝になり、溜め息ばかりつき、食欲がなく、寒熱発作が多くて汗をかく。発病すると吐き気がし、嘔吐すると症状が軽くなるので、その時を狙って刺鍼する(公孫へ鍼四分、灸は三壮)。

足少陰の瘧は、激しく嘔吐し、寒熱発作が多く、発熱が多くて寒気の時間は少なく、戸や窓を塞いで閉じこもりたがり、その病気は治りにくい(大鐘に鍼二分、太谿に鍼三分、それぞれ灸三壮)。

足厥陰の瘧は、腰痛し、下腹が脹満し、小便が出にくくて前立腺肥大のようだが、前立腺肥大ではない。頻尿となって恐れ、呼吸が不足し、腹に不快感がある。足厥陰を刺す(太衝に鍼三分、灸は三壮)。

肺瘧では、心中が冷え、冷えがひどくなると熱に変わり、発熱している間は、しょっちゅうヒキツケが起き、幽霊でも見えているようである[ウワゴト]。手太陰と陽明を刺す(列缺に鍼三分、灸は五壮。合谷に鍼三分、灸は三壮)。

心瘧では、心中が煩悶し、冷水を飲みたがるが、かえって寒気がひどく、熱は激しくない。手少陰を刺す(神門に鍼三分、灸なら三壮)。

肝瘧では、顔が青ざめ、深く呼吸し、まるで死人のようである。足厥陰を刺して出血させる(中封に鍼四分、灸なら三壮)。

脾瘧は、寒気がして腹中が痛み、発熱すると腸鳴する。腸鳴が終わると汗が出る。足太陰を刺す(商丘に鍼三分、灸なら三壮)。

腎瘧は、ゾクゾクと寒気がし、腰背が痛くて身体をひねり、排便しにくく、目がくらんで、手足が冷たい。足太陽と足少陰を刺す(足太陽の金門、足少陰の太谿)。

胃瘧は、黄疸病にする。すぐ空腹になるが食べられず、食べると胃が脹って腹が大きくなる。足陽明を刺し、足太陰横脈から出血させる(厲兌は鍼一分、灸一壮。解谿は鍼五分、灸二壮。足三里は鍼一寸、灸三壮。太陰横脈は、内踝前を斜めに過ぎる大脈で、出血させるとよい)。

瘧で発熱しそうなとき、足背動脈(陽明脈という)の衝陽を刺し、その鍼孔を開いて出血させると、すぐに身体が冷える。瘧で寒気がしそうなとき、手陽明、手太陰、足陽明、足太陰を刺す(やはり鍼孔を開いて出血させる)。瘧で、脈が満ちて大きく速ければ、背兪を刺し、中くらいの鍼にて五胠兪の傍らを刺絡し、太り具合に応じて出血させる(五胠兪を譩譆という)。瘧で、脈が小実で速ければ、脛の少陰に施灸して、指井を刺す(復溜は鍼三分、灸なら五壮。井とは至陰で、鍼一分、灸なら三壮)。瘧で、脈が満ちて大きく速ければ、背兪を刺し、五胠兪と背兪を一つずつ、適切に出血させる。瘧で、脈が緩大で虚ならば、薬を使うべきで、鍼はよくない。一般に瘧の治療では、発作が起きてから食事時間［三十分］ぐらい過ぎると治療できる。その時刻を過ぎれば治療の時期を逃す。一般に瘧で、脈に異常がなければ、十指の井穴を刺して出血させる。血を出せば必ず治る。身体に小豆ぐらいの出血点があれば、すべて取り尽くす。

十二種の瘧は、発作の時間が違う。病気や身体を観察し、それが何脈の病か知る。そして発作が起きたら、食事が終わる時間だけ待ってから刺鍼する。一回目で病状が弱まり、二回目に効果が分かり、三回目で治る。それで治らねば、舌下の両脈を刺して出血させる。それでも治らねば、委中を充血させて出血させ、さらに後頚部から下の夾脊を刺せば、必ず治る(侠脊とは大杼、鍼三分、灸は五壮。両風門、鍼五分、灸なら五壮)。舌下の両脈とは廉泉［金津玉液］である(鍼三分、灸三壮)。

瘧に刺鍼するときは、まず発病した部位を尋ね、先に発病した部位から刺鍼する。例えば頭痛や頭重から始まれば、まず頭上と両額を刺し、眉間から出血させる(頭とは上星と百会、額は懸顱、眉間は攅竹などの穴である）。後頚部から痛めば、まずそれを刺す（風池、風府、大杼、神道）。腰背から痛めば、まず委中を刺して出血させる。上肢から痛めば、まず手少陰と手陽明の井穴を刺す。足脛から怠痛くなれば、まず足陽明の井穴を刺して出血させる。風瘧は、発作が起きると汗が出て悪風［軽い悪寒］がするので、三陽経を刺し、背兪から出血させる。ひどく脛が怠痛く、触《さわ》れなければ胕髄病である。鑱鍼で、絶骨から出血させると、すぐに治る。身体の痛みが軽ければ、至陰と諸陰経の井穴を刺して出血させない。隔日に一回刺す。瘧で喉が渇かず、隔日に発作が起きれば、足太陽経を刺す。喉が渇いて隔日に発作が起きれば、足少陽を刺す。温瘧で、汗が出なければ、五十九刺をする」

＊五胠兪を継洲は譩譆としているが、定説はない。

刺咳論

黄帝の質問「肺は、人に咳させますが、どうしてですか？」

岐伯の答え「五臓六腑は、すべて咳をさせる。肺だけではない」

黄帝「その症状を聞きたい」

答え「皮毛は、肺の合である。皮毛から邪気を受けると、邪気が合に影響する。そして冷たいものを飲食して胃に入れば、その寒気も肺脈に沿って肺に至り、肺が冷える。肺が冷えれば、内外［皮毛と肺］の寒が呼応し、そのために寒邪が肺に居座るので、肺咳となる。五臓は病気になる季節があり、季節でないのに発病していれば、他の臓器から伝変したものである（その臓器が旺盛となる季節を旺月という）。人は天地と対応しており、五臓には治療する季節がある。寒を感受して発病すれば、軽ければ咳、重ければ下痢して腹痛する。秋には肺が邪を受け、春には肝が邪を受け、夏には心が邪を受け、土用には脾が邪を受け、冬には腎が邪を受ける」

黄帝「どう違うのですか？」

岐伯「肺咳では、咳して喘息の音がし、ひどければ唾に血が混じる。心咳では、咳すると心痛し、喉を何かが塞いだようで、ひどければ喉が腫れて痛む。肝咳では、咳すると両脇下が痛み、ひどければ身体をひねれず、ひねれば両脇の下が腫れぼったい。脾咳では、咳すると右脇下が痛み、シクシクした痛みが肩背まで及び、ひどければ動けず、動けば咳がひどくなる。腎咳では、咳すると腰背が引きつけて痛み、ひどければ痰涎を吐く」

黄帝「六腑の咳では、どうですか？　どこが発病しているのですか？」

岐伯「五臓の咳が長引くと、六腑に移る。脾咳が治らねば胃が発病する。胃咳では、咳して嘔吐し、嘔吐がひどければ回虫を吐く。肝咳が治らねば胆が発病する。胆咳では、咳して胆汁を嘔吐する。肺咳が治らねば大腸が発病する。大腸咳では、咳して便を漏らす。心咳が治らねば小腸が発病する。小腸咳では、咳してオナラし、咳とオナラが同時に出る。腎咳が治らねば膀胱が発病する。膀胱咳では、咳して尿が漏れる。咳が長引いて治らねば三焦が発病する。三焦咳では、咳して腹部が脹満し、食欲がない。これらはすべて胃に集まり、肺が関係するので、人は鼻水や痰が多くなって顔が腫れ、気逆［嘔吐や咳］する」

黄帝「どのように治療するのですか？」

岐伯「臓の咳なら、五臓兪［背兪］を使う。腑の咳なら合穴を使う。浮腫ならば、その経穴を使う」

刺腰痛論

黄帝の質問「腰痛は、何脈で起きるのですか？　その刺し方は？」

岐伯「足太陽脈の腰痛は、後頚部から背、尻まで引きつけ、背が重くなる。それには足太陽の委中を刺して出血させる。春なら血を出してはならない。足少陽脈の腰痛は、針で皮膚を刺すような痛みで、徐々にひどくなって前後に曲がらなくなり、振り向くこともできなくなる。足少陽の成骨の端、陽陵泉を出血させる。成骨とは膝外側の骨で、そこだけ突起している腓骨頭である。夏には血を出してはならない。足陽明脈の腰痛は、振り返ることができず、振り返ると幽霊でも見たように悲しがる。陽明を刺すには脛の前を三痏［回］刺す。その上下とこれを出血させる。秋には血を出してはならない（足三里）［三痏は痕の意味で、鍼痕のこと。ひいては経穴だが、それを継洲は三回刺鍼すると考えている］。足少陰の腰痛は、背骨の内側を引っ張られているような痛みである。少陰を刺すには、内踝の上に二穴ある。冬には血を出してはならぬ。出血が多すぎれば回復しない（復溜穴。鍼三分、灸は五壮）。足厥陰の腰痛は、腰中に弓の弦を張ったようである。それには厥陰脈を刺す。フクラハギの魚腹［盛り上がった筋肉］の外、それに沿って累々とした結節を刺す（蠡溝、鍼二分、灸は三壮）。その病気は人を黙らせ、ぼんやりさせる。三回刺す（原文は「令人善言黙黙然」だが、一説には善の文字がない）。

解脈の腰痛は、痛みが肩まで及び、目がぼやけ、時には尿を失禁する。解脈を刺すには、膝窩で分かれた筋肉の、委中の外側にある横脈を出血させる。血の色が赤く変わったら止める。解脈の腰痛は、帯を引っ張られたようで、常に腰が折れたようで恐い。解脈は、委中で黍のように膨れた静脈を見つけ、それを刺して黒血が噴射し、赤い血に変われば治る。

同陰の脈の腰痛は、小錘が腰にあるように痛み、フツフツと腫れぼったい(小錘とは小針である)。同陰の脈は、外踝の上で、絶骨の端、陽輔穴を三回刺す。

陽維の脈の腰痛は、痛む箇所が腫れぼったい。陽維の脈は、陽維脈と足太陽が合流するフクラハギの下、地面から一尺上を刺す(承山。鍼七分、灸は五壮)。

衡絡の脈の腰痛は、前後に曲げられず、反ると倒れそうになる。重量物を持ち挙げて腰を傷め、衡絡が途絶えて、そこに瘀血が溜ったものなので、委中外側の筋間、そして委中の上数寸で衡［足太陽で、大腿後面を横に走る静脈］のあるところを刺し、二度出血させる(委陽は鍼七分。殷門は鍼五分。灸なら三壮ずつ)。

会陰の脈の腰痛は、痛むとき汗がダラダラ出て、汗が乾くと水が飲みたくなり、水を飲むと走りたくなる。直陽脈の上を三回刺す。それは陽蹻の申脈の上、委中の下五寸にあるので、膨れた静脈を見つけて出血させる(一説によると承筋は禁鍼)。

飛揚の脈の腰痛は、痛みでウツウツし、ひどければ悲しんで恐れる。飛揚脈は、内踝の上五寸(七寸としているものもある)にあり、少陰経の前で、陰維脈との交会穴を刺す(復溜と築賓、いずれも鍼三分、灸は五壮）。

昌陽の脈の腰痛は、痛みが胸まで及び、痛むと目がぼやけ、ひどければ反り返って舌が巻き、喋れない。内側筋肉を二回刺す。それは内踝の上で、大きな筋肉の前、足太陰の後ろで、内踝の上二寸にある（交信穴）。

散脈の腰痛は、発熱し、熱がひどいと煩悶して落ち着かず、腰から下に横木があるように不快で、ひどければ失禁する。散脈は、膝前で、骨と肉の分かれ目にあり、絡脈の外側の束脈を三回刺す（地機穴）。

肉里の脈の腰痛は、咳ができない。咳をすれば筋が収縮して引きつる。肉里の脈を二回刺す。それは足太陽の外、足少陽の絶骨の後ろ（陽輔）にある。

腰痛で脊を挟み、痛みが頭に達して引きつり、目がかすんで倒れそうならば、足太陽の委中を出血させる（原文の几几然だが、几几を沈沈としたものもある）。腰痛で冷えれば、足太陽と足陽明を刺す。腰痛で熱ければ、足厥陰を刺す。前に屈んだり、後ろに反ったりができなければ、足少陽を刺す。腰痛で内熱があり、喘ぐならば、足少陰を刺し、委中を刺して出血させる。

腰痛で冷えて腰をひねれなければ、足陽明を刺す（陰市、足三里）。腰痛で熱ければ、足太陰を刺す(地機)。腰痛で内熱があり、喘ぐならば、足少陰を刺す(湧泉、大鐘)。腰痛で大便がでなければ足少陰を刺す(湧泉)。腰痛で下腹が脹満すれば、足厥陰を刺す(太衝)。腰痛で、腰が折れるように痛み、前後に曲げられず、尻が挙がらなければ、足太陽を刺す(束骨、京骨、崑崙、申脈、僕参)。腰痛で、背骨の内側が引きつければ、足少陰を刺す(復溜、飛陽)。腰痛で、下腹を引っ張って、脇腹を引きつけ、腰が反り返らなければ、腰と尻が交わるところを刺すが、両腰骨で、肉の盛り上がった上を刺す。以上は月齢を刺鍼数とし、鍼をすれば、すぐに治る(腰骨下の第四髎とは、下髎のこと。鍼二寸、灸なら三壮)、左なら右、右なら左(痛みが左にあれば右に鍼、痛みが右にあれば左に鍼。その理由は、この脈は、左右が尻骨の中で交叉しているからである)」

奇病論

岐伯「人が妊娠して九カ月すると声が出なくなるが、それは子宮の絡脈が胎児に圧迫されて途絶するからである。治療の必要はなく、十カ月で分娩すると治る。

脇下が脹満し、気逆が二～三年治らなければ、息積である。これには鍼灸せず、体操と服薬で治す。

身体の大転子、大腿、脛が全部腫れ、臍の周囲が痛むものは伏梁である。動かしてはならない(動かすとは、激しい攻下薬を使って瀉すこと)。動かせば、尿が出にくくなる。

患者の尺脈が非常に速く、筋肉の引きつりが見られれば「疹筋」である。この病では、患者の腹部が必ず引きつり、顔が白や黒になっていれば病が重い。

頭痛が何年も治らねば「厥逆」である。激しい寒気に侵され、寒気が骨髄に至ったものだが、髄は脳が管理している。寒気が骨髄から脳に逆流して頭痛が起こり、歯も痛む。

口が甘いものを「脾癉」と呼ぶ(癉とは熱である)。これは美食をして太ったものだが、太ると内熱が発生し、甘いものは胃を中満にするので、気が口に溢れて糖尿病になったものである。蘭を使って古い気を除く。

口が苦いものを「胆癉」と呼ぶ。胆の募兪穴を使って治す。

「癃」は、一日に数十回も排尿するが、気の不足である。身体が炭のように熱く、頚胸が阻まれたようで、人迎脈が激しくて盛ん、喘息して咳すれば、気が有り余っている。太陰経の太淵脈が微細で、髪の毛のようであれば、気の不足である。以上の五有余［炭のような発熱、頚胸が遮られる、人迎の激しい脈、喘息、咳］、二不足［数十回の排尿、太淵脈が微細］

が同時にあれば、厥と呼ぶ。死ぬので治療しない。

生まれた途端に癲癇が起きるものを、胎癇と呼ぶ。胎児が母の腹中にいるとき、母が驚いたため、子が癲癇になるという。

顔が膨れて水があるかのようになり、脈が大で緊となるが、身体に痛みはなく、痩せてもいない。だが食べられず、食が細い。それを腎風と呼ぶ。腎風では食べられず、よくヒキツケを起こし、ヒキツケが治って、心気が敗れたものは死ぬ。

怒って狂うものを陽厥と呼ぶ。陽気が急に膨れ上がり、解決が難しいので怒りっぽい。治療には、食べ物を奪えば治る。そして生鉄洛を飲として服用する(鉄洛とは、鉄を溶かした水)。生鉄洛は、重みによって気の疾患を下げる」

刺要論

黄帝の質問「刺鍼のポイントは？」

岐伯の回答「病気には表裏があり、刺鍼には深さがある。それぞれ病巣部に至らねばならず、そこを通過してはならない。過ぎれば内臓を傷付け、達しなければ気血が塞がれ、塞がれれば邪が入る。刺入深度を間違えば、かえって悪く、五臓が動じて、のちに大病となる。それで『病が、毫毛や腠理にあるもの、皮膚にあるもの、皮下脂肪にあるもの、血管にあるもの、筋肉にあるもの、骨にあるもの、髄にあるもの』がいる。だから毫毛や腠理を刺すときは、皮を傷付けない。皮を傷付ければ、体内で肺が動じ、肺が動じれば秋に温瘧が起きて、ゾクゾクと寒気がする。皮を刺すときは、肉を傷付けない。肉を傷付ければ、体内で脾が動じ、脾が動じれば四季ごとの十八日に腹脹し、煩悶して食欲がない。肉を刺すときは、脈を傷付けない。脈を傷付ければ、体内で心が動じ、心が動じれば夏に心痛する。脈を刺すときは、筋を傷付けない。筋を傷付ければ、体内で肝が動じ、肝が動じれば、春に脳性麻痺の熱病となって、筋肉が弛緩する。筋を刺すときは、骨を傷付けない。骨を傷付ければ、体内で腎が動じ、腎が動じれば冬に腫れぼったい腰痛が起きる。骨を刺すときは、髄を傷付けない。髄を傷付ければ、骨髄が消えて脛が怠くなり、身体が怠くなって、動きたがらなくなる」（尺脈が緩渋ならば、それを懈㑊［解㑊のこと。怠くなって痩せる虚証］と呼ぶ）

刺斉論

黄帝の質問「刺鍼の深さは？」

岐伯の回答「骨を刺して筋を傷付けないとは、鍼が筋肉に入ったら抜き、骨に当てない。筋を刺して肉を傷付けないとは、鍼が肉に入ったら抜き、筋に当てない。肉を刺して脈を傷付けないとは、鍼が脈に入ったら抜き、肉に当てない。脈を刺して皮を傷付けないとは、鍼が皮に入ったら抜き、脈に当てない。一般に、皮を刺して肉を傷付けないとは、病が皮中にあり、鍼を皮中に入れて、肉に当てないことである。だから、肉を刺して筋を傷付けないというのに、肉を過ぎて筋に当てる。筋を刺して骨を傷付けないというのに、筋を過ぎて、骨に当てる。そうしたことは反［おきて破り］という」

刺志論

黄帝の質問「虚実のポイントは？」

岐伯「気が実なら身体も実、気が虚なら身体も虚、それが正常なので、それに反すれば病気である。飲食が多くて気も盛ん、飲食が少なくて気が虚しているならば、それは正常で、これに反すれば病気。脈が実なら気血も実、脈が虚ならば気血も虚、それが正常で、これに反すれば病気」

黄帝「どれが反ですか？」

岐伯「気が虚しているのに、身体が熱ければ反である。多く食べるのに、気が少なければ反である。食べないのに元気ならば反である。脈が盛んなのに、血が少なければ反である。脈が小さいのに、血が多ければ反である。気が盛んなのに、身体が寒ければ、傷寒にかかったのである。気虚なのに身体が熱ければ、暑気あたりである。多く食べるのに、元気がなければ、出血があるのかも知れず、湿邪が下半身にあるのかも知れない。少食なのに、気が満ちいてれば、邪が胃と肺にある。脈が小さいのに血が多ければ、痰飲で中焦に熱がある。脈が大きいのに血が少なければ、脈に風気があり、水やスープを飲めない。そうしたものを反という」

長刺節論

岐伯「鍼灸師は、診察せずに、患者の言葉を聞く。病が頭にあれば、頭痛し、鍼を刺入して、骨に達すれば病気が治まる。骨肉と皮を傷付けない。皮は、鍼の通路である。陰刺は、一本刺入して、それを中心に十字に四本入れ、寒熱を治す(陰刺とは、卒刺である)〔揚刺のこと〕。深ければ、五臓を刺す。五臓に迫って、背を刺すが、それは背兪である。五腑に迫って、臓会〔五臓の背兪〕を刺し、腹中の寒熱が去ったら止める。背兪を刺すポイントは、浅く刺して出血させること。

オデキを刺すには、オデキの中心を刺すが、オデキの大きさに基づいて刺入深度を決める。大きければ血を出し、小さければ深く刺し、必ず垂直に刺入して、膿血が出尽くしたら終える。

下腹に積があれば、髂〔腹〕を皮に沿って刺し、下腹に至ったら止める。さらに背骨を挟む両側四椎間を刺し、寛骨両側の居髎と季脇肋間の章門を刺し、腹中の気熱を下へ導けば治る(髂を骺とした書もある。四椎は五椎の誤り。心兪は下腹に応じるという)。〔髂については、肉の盛り上がったところ。横骨。臍など諸説ある。横骨だとしたら「下へ刺して少腹に至る」は矛盾するし、臍とすれば禁鍼穴。そこで肉の盛り上がったところ。つまり腹直筋を採用〕

下腹に病があって腹痛し、大小便が出なければ、疝である。寒邪によって発病する。下腹から両股間、腰から腸骨間を刺す。多く刺して、炅が尽きれば病気が治る(炅は熱である)。病が筋肉にあれば筋肉が痙攣し、筋肉が腱となって骨に付着する関節部が痛くなり、歩けなくなる。それを筋痺と呼ぶ。それで関節痛には筋肉の上を刺すが、それは分肉間［分肉には三つの意味がある。一つは筋肉層と脂肪層の間。一つは筋膜で包まれた筋肉どうし。一つは筋肉と骨の間。ここの意味は、次の文から骨と筋肉の間とする］に刺して、骨には当てない。刺鍼して筋肉が緩み、血液が流れて体温が伝わり、筋肉が温かくなってくれば、病気が治るので抜鍼する。

病が肌膚にあれば、脂肪層が痛む。それを肌痺と呼ぶ。寒湿が脂肪層を傷めたものである。大肉と小肉［大きな筋肉と小さな筋肉］の間に、多く鍼を刺し、深く入れて留め、筋肉が温まってから抜くが、寒湿に対抗するためである。筋骨を傷付けない［ここの筋は腱］。筋骨を傷付ければ、デキモノとなる［昔は消毒の観念がなかったため、刺鍼したあとが化膿することが多く、それを深さや日付のせいにした］。すべての分肉が熱くなれば、病気は治るので抜鍼する。

病が骨にあれば、骨が重くて挙げられず、骨髄が怠く痛む。そして冷えるものを骨痺と呼ぶ。深く刺すが、血管や皮下脂肪を傷めてはならない。刺入路は、大肉と小肉に分け、痛くて冷える骨が熱くなってきたら、病気が治ったので抜鍼する。

病が陽経にあり、冷えたり熱っぽかったりし、大小の分肉も冷えや熱っぽさがあれば、狂である(狂とは、気が乱れること)。刺して脈の邪を虚にし、熱感が発生したようすが見えれば、病気が治ったので抜鍼する。

最初に発病したら、年に一回再発する。治療しなければ月に一回再発する。また治療しなければ、月に四〜五回再発する。それが癲病である。分肉や経脈を刺すが、それに冷えがなければ、鍼で調えるだけで病気が治るので、抜鍼する。

風邪で、寒気がしたり暑がり、熱いと汗をかき、一日数回も発作が起きる。まず分肉と絡脈を刺す。汗が出たあと寒気がしたり発熱すれば、三日に一回刺鍼し、百日刺鍼すれば治る。

ライ病［ハンセン氏病］では、関節が重く、ヒゲも眉も脱け落ちる。それが大風［ここではハンセン氏病］である。脂肪層に刺鍼し、汗を出す治療を百日続ける。そして骨髄を刺し、やはり百日汗を出す。全部で二百日、ヒゲや眉が生えたら治療を終える」

皮部論

黄帝「十二皮部に発生する病は、どのようになるのですか？」

岐伯「皮膚は、絡脈の分布部位である。邪が皮膚に御邪魔すると、汗腺が開き、開いた汗腺から邪が侵入して絡脈に御邪魔する。絡脈が邪で満たされると、次には経脈へと邪が注がれる。経脈が邪で満ちれば、邪は臓腑へと入ってゆく。だから皮膚が十二に分かれており、それに不与［関与しない］と大病になる(不与は、恐らく不愈である)」

経絡論

黄帝の質問「絡脈は、色が青、黄、赤、白、黒と違います。なぜですか？」

岐伯の答え「経脈には特定の色があるが、絡脈は一定せず変化する」

黄帝「経脈の特定色とは、何ですか？」

岐伯「心なら赤、肺なら白、肝なら青、脾なら黄、腎なら黒、すべて内臓と対応するのが経脈の色である」

黄帝「陰陽の絡脈も、経脈の色と対応しているのではないのですか？」
岐伯「陰絡の色なら経脈と対応する。陽絡の色は、変化して一定せず、四季によって変化する。冷えれば凝結［原文は凝沍、素問では凝泣。泣は渋の異体字。大成では沍の文字。泣と沍は同じ意味］し、凝結した絡脈は青黒い。熱では流れやすく、流れの速い絡脈は黄赤となる。こうした季節による色彩変化は、すべて正常な絡脈の色なので、病気ではない。五色が同時に現れるものが、寒熱である」

骨空論

黄帝の質問「私は『風は、百病の始まり』と聞きます。それを鍼で治すには、どうするのですか？」
岐伯の答え「風邪は外から侵入し、人を寒気で振るわせ、汗が出て、頭痛し、身体が重くなり、悪寒する。その治療は風府にあり、身体の陰陽を調節する。正気が不足していれば補い、邪気が有り余っていれば瀉す。ひどい風邪で、後頚部が痛ければ風府を刺す。ひどい風邪で汗が出れば、譩譆に施灸するが、その場所は、手で背中を押さえると、患者が『イキ〜ッ［譩譆］』

と叫ぶ。譩譆は手に応えるのである。風邪をひいて、風が当たると嫌がるものは、眉頭(攅竹、鍼三分、灸なら三壮)を刺す。枕から落ちて寝違いすれば、肩の上の横骨［胸の横骨は鎖骨］にある(缺盆)。上肢が揺れて、肘をまっすぐ伸ばせなければ、脊中に施灸する(腰陽関、鍼五分、灸三壮)。眇絡［脇腹］の季肋が下腹を引っ張り、痛くて腫れぼったければ、譩譆を刺す(眇とは背骨を挟んだ両側で、何もなくて軟らかいところ)。腰痛でひねれず、睾丸が引きつれば、八髎穴と痛む個所を刺す。八髎は、腰尻の分かれる間にある。リンパ結核で寒熱すれば、さらに寒府を刺す。寒府は膝の外側に付着し、関節にある［膝陽関］。膝上外の寒府［膝陽関］を取るときは、拝むような姿勢にする。足底の湧泉を取るときは、ひざまずかせる」

刺水熱穴論

黄帝の質問「少陰は、どうして腎なのですか？　どうして水なのですか？」

岐伯の答え「腎は、身体で一番下に位置し、至陰［極まった陰］である。地面は海に浮かんでいるので、一番下にある至陰［極まった陰］は水である。肺は太陰である。少陰は冬脈である。つまり少陰脈は腎にあり、肺に繋がっていて、どちらも水を溜めて浮腫となる」

黄帝「腎は、どのように水を集め、発病させるのですか？」

岐伯「腎は、水分を取り込む胃の関所である。大小便が出なければ水が溜り、そうした類の病気になる。水が上下の皮膚に溢れるので浮腫となる。浮腫は、水が溜って発病する」

黄帝「水の病は、すべて腎が原因ですか？」

岐伯「腎は牝臓［臓にも陰陽があり、牝臓とは陰の強い臓］である。地面にある気のうち上昇する蒸気は、腎に属しており、雨となって水液を生み出す。このように地にあるものが天へ昇り、陰が極まって陽に転ずるから至陰である。力自慢して労働が過ぎれば、腎汗が出る。腎汗が出たときに、汗腺から風邪が入り、その邪が臓腑へも入れず、皮膚からも追い出されず、そのまま玄府に居座り、皮下を行けば、浮腫となる。その原因は腎なので、風水と呼ぶ。玄府とは汗腺である」

黄帝「水病を治す五十七カ所とは、何臓が管理しているのですか？」

岐伯「腎兪五十七穴である。それは陰が積もって溜ったところであるが、水が出入りする場所でもある。尻の上五行、毎行五穴、五×五＝二十五。それが腎兪である。だから水病で、下なら腹から下の浮腫であり、上はゼイゼイ喘いで横たわれない患者は、腎肺の標本ともに病んでいる。だから肺が喘ぎ、腎が水腫とし、肺気が上逆して横たわれない。それぞれ病を伝えあい、ともに影響を受けて水気が皮下に溜る。伏兎の上が二行ずつ、毎行五穴、五×四＝二十、これは腎の通路であり、三陰交と足で交わる。内踝上が一行ずつ、毎行六穴、六×二＝十二、これは腎脈の下行部分であり、太衝と呼ぶ。この五十七穴は、すべて臓の陰絡であり、水が居座るところである」

黄帝「春には絡脈と分肉を取れとは、どういうことですか？」

岐伯「春は、木が治め始める季節で、肝気が生まれ始める。そして肝気が引きつれば、それは風の疾病となる。経脈は必ず深部にあるが、風気は生まれ始めたばかりで少なく、深く入れてはいけない。だから絡脈と分肉［赤白肉の境］を取る」

黄帝「夏は盛経と分腠を取ると言いますが？」

岐伯「夏は、火が治め始める季節で、心気が生長し始める。だから脈が痩せて気が弱い。しかし夏は陽気が溢れて、熱が分肉や腠理を熏べ、体内では経に至るので、分腠間で盛んとなっている経脈を取る。皮膚を刺せば病気は去る。邪は浅層にいる。つまり盛経とは、陽経脈である」

黄帝「秋は経兪を取れとは？」

岐伯「秋は、金が治め始める季節で、肺が収斂しようとし、金が火に勝とうとしている。陽気が合穴にあり、陰気が勝ち初め、湿気が身体へ入りやすいが、まだ陰気が盛んでないので、湿邪が深く入れない。そこで輸穴を取って陰邪を瀉し、合穴を取って陽邪を虚にすれば、陽気が衰え始める。だから合穴を取る」

黄帝「冬は井滎を取れとは？」

岐伯「冬は、水が治め始める季節で、腎が収納し始め［原文は腎方閉。方は才、したばかりの意味］、陽気が衰えて少なくなり、陰気が丈夫で盛んになる。太陽の気は、体内に伏して沈み、陽気が消え、経脈が奥深く隠れてしまう。それで浅い井穴を取って、陰気の逆上を下げ、浅い滎穴を取って陽気を充実させる。だから『冬に井滎を取れば、春に鼻水や鼻衄が出ない』とは、それを言っている」

黄帝「先生は、熱病を治す五十九兪があると言いました。その場所と、その意味を聞かせてください」

岐伯「頭上に五行、毎行五穴。諸陽経の熱邪が上逆したものを瀉す。大杼、中府、缺盆、風門の八穴は、胸中の熱を瀉す。気衝、足三里、上巨虚、下巨虚の八穴は、胃中の熱を瀉す。

雲門、肩髃、委中、髄空［髄空は骨の穴という意味。この穴には定説がないが、雲門、肩髃が上肢なので、委中が肩髃に相当するとすれば、髄空は雲門に相当する。雲門を深刺すれば、肩胛下筋に当たって腋窩神経を緩めるので、髄空なら坐骨神経を緩めねばならない。すると秩辺か腰眼と思われるが、雲門に対すると秩辺と考えられる］の八穴は、四肢の熱を瀉す。五臓兪の傍ら五穴、その十穴は、五臓の熱を瀉す。この五十九穴は、左右合わせた熱治療穴である」

黄帝「人は、寒に傷付けられると発熱しますが、なぜですか？」

岐伯「寒が極まると、熱に転じる」

調経論

黄帝の質問「有余と不足、虚実の状況は、すでに聞きました［『素問』では、この前の部分にて解説している］。それが何故起きたのか分かりません」

岐伯「気血が実［原文は気血以并だが、類経に、并は偏盛と解説されている。そうでないと意味が通じない］になると、陰陽バランスが傾き、衛では気が乱れ、経脈では気が逆流し、血気がバラバラになって協調せず、一つが実で、一つが虚の状態となる。もし血が陰で盛んになり、気が陽で盛んになれば、狂乱する。血が陽で盛んになり、気が陰で盛んになると、熱による病が起きる。血が上で盛んになり、気が下で盛んになれば、イライラして怒りっぽくなる。血が下で盛んになり、気が上で盛んになれば、精神が乱れて忘れっぽくなる（上下とは、横隔膜の上下である）」

黄帝「血が陰で盛んになり、気が陽で盛んになるとして、もし血気がバラバラになって協調しないとしたら、どちらが実で、どちらが虚ですか？」

岐伯「血気は、温かさを好んで冷えを嫌う。冷えると渋って流れないが、温めると渋滞が消えて流れる。だから気が盛んになると血虚になり、血が盛んになると気虚になる」

黄帝「人で重要なのは血と気です。今、先生は、血が盛んだと虚、気が盛んだと虚と言いましたが、実はないのですか？」

岐伯「有れば実で、無ければ虚だ。だから気が偏盛すれば無血となり、血が偏盛すれば無気となる。今は、血と気が共に失われているので虚だ。絡脈と孫絡は、ともに経脈に注がれるが、血と気が盛んならば実である。血が気と一緒に上へ昇ると大厥となる。厥では突然に仮死状態となり、そこで気が下に返れば生きるが、返らねば死ぬ」

黄帝「実は、どこからやって来て、虚は、どこから逃げてゆくのですか？　虚実のポイントと理由を教えてください」

岐伯「陰経と陽経には交会穴がある。陽経は陰経に注ぎ、陰経が満ちると外に溢れる。こうして陰陽のバランスが保たれ、陰陽経にて気血が身体に充ちている。三部九候が一つに保たれていれば、健康人である。邪は、体内の陰を発病させたり、体表の陽を発病させたりする。陽部を発病させるのは、風雨寒暑などの外因である。陰部を発病させるのは、飲食や生活、陰陽失調、喜怒などの内因である」

黄帝「風雨が人を傷付けるのは、どうやってですか？」

岐伯「風雨の傷は、まず邪が皮膚に御邪魔し、それから体表の毛細血管へ入り、毛細血管が満ちると静脈へ入り、静脈が満ちると、太い動脈へと入る。そのとき邪は、気血と一緒に皮下に居座るが、気血と邪が激しく戦うので動脈が堅大となる。それが実である。実は、堅く詰まっているので、それを押すことができず、押すと痛む」

黄帝「寒湿が人を傷付けるのは、どうやって？」

岐伯「寒湿が人に中ると、皮膚が収縮せず、筋肉が堅くなって、栄血が渋滞し、温める衛気がなくなるので虚という。虚では、皮膚に皺が寄り、気が不足するので、押すと体積が小さくなって気の濃度が増し、気が足りるようになるので温まるから心地好く、痛みがなくなる」
黄帝「陰部が実となるのは、どうしてですか？」
岐伯「喜怒が節制できないと、陰気が上逆する。陰気が上逆すれば、下半身は虚になる。下半身が虚になれば、虚となった下半身へと陽邪が行く。それが実である」
黄帝「陰部が虚となるのは、どうしてですか？」
岐伯「喜び過ぎれば気が下がり、悲しみは気を消す。気が消えれば、脈は空虚になる。そのとき冷たいものを飲食すれば、寒気が体内に満ち、血が渋滞して、温める気が消え去る。だから虚になる」
黄帝「教典に『陽虚では外寒、陰虚では内熱。陽盛では外熱、陰盛では内寒』とあります。それは知っているのですが、そうなる理由が分かりません」
岐伯「陽気は上焦の肺から取り込み、皮膚や分肉の間を温める。だが寒気が外から侵入すれば、上焦の肺気が身体に行き渡らず、寒気が体表に留まる。だから寒気がして震える」
黄帝「陰虚で内熱となるのは？」
岐伯「過労で疲れると、身体も気力も弱り、消化も衰えて穀気が盛んでなくなり、上焦に栄養が行かず、幽門も通じなくなる。だから胃に食物の気が溜って発熱し、熱気が胸中を熏べる。だから内熱となる」
黄帝「陽盛で外熱となるのは？」
岐伯「上焦の肺気が行き渡らねば、汗腺が閉じて皮膚が緻密になり、皮膚が塞がれて、汗孔は通じなくなる。そして衛気が水とともに体外へ排泄されない。発熱する衛気が排泄されないのだから皮膚が熱くなる」
黄帝「陰盛で内寒となるのは？」
岐伯「陰盛では、冷えの気が上逆し、寒気が胸中に溜って出ない。寒気が出なければ、温める気が消え、寒気だけが残る。すると血が凝結し、血が凝結すると経脈が通じなくなる。その脈は、寒気と戦って盛大となり、寒なので渋る。だから体内の寒となる」
黄帝「陰と陽が偏盛し、血気が偏盛して病気になった場合、どのように刺せばよいのですか？」
岐伯「その経隧［経脈。隧はトンネルの意味］を取る。邪が営にあれば血を取り、衛にあれば気を取る。患者の体型、また季節の温度によって、刺鍼回数と五輸穴を決める」
黄帝「先生は、虚実には十［神気血形志の虚実で五×二］あり、それは五臓に発生すると言いました。五臓なら五脈です。だが十二経脈は、いずれもが発病します。いま先生は、五臓だけを言いました。十二経脈は、すべて三百六十五穴に絡まっています。だから経穴に病があれば、かならず経脈へ発展しますが、経脈の病にも虚実があります。それらは、どのように対応しているのでしょうか？」

岐伯「五臓は、六腑と表裏になる。経絡や経穴は、それぞれ虚実が発生する。その病巣に合わせて調える。病が脈にあれば、血を調える。病が血にあれば、絡脈を調える。病が気にあれば、衛気を調える。病が肉にあれば、分肉［脂肪層］を調える。病が筋肉にあれば、筋肉を調える。病が骨にあれば、骨を調える。筋肉の病気なら、痛む部分と引きつった部分を火鍼で速刺速抜する。病が骨にあれば、火鍼を使ったり、薬を熱してホットパックする。病があっても痛みがなければ、申脈と照海を刺す。身体が痛くても、三部九候の脈に異常がなければ繆刺する。左半身が痛むのに、右脈に異常があれば、右半身を巨刺する。三部九候の脈を細かく観察すれば、鍼道は完璧だ」

繆刺論

黄帝の質問「繆刺というのを聞きましたが、意味が分かりません。繆刺とは何？」

岐伯の答え「邪が皮毛に来て、孫絡へ入って居座り、留まって去らなければ、経脈は閉塞して通じなくなり、経脈が閉じれば、邪が経脈に入れないので、大絡に溢れて奇病が発生する(大絡とは十五絡である)。邪が居座った大絡は、左半身から右半身へ注ぎ、右半身から左半身へと注ぎ、身体の上下左右で経脈と連絡し、四末に分布している。だから邪気は定住できず、経脈が閉じているので経穴にも入れない。それで繆刺という(四末とは四肢である)」

黄帝「繆刺で、左なら右を取り、右なら左を取るのは何故ですか？　これと巨刺は、どう違うのですか？」

岐伯「邪が経脈に居座ると、左の邪が盛んなのに右が発病し、右の邪が盛んなのに左が発病する。また移動もする(病気が変わりやすく、移動すること)。左の痛みが治らないのに、右脈に病が現れたりするが、そうしたときは巨刺をする。巨刺は経脈を刺すもので、絡脈ではない。絡脈の病気では、痛む場所が、経脈とは違う。だから誤謬の謬で、繆刺という」

黄帝「繆刺は、どうするのですか？　どう取るのですか？」

岐伯「邪が、足少陰の絡脈にあれば、急に心痛［一般の心痛とは上腹部の痛み］し、急に脹満して、胸や脇が支えたようになる。だが腹にシコリがなければ、然谷の前を刺して出血させれば、三十分後には治る。治らねば、左の痛みなら右を取り、右の痛みなら左を取る。発生したばかりの病なら、五日で治る。

邪が、手少陽の絡脈にあれば、喉が痛んで、舌が巻き、口が乾いて、煩悶し、腕の外側が痛くて、手が頭に届かない。それには手の薬指、爪の端からニラ葉ほど離れた部位を一痏［回］ずつ刺す(関衝穴。痏は瘡のこと)。成人ならば、すぐに治る。老人では、しばらくすると治る。左なら右、右なら左を取る。発生したばかりの病なら、数日で治る。

邪が、足厥陰の絡脈にあれば、急に疝気［下腹部の痛み］となって痛む。足親指の爪で、肉との境目(大敦穴。両足一緒に刺す。だから一回ずつという)を一回ずつ刺す。男ならすぐ治り、女ならしばらくして治る。左なら右、右なら左を取る。

邪が、足太陽の絡脈にあれば、頭や後頚部、肩が痛む。足小指の爪で、肉との境目(至陰。一説には小指外側)を一穴ずつ刺す。すぐ治る。治らねば外踝下(金門)を三回刺す。左なら右、右なら左を取る。三十分後には治る。

邪が、手陽明の絡脈にあれば、胸中が気満し、ゼイゼイ喘いで、両脇腹が支え、胸中に熱気を感じる。手の人差指の爪で、端からニラ葉ほど離れた部位(商陽。一説には次指内側)を一回ずつ刺す。左なら右、右なら左を取る。三十分後には治る。

邪が、前腕にあり、腕を曲げられなければ、その踝(人の手で、橈骨茎状突起)の後ろを刺す。まず指で押し、痛む部位を刺す。回数は月齢により、一日目なら一回、二日目なら二回、十五夜なら十五回、十六日目なら十四回刺す(月の満ちるときは増やし、欠けるときは減らす)。

邪が、陽蹻脈[奇経は絡脈]にあれば、目頭から痛み始める。それには外踝の下〇・五寸[申脈]を二回刺す。左なら右、右なら左を刺す。一時間ほどで治る。

人が高いところから落ちて、体内に欝血し、腹中に膨満感があって、大小便が出なくなる。まず利尿薬を飲む。これは上部で厥陰の経脈が傷付き、下部で少陰の絡脈が傷付いている。足内踝の下で、然谷の前を刺して、血脈から出血させ、足背動脈(衝陽)を刺す。治らねば三毛の上を刺す(三毛は大敦穴)。一回ずつ刺し、血が出れば治る。左なら右、右なら左を刺す。よく悲しんだり驚いたりして、楽しくなければ、右の方法で刺す。

邪が、手陽明の絡脈にあれば、難聴となって、時には音が聞こえなくなる。手人差指の爪の上からニラ葉ほど離れた部位を(商陽)一回ずつ刺すと、すぐに聞こえる。治らねば、中指の爪の上で、肉との境目(中衝)を刺せば、すぐに聞こえる。まったく聞こえるときがなければ、刺してはならない(絡脈の気が、絶えてしまっているので刺さない)。耳鳴りが風のようにしていれば、やはり同様に治療する。左なら右、右なら左を刺す。

痛みが往来し、動き回れば、分肉間に痛みがあるので刺す。これも月齢を刺鍼回数の指標とする。鍼を使うならば、気の盛衰に基づいて刺鍼回数とする。もし刺鍼回数が月齢を越えていれば正気が脱け、足りなければ邪気を瀉せない。左なら右、右なら左を刺すと病気が治まる。治らねば、この方法で再度刺す。月齢は新月から一夜一回、二夜で二回と徐々に増やし、満月から十五夜で十五回、十六夜で十四回と徐々に減らす。

邪が、足陽明の絡脈にあれば、鼻水や鼻血が出て、上歯が冷える。足人差指の爪の上で、肉と交わる部位を一回ずつ(厲兌)。左なら右、右なら左を刺す。

邪が、足少陽の絡脈にあれば、脇痛がして息ができず、咳して汗が出る。足薬指で爪の上、肉と交わる部位(竅陰)を一回ずつ刺す。すぐに息ができるようになり、汗も止まる。咳は、温かい服を着て、温かいものを飲食すれば一日で治る。左なら右、右なら左を刺せば、病はすぐ治る。治らねば、この方法で再度刺す。

邪が、足少陰の絡脈にあれば、喉が痛くて食べられず、理由もなく怒り、気が賁［横隔膜］を突き破って上がる(賁とは、気賁である。一説には、賁［噴門］は横隔膜である。気上とは、腹中の胃気が、横隔膜を越えて込み上げること）。足底中央の脈（湧泉）を三回ずつ刺す。左右で六回刺せば、すぐに治る。左なら右、右なら左を刺す。アデノイドで唾が飲み込めず、時には唾も出せなければ、然谷の前を出血させると、すぐに治る。左なら右、右なら左を刺す。

邪が、足太陰の絡脈にあれば、腰痛が下腹に及び、脇腹を引っ張って、かがまないと息ができない。腰と尻の境目で、脊柱起立筋の上を刺す。これは腰兪である。月齢を刺鍼回数とし、鍼をすれば、すぐに治る。左なら右、右なら左を刺す（一説には、腰兪には左右がない。これは下髎穴である）。

邪が、足太陽の絡脈にあれば、痙攣して背骨が引きつり、脇まで痛む。それを刺すには、後頚部から背骨の両側を按圧し、病巣部があれば、手で押さえると痛む。それを刺す。背骨の傍らを三回刺せば、すぐに治る。

邪が、足少陽の絡脈にあれば、大腿骨頭が痛くて、股が挙がらない。大転子（環跳）を刺す。毫鍼を使い、寒邪が原因ならば長時間置鍼する。月齢を刺鍼回数にすれば、すぐに治る。

各経脈を刺して治すとき、通る経脈に病がなければ繆刺する。難聴で、手陽明を刺して治らねば、手陽明に通じ、耳の前に出る脈（聴会）を刺す。虫歯で、手陽明を刺して治らねば、手陽明で、歯中に入る脈（齦交）を刺せば、すぐ治る。

邪が、五臓の間に居座って発病すると、脈を引っ張って痛み、痛みが来たり止まったりする。その病状を見て、手足の爪上(それぞれの井穴を刺す。左が痛めば右、右が痛めば左を取る)を繆刺する。浮き挙がった絡脈を見て、それを出血させる。隔日に一度刺し、一度で治らねば、五度刺すと治る。足陽明脈は、左右が交叉して上歯へ入っており、唇と歯が冷えて痛む[虫歯の痛み]。手背の絡脈を見て、充血していれば出す。足陽明で中指の爪の上(厲兌)一回、手の人差指で爪の上(商陽)を一回ずつ刺せば、すぐに治る。左なら右、右なら左を取る。

邪が、手足の少陰や太陰、足陽明の絡脈に居座ったとする。この五絡脈は、いずれも耳中に集まり、左の額角に絡まっている。この五絡脈すべての気血が竭きれば、身体の脈が全部動じ、身体の知覚がなくなる。その様子は死体のようなので、尸厥とも呼ぶ。それには、足親指内側の爪の上、端からニラ葉ほど離れた隠白を刺す。そのあと足底(湧泉)を刺し、そのあと足中指の爪の上(厲兌)を刺す。それぞれ一回ずつ。そのあと少商、中衝、神門を一回ずつ刺せば、すぐに治る。治らねば、竹管を使って、両耳から息を吹き込み、患者の左額角の髪を一寸四方、剃り落として、その部位を焼く。そして一杯の美酒を飲ませれば、すぐに治る。

刺鍼の原則は、まず経脈を見て、経脈に沿って按圧し、その虚実をはっきりさせて調整する。その経脈が調整できなければ、その経脈を刺す。だが痛みはあるが、経脈に病がなければ絡脈を繆刺する。皮膚を見て、血絡があれば取り尽くす。それが繆刺の原則である」

経刺論

岐伯「邪が、身体に居座るときは、必ず皮毛から宿る。皮毛に留まって追い出されなければ、表皮の毛細血管に侵入する。そこに居座って追い出されなければ、大きな静脈へと入る。そこに居座って追い出されなければ、動脈へと入る。動脈は、五臓と繋がっており、胃腸に広がっているので、陰経と陽経が邪を感受すれば、五臓も傷付く。その邪も、皮毛から入ったもので、最後は五臓というのが順序である。だから経脈を治療する。

刺鍼の原則は、まず経脈を見て、それに沿って按圧し、その虚実を審査して調える。調わなければ、経脈を刺す。盛んでも虚でもなければ、経脈を使って調える」

巨刺論

巨刺は経脈を刺し、繆刺は絡脈を刺す。だから別物である。

岐伯「痛みが左にあり、右脈に異常があれば、巨刺する。邪が、経脈に居座り、左半身の絡脈が充血しているのに右半身が発病したり、右半身の絡脈が充血しているのに左半身が発病する。また痛みが移動しやすく、左の痛みが治らないのに、右脈に病が表れていたりする。それには巨刺をするが、巨刺とは経脈を刺すことで、絡脈ではない」

手足陰陽流注論

岐伯「人の両手足には、それぞれ三陰脈と三陽脈があり、合わせて十二経となる。手の三陰は、胸から手へ走る。手の三陽は、手から頭へ走る。足の三陽は、頭から足へ走る。足の三陰は、足から上がって走り腹に入る。絡脈［陰陽の経脈は、絡脈によって表裏が繋がっている］によって気血が注ぎ込まれ、還流して止まることがない。だから経脈は、血気が流れ、陰陽経脈が通じて、身体を栄養している。それは中焦から始まり、手太陰→手陽明と注ぎ、手陽明から足陽明→足太陰と注ぎ、足太陰から手少陰→手太陽と注ぎ、手太陽から足太陽→足少陰と注ぎ、足少陰から手厥陰→手少陽と注ぎ、手少陽から足少陽→足厥陰と注ぎ、足厥陰から再び還って手太陰に注がれる。その法則は、明け方を始めとし、水時計が百刻み漏れるように昼夜を運行するが、それは天と同じ法則に支配され、回り終わると始めに戻る。

絡脈は、本経の分支であり、本経から別れ出て十二経脈を連絡するものである。本経の脈は、絡脈によって他経と交わり、他経との交わりは絡脈によって実現している。それで気血は周流し、止まることがない。十二経に絡脈があるのは、あたかも大河に支流があるようなものである。絡脈が伝えて他経に注ぐのも、あたかも支流が他の水を導き入れるようなものである。

それで手太陰の支脈は、手首の後ろから出て、人差指の端へ向かい、手陽明と繋がる。手陽明の支脈は、缺盆から上がり、口鼻を挟んで足陽明と繋がる。足陽明の支脈は、足背で別れ出て、足親指の端に出、足太陰と繋がる。足太陰の支脈は、胃から別れ出て、横隔膜を上がり、心中に注いで手少陰と繋がる。手少陰は、自経の少衝穴が、手太陽と繋がっており、支脈の助けを借りない。それは手少陰が君主であり、命令するからである。手太陽の支脈は、頬から別れて、目頭へ上がり、足太陽と繋がる。足太陽の支脈は、肩甲骨内側で左右に別れ、下がって膝窩で合流し、足小指の外側端に下がり、足少陰と繋がる。足少陰の支脈は、肺から出て、胸中に注ぎ、手厥陰と繋がる。手厥陰の支脈は、手掌から薬指に沿って進み、その端に出て、手少陽と繋がる。手少陽の支脈は、耳の後ろから出て、目尻に至り、足少陽と繋がる。足少陽の支脈は、足背から足親指の爪に入り、足親指の叢毛に出て、足厥陰と繋がる。足厥陰の支脈は、肝から別れ、横隔膜を貫き、肺へ上がって注ぎ、手太陰と交わる。明け方の三〜五時から一昼夜、人の営衛は全身を五十周し、気は一万三千五百呼吸し、脈は八百十丈［二千四百三十メートル］進む。血気が運行し、陰陽の経脈が流通するが、それは太陽と同じ法則に従い、終われば再び始めに戻る」

衛気行論

黄帝の質問「衛気が身体を運行することですが。衛気が身体を上下に往来しますが、その時刻は決まっていません。しかし気をうかがって刺すには、どうするのですか？」

伯高「昼夜で陰陽の量が変わり、日には長い短いがある。春秋冬夏、それぞれ節句があって分かれている。それを知った上で、必ず明け方を基準とし、夜が終わった時点を始めとする。そこで一昼夜で、水時計の甕から水が百目盛り落ちる。目盛り二十五で、日中の半分である。常に、このようで終わることがない。日の入りで、日中は終わる。日の長い短いに基づいて、それぞれ気をうかがう基準として刺鍼する。その時を慎重にうかがえば、病気は期待したように治る。だが時を逃し、気をうかがうことに反していれば、百病に手当たっても治らない。だから『実を刺すときは、気が来るときに刺す。虚を刺すときは、気が去るときに刺す』という。それは気があるときと無いとき、虚実をうかがって刺すことを言っている。つまり、気のありかを慎重に感じ取り、それを刺す。これを『機を逃さず』という。病が三陽経にあれば、必ず、その気をうかがい、陽分［体表］にあれば、それを刺す。また病が三陰経にあれば、必ず、その気をうかがい、陰分［深部］にあれば、それを刺す。

夜明けから水が一目盛り下がるとき［十四分二十四秒］、衛気は太陽にある。水が二目盛り下がるとき、衛気は少陽にある。水が三目盛り下がるとき、衛気は陽明にある。水が四目盛り下がるとき、衛気は陰分にある。水が五目盛り下がるとき、衛気は太陽にある。水が六目盛り下がるとき、衛気は少陽にある。水が七目盛り下がるとき、衛気は陽明にある。水が八目盛り下がるとき、衛気は陰分にある。水が九目盛り下がるとき、衛気は太陽にある。

水が十目盛り下がるとき、衛気は少陽にある。水が十一目盛り下がるとき、衛気は陽明にある。水が十二目盛り下がるとき、衛気は陰分にある。水が十三目盛り下がるとき、衛気は太陽にある。水が十四目盛り下がるとき、衛気は少陽にある。水が十五目盛り下がるとき、衛気は陽明にある。水が十六目盛り下がるとき、衛気は陰分にある。水が十七目盛り下がるとき、衛気は太陽にある。

水が十八目盛り下がるとき、衛気は少陽にある。水が十九目盛り下がるとき、衛気は陽明にある。水が二十目盛り下がるとき、衛気は陰分にある。水が二十一目盛り下がるとき、衛気は太陽にある。水が二十二目盛り下がるとき、衛気は少陽にある。水が二十三目盛り下がるとき、衛気は陽明にある。水が二十四目盛り下がるとき、衛気は陰分にある。水が二十五目盛り下がるとき、衛気は太陽にある。これが半日の衛気の運行である。二十八星座のうち房宿から畢宿まで、十四星座区を太陽が移動する時間で、水は五十目盛り下がり、太陽は地球を半周する。つまり一宿の星座を太陽が通過するのに、水が三目盛りと七分の四目盛り下がる。『大要』は『お日様が、星座に掛かるとき、必ず衛気は太陽経にある』という。だから、お日様が一星座を行くと、衛気が三陽経を進み、陰分を行くが、常に、このようで終わりがなく、天や地と同じ法則に支配されている。こうして無秩序のようでも法則があり、終わればば始めに戻って、一昼夜で水が百目盛り下がって尽きる」

診要経終論

黄帝の質問「診察のポイントは何ですか？」

岐伯の答え「一月と二月は、天の気が昇り始めたばかり、地の気が芽吹き始めた頃で、人の気が肝にある。三月と四月は、天の気が昇り、地の気が発育させる頃で、人の気が脾にある。五月と六月は、天の気が盛んになり、地の気が高く上昇するので、人の気は頭にある。七月と八月は、陰気が生物を殺し始める頃で、人の気が肺にある。九月と十月は、陰気が氷らせ始め、地の気は閉じて生物が消え、人の気が心にある。十一月と十二月は、氷が覆い、地の気が密閉されて、人の気が腎にある。だから春は、散兪［井穴。諸説あり］と分理［ここでは皮膚のキメ］を刺し、出血すれば止める。重症ならば鍼感を伝わらせ、中間の程度ならば循環させる。夏には絡脈を刺し、血が出たら止める。邪気が出尽くしたら鍼孔を閉じ、気血が循環すれば、病は必ず下がる。秋には皮膚を刺すが、腠理に沿って、上下の同名経を取り［陽明なら手足の陽明穴］、患者の様子が変わったら止める。冬は分理［分理には肌のキメ、皮下組織の二つの意味がある。ここでは骨肉間］にある深い経穴を刺す。重症なら直刺で深く、中間なら散刺する。

春夏秋冬で、それぞれ刺し方があり、刺鍼する部位も違う。

春に、夏分を刺せば、食欲がなくなって呼吸が弱くなる。春に、秋分を刺せば、しょっちゅう驚いて泣く。春に、冬分を刺せば、腹が脹って病が治らず、おしゃべりになる。

夏に、春分を刺せば、疲労する。夏に、秋分を刺せば、思ったことを喋らなくなり、人が捕まえに来るようにビクビクする。夏に、冬分を刺せば、呼吸が弱くなり、怒りっぽくなる。

秋に、春分を刺せば、ビクビクし、何かしようと行動を起こした途端に忘れる。秋に、夏分を刺せば、横になりたがって、夢ばかり見る。秋に、冬分を刺せば、ゾクゾクして、しょっちゅう寒気がする。

冬に、春分を刺せば、人が横になっても眠れなくなる。冬に、夏分を刺せば、人の気が上り、さまざまな痛みが発生する。冬に、秋分を刺せば、喉がよく渇く」

刺禁論

黄帝の質問「刺してはならない禁忌を教えてください」
岐伯「臓は急所なので、察知しなくてはダメだ。肝は左にあり、肺は右にあり、心は前表面にある。腎は背の裏を治め、脾を栄養の運び屋とし、胃は水穀が集まる。横隔膜の上には心と肺がある［父は陽、母は陰を意味］。七椎の傍らは、中に小心がある(腎のこと)。

これを刺さねば福があり、刺せば咎になる。心を刺せば一日で死に、それが動じるとゲップになる。肝を刺せば五日で死に、それが動じると喋り出す(一作にはアクビ)。腎を刺せば六日で死に、それが動じるとクシャミになる(一作では三日)。肺を刺せば三日で死に、それが動じると咳が出る。脾を刺せば十日で死に、それが動じると嚥下する。胆を刺せば一日半で死に、それが動じると嘔吐する。

足背を刺し、大脈に当て、出血が止まらねば死ぬ。顔を刺して、網膜中心動脈に当てれば、不幸にも失明する。後頭部を刺し、脳戸に当たって脳へ入れば、直ちに死ぬ。舌下を刺し、脈に激しく当てれば、出血が止まらず喋れなくなる。足下に分布する絡脈を刺し、脈に当てて、血が出なければ内出血して腫れる。委中の膝窩動脈を刺せば、昏倒して血の気がなくなる。気衝を刺して、血が出なければ、鼠径部が腫れる。脊柱間を刺し、脊髄に当てれば、前かがみになる［本当は、一時的な半身不随となる］。乳の上に刺して、乳房に当てれば、腫れて爛れる。缺盆中を刺して、鍼を内に陥らせれば、気が肺の外に漏れて、喘いで咳をする。手の母指球を刺し、深く入れると腫れる。

大腿内側を刺し、大腿動脈に当て、血が出て止まらねば死ぬ。客主人を刺して、深く入れて動脈に当てれば、内部に気血が漏れて難聴になる。膝蓋骨［恐らく膝眼］を刺し、液が出るとビッコになる。手太陰脈を刺し、出血が多ければ、すぐに死ぬ。足少陰脈を刺し、虚証に瀉法して出血させれば、舌がもつれて喋りにくくなる［足少陰は、舌下の金津・玉液で終わるから］。前胸部を刺し、深く入れて肺に当てれば、喘いで、上を仰いで呼吸する。肘中を刺し、深く入れて気が出れば、屈伸できなくなる。大腿内側から下三寸［足五里］を刺し、深く入れれば失禁する［足厥陰は陰茎を巡る］。腋下の肋間を刺し、深く入れれば咳が出る。下腹を刺し、膀胱に当てれば、尿が体内に出て、腹が膨れる。腓腹筋を刺し、深く入れれば、内出血して腫れる。眼窩上で、骨と眼の間の凹みを刺し、網膜中心動脈に当て、漏れれば失明する。関節内を刺し、液が出れば屈伸できない。

＊昔の鍼は、鉄製で、棒のようなものを研いで作ったため、串のように太かった。そのうえ消毒もしてないので、関節から液が漏れたり、出血したり、気胸が起きたりすることが多かった。現在の鍼は細いので、こうした恐れはない。

酔っぱらっている者に刺してはならない、気が乱れる（一作には脈が乱れる）。怒っている者に刺してはならない、気逆［咳き込んだり喘いだり、嘔吐したり］する。疲労し切った人に刺してはならない。満腹の人に刺してはならない。空腹の人に刺してはならない。喉の渇いている人に刺してはならない。びっくりしている人に刺してはならない。

性交した後に刺してはならない、刺したら性交してはいけない。酔っぱらいに刺してはならない、刺したら酔ってはいけない。怒った者に刺してはならない、刺したら怒ってはいけない。疲労した者に刺してはならない、刺したら仕事をしてはいけない。

満腹した者に刺してはならない、刺した直後に食べてはいけない。空腹に刺してはならない、刺したら空腹にならないようにする。喉が渇いた者に刺してはならない、刺したら喉を渇かしてはいけない。

車で来たら、横にして三十分休ませてから刺す。歩いて来たものは、一時間あまり休ませてから刺す。驚いたり、恐がっている人は、必ず気持ちが落ち着いてから刺す」

五奪では瀉してはならない

岐伯「痩せ細って容貌が変わっていれば一奪である。大出血のあとは二奪である。大汗をかいたあとは三奪である。ひどい下痢のあとは四奪である。出産して、大出血のあとは五奪である。それらを瀉してはならない」

四季による禁刺

岐伯「一月、二月、三月は、人の正気が左にあるので、左足の三陽経を刺してはならない。四月、五月、六月は、人の正気が右にあるので、右足の三陽経を刺してはならない。七月、八月、九月は、人の正気が右にあるので、右足の三陰経を刺してはならない。十月、十一月、十二月は、人の正気が左にあるので、左足の三陰経を刺してはならない」

＊一月から六月までは陽気が生長するときなので、陽経を刺してはならない。七月から十二月は陰気が生長するときなので陰経を刺してはならない。左は陽で、右は陰だから、一～三月は陽中の陽、四～六月は陽中の陰、七～九月は陰中の陽、十～十二月は陰中の陰。

死期には刺してはならない

岐伯「病が心に起こり、心痛する。一日で肺へ伝変し、咳が出る。三日目に肝へ伝変し、脇が支えたように痛む。五日目に脾へ伝変し、腸が閉塞して通じなくなり、身体が痛くて重くなり、それが三日治らねば死ぬ。このように剋している臓に病を伝え、心は火だから、冬なら夜半の陰気がもっとも強いとき、夏には日中の陽気がもっとも盛んなときに死ぬ。

病が肺に起こり、咳が出る。三日で肝へ伝変し、脇が支えたように痛む。一日目に脾へ伝変し、身体が痛くて重くなり、五日目に胃へ伝変し、脹満が十日治らねば死ぬ。肺は金だから冬日が西［金］に落ちるとき、夏なら日の出［東］に死ぬ。

病が肝に起こり、頭痛やめまい、脇が支えたように痛む。三日で脾へ伝変し、身体が重くて痛い。五日目に胃へ伝変し、胃に膨満感がある。三日目に腎へ伝変し、腰脊と下腹が痛み、脛が怠く、三日治らねば死ぬ。冬日が西［金］に落ちるとき、夏は朝食で日が東にあるときに死ぬ。

病が脾に起こり、身体が痛く重い。一日で胃へ伝変し、胃が腫れぼったい。二日目に腎へ伝変し、下腹と腰脊が痛み、脛が怠い。三日目に膀胱へ伝変し、背が曲がって筋肉が痛み、尿が出なくなり、十日治らねば死ぬ。冬は入眠時の陰気が強くて陽の生まれないとき、夏は夕食時に死ぬ。

病が腎に起こり、下腹と腰脊が痛み、脛が怠い。三日で膀胱へ伝変し、背が曲がって、尿が出ない。三日目に心へ上がり、心窩部が腫れぼったい。三日目に小腸へ伝変し、両脇が支えて痛み、三日治らねば死ぬ。冬なら明け方、夏なら夕暮れに死ぬ。

病が胃に起こり、上腹が脹満する。五日で腎へ伝変し、下腹と腰脊が痛み、脛が怠い。三日目に膀胱へ伝変し、背骨が曲がって筋肉が痛み、尿が出ない。五日目に脾へ伝変し、体が重くなって六日治らねば死ぬ。冬なら夜半、夏なら午後一〜三時に死ぬ。病が膀胱に起こり、尿が出ない。五日で腎へ伝変し、下腹が脹満し、腰脊が痛み、脛が怠い。一日目に小腸へ伝変し、腹脹する。五日目に脾へ伝変し、体が重くなって二日治らねば死ぬ。冬なら鶏鳴時、夏なら午後一〜三時に死ぬ。

各病で、このように伝変するものは、すべて死ぬ。だから刺してはならない。伝変の間に一臓か二臓、三臓あるものは刺してもよい」

＊死ぬのは、たいがい冬の寒い頃か、夏の暑い盛りとなっている。死ぬと分かっているものに刺鍼すれば、鍼のせいで死んだと思われ、鍼の信用を無くすので、刺してはならないという意味。手に余ると思ったら、さっさと人に渡す。

刺法論

黄帝の質問「人が虚すと、精神が離れて身体を守らなくなり、伝染病が体表を掻き乱すと死亡します。どうやれば真気を保てますか？　その刺法を教えてください」

岐伯「精神が遊離して守らなくても、身体にあれば死ぬことはない。だが、そこで邪が掻き乱すので死亡する。例えば厥陰が天を守らず、すでに天が虚し、人の肝気が虚していれば、天と人の虚が重なる。それを重虚と呼び、魂が上で遊ぶ（肝虚、天虚、さらに出汗があれば、それを三虚という。精神が上部で遊び、左に英君［心の精神］がなく、眼光が集まらず、白屍鬼［金の肺邪。肝木を剋す］が来れば、人が急に死ぬ）。そのとき邪が厥陰を掻き乱すと、邪気が身体を温めるが、まだ刺せる（眼に生気があり、まだ心腹が暖かく、口には涎がなく、舌も睾丸も縮んでいなければ）。足少陽の通る所を刺す（丘墟穴、鍼三分）。刺鍼時に『太上元君［天の神］、鬱鬱青龍、いつも左にいて、三魂を抑えよ』と、まじないを三回唱える。次に『爽霊、胎光、幽精』と、三魂の名前を三回唱える。そして青龍［肝だから青］が穴下にいるとイメージして刺す。徐々に抜鍼し、患者に口を押さえさせ、腹中が鳴れば生きる。次に肝兪（九椎の下で、両側）を刺すが、『太上元君、元英が魂を抑える。正しい元が本に及び、人を高潔にする』と唱え、再び三魂の名前を前のように三回呼ぶ（鍼三分、三呼置鍼し、次に一分入れて三呼置鍼し、再び二分抜き、一呼置鍼する。徐々に抜鍼すると気が復活する）。

心虚であり、さらに君火と相火が天を守らず、そのうえ正虚で外邪を感受して三虚［天運、正虚、外邪］となり、火運が及ばず、黒尸鬼［水の腎邪。心火を剋す］が犯せば、急に死ぬ（舌と睾丸が縮み、目が死んだようになる）。まだ手少陽の通る所（陽池）を刺せる。『太乙帝君、脳の精神、丹［朱］に黒気なし。その真を復活せよ』と、まじないを三回唱え、赤鳳［心だから赤］が穴下にいるとイメージする（刺三分、一呼置鍼、次に一分入れ、三呼置鍼、再び引き上げて一呼置鍼し、徐々に抜鍼して穴を指で塞げば復活する）。さらに心兪（五椎の両側）を刺し、『丹房［丹を練る部屋］が霊を守り、五帝［中国の三皇五帝］が上を清め、陽気が身体に広がり、黄庭［黄帝の謁見所と思う］に再び来る』と、まじないを三回唱える（刺法は前と同じ）。

脾病で、さらに太陰が天を守らず、そのうえ正虚で外邪を感受して三虚となる（智意の二精神が上位で遊ぶので、失守という）。そして土運が及ばず、青尸鬼［木の肝邪］が犯すと、急に死ぬ。足陽明の通る所（衝陽）を刺す。『いつも魂は額にあり、清め落ち着き始め、元と気が広がり、六甲が真気に及ぶ』と、まじないを三回唱える。まず黄庭［黄帝。脾だから黄］が穴下にいるとイメージする（三分刺し、三呼置鍼し、次に二分入れ、一呼置鍼し、徐々に抜鍼して、指で鍼孔を塞ぐ）。次に脾兪（十一椎の下で、両側）を刺す。『原始の乾位が、坤元を統率し、黄庭の真気が、全身を巡る』と、まじないを三回唱える（三分刺し、二呼置鍼、五分入れ、邪気に至れば、徐々に抜鍼する)。

肺病で、さらに陽明が天を守らず、そのうえ正虚で外邪を感受して三虚となる。そして金運が及ばず、赤屍鬼［火の心邪］が人を掻き乱せば、急に死ぬ。手陽明の通る所(合谷)を刺す。『黒の水気は本当に完全［原文の青気の青には黒の意味がある。火を剋すので水と解釈］。黄帝のお札は一日の元、七つの魂は右に帰り、今は丹田に還る［原文の本田を、腎水の丹田と解釈]』と、まじないを三回唱える。白虎［肺だから白］が穴下にいるとイメージする(三分刺し、三呼置鍼、次に二分入れ、三呼置鍼、再び引き抜き一呼置鍼、徐々に抜鍼して鍼孔を塞ぐ)。さらに肺兪(三椎下で、両側)を刺し『左元真人［真人は仙人の意味］、六淫の気を退け、天のお札、帝の力、この門に来て入る』と、まじないを三回唱える(鍼を一分半刺し、三呼置鍼、次に二分入れ、一呼置鍼、徐々に抜鍼して、鍼孔を塞ぐ)。

腎病で、さらに太陽が天を守らず、そのうえ正虚で外邪を感受して三虚となる。そして水運が及ばず、黄屍鬼［土邪］が人の正気を掻き乱し、令人の魂を吸えば、急に死ぬ。足太陽の通る所(京骨)を刺す。『元陽を腹膜に巡らせ、五老が真気に及び、脳が冴え渡り、精を補って、長く保つ』と、まじないを三回唱える。腎気［原文は黒気。腎気と解釈］が穴下にあるとイメージする(一分半刺し、三呼置鍼、次に三分入れ、一呼置鍼、徐々に抜鍼して鍼孔を塞ぐ)。次に腎兪(十四椎下で、両側)を刺し、『天は黒くて、日は輝き、子孫の霊は大きく和み、正しい腎元は体内を守り、鍼を入れていると清まり始める』と、まじないを三回唱える(三分刺し、三呼置鍼、次に三分入れ、三呼置鍼、徐々に抜鍼して、鍼孔を塞ぐ)」

*最初の厥陰は、表裏経を使って治療している。次の心は、君相二火となり、少陽で治療しているので、相火の厥陰の表裏を取っている。やはり少陰は君なので治療していない。三番目の脾は表裏経で治療。四番目の肺も、五番目の腎も表裏経で治療している。

まじないの言葉は、まあ、こんなところだろうと勝手に訳した。どうせマジナイの言葉に意味はないので。現代で言えば、現代医学の知識を披露し、この人に任せておけば大丈夫だと患者に安心感を抱かせるためのもの。厥陰の歳などについては『素問』の天元紀大論、五運行大論、六微旨大論、六元正紀大論、至真要大論を参照する。

五臓に応じた五刺

岐伯「刺鍼には五種あって、五臓に対応している。

一つは半刺。浅く入れて、直ちに抜く。鍼で肉を刺さず、毛を抜くようにして表皮の邪気を除く。肺に対応する。

二つは豹文刺。左右前後に刺鍼する。静脈に当て、経絡の血を除く。心に対応する。

三つは関刺。筋肉の尽きる付近を直刺し、筋の痛みを除く。慎重に刺して出血させない。肝に対応する。

四つは合谷刺。直刺したあと後退させ、刺鍼した左右をニワトリが足を広げたごとく个状に刺す。鍼は脂肪層に斜刺し、皮下の痛みを除く。脾に対応する。

五つは輸刺。直刺してまっすぐ抜き、骨まで深く刺し、骨の痛みを除く。腎に対応する」

九種の病変に応じた九刺

岐伯「刺鍼には九種あって、九病変に対応する
一は輸刺。五輸穴と背兪の臓兪を刺す。
二は遠道刺。病が上にあれば下を刺す。六腑の病に下合穴を刺すものである。
三は経刺。経脈で、経穴の固まった所を刺す。経に分けて刺す。
四は絡刺。小絡を刺すが、浮き出た静脈である。
五は分刺。分肉［肉の分かれ目］の間を刺す。
六は大瀉刺。化膿した部分を刺して排膿する。
七は毛刺。浮かすように散刺し、皮膚の痛みを除く。

八は巨刺。左が痛めば右の経を刺し、右が痛めば左の経を刺す。

九は焠刺。真っ白に焼いた燔鍼を刺し、痛みを除く」

十二経脈に対応する十二刺

岐伯「刺鍼には十二種あって、十二経脈に対応する。

一に偶刺。手を胸に当て、痛みが背中に通じる部位を刺す。一つは胸、一つは背を刺す。心痺を治す（心臓の傍らに刺すとよい）。

二に報刺。移動する痛みを刺す。上下に移動すれば、痛む部位へ刺鍼し、抜鍼せずに左手で、別の痛む場所を圧す。抜鍼したら、そこを刺す。

三は恢刺。筋肉の痛む傍らに直刺し、前後に動かす。筋の痙攣を恢復させる。筋痺を治す。

四は斉刺。一本直刺し、その両側に二本刺す。範囲が狭くて深い冷えを治す。

五は揚刺。一本直刺し、それを中心にして十字に四本刺す。浮かすように刺し、広範囲の冷えを治す。

六は直鍼刺。皮を引っ張り挙げ、沿皮刺する。浅い部分の冷えを治す。

七は輸刺。直刺してまっすぐ抜き、鍼を少なく深く打つ。陽気が盛んで熱いものを刺す。

八は短刺。骨痺を刺す。少し揺らして深く刺入し、骨の部位に入れ、上下させて骨を擦る。

九は浮刺。痛みの傍らから入れて浮かす［沿皮刺］。脂肪層が痙攣して冷えるものを治す。

十は陰刺。身体の左右ともに刺す。冷え症を治す。冷え症になったら足踝後ろの少陰を刺す。

十一は傍鍼刺。中心と傍らに一本ずつ刺す。慢性の痛みを治す。

十二は賛刺。直刺してまっすぐ抜き、何度も打って表層から出血させる。これはデキモノを治療する」

手足の陰陽経脈を刺す

岐伯「足陽明は、五臓六腑の海である。その脈は大きく、血が多くて気も盛んである。壮熱には、足陽明を刺す。深く刺さなければ邪が散らず、置鍼しなければ邪が瀉せない。

足陽明は深さ六分に刺して十呼置鍼。

足太陽は深さ五分に刺して七呼置鍼。

足少陽は深さ四分に刺して五呼置鍼。

足少陰は深さ三分に刺して四呼置鍼。

足太陰は深さ二分に刺して三呼置鍼。

足厥陰は深さ一分に刺して二呼置鍼。

手の陰陽経脈は、経脈が皮膚から近く、気の至るのも速い。手は深くとも二分を過ぎることはなく、置鍼しても一呼を過ぎることはない。それ以上刺せば正気を損なう」

標本論

岐伯「先に病があり、そのあと気血が逆乱したら、病のほうを治す。先に気血の逆乱があり、そのあと発病したら、気血の逆乱を治す。先に冷え、あとで発病したら、冷えを治す。先に病があり、そのあと冷えたら、病のほうを治す。先ず熱があり、あとで発病したら、熱を治す。先に下痢があり、あとで他の病が起きたら、下痢を治す。こうしたケースでは、必ず本の病気を調え、それから他の病を治す。

先に病があり、あとで腹が膨満すれば、腹の膨満を治す。先に病があり、あとで下痢したら、病のほうから治す。先に腹が膨満し、あとで心窩部が不快になれば、腹の膨満を治す。人に外邪が入り、季節の気と呼応して、大小便が出にくくなれば大小便を治し、大小便が出るのなら外邪を治す。発病し、実証であれば、邪が本で、実が標だから、外邪を追い出してから、実の症状を治す。発病し、虚証であれば、正気の虚が標で、外邪が本なので、虚の症状を治してから外邪を追い出す。細かく観察してから調える。症状が軽ければ標本を併行して治療し、症状がひどければ目標を絞って治療する。先に大小便が出ず、あとで他の病気になったなら、大小便を治療する」

王公と庶民を刺す

岐伯「肉食の患者と草食の患者では、同じように刺せるのか？　気が滑れば置鍼時間が短く、気が渋れば置鍼時間が長い。気が鋭敏ならば、小さな鍼で浅く刺す。気が渋れば、太い鍼で深く刺す。深く刺せば置鍼し、浅く刺せば速抜する。それからすると庶民を刺すときは深く刺して置鍼し、高貴な人を刺すときは細い鍼で徐々に刺す。それは気の速さや敏感さが違うからである。

冷える痛みや内熱があれば、庶民を刺すときは火鍼を使い、高貴な人を刺すときは薬を載せてホットパックをする」

皮膚の色や体型により刺す

岐伯「壮年で頑健、血気が充ちて、皮膚が堅固。それに邪が入ったものを刺すときは、深く刺して置鍼する。
肥満体で、肩が広く、腋や後頚部の肉が厚く、皮膚が黒く、唇が厚い。その血は黒く濁り、気は渋って伝達が遅い。そんな人は、むさぼり取る。それを刺すには、深く刺して置鍼し、刺鍼の数も多くする。痩せて皮膚が薄く、色白で、肉がなく、唇が薄く、軽く喋る。その血はうすく、気が進みやすく、気が脱けやすく、血を損ないやすい。それには浅く刺して、すぐ抜鍼する。
太った人は、秋冬にそろえて深く刺し、痩せた人は春夏にそろえて浅く刺す」

若くて頑健なもの刺す

岐伯「頑健な若者は、骨が太く、肉が堅く、関節が柔らかい。こうした人が慎重なら気が渋り、血が濁っている。それを刺すには深く刺して置鍼し、刺鍼数も多くする。敏捷ならば気が滑り、血はうすい。それを刺すには浅く刺して速抜する」

乳児

岐伯「乳児の肉は脆く、血が少なく、気は弱い。それには毫鍼を浅く刺し、速刺速抜する。

一日二回の刺鍼でもよい」

人身の左右、上下、虚実で刺鍼は異なる

岐伯「天は、西北で山が高くて不足する。だから西北は陰である。人では、右耳目は左ほど鋭敏でない。地は、東南は海なので満たされておらず、東南は陽である。人では、左手は右ほど強くない。東方は陽である。陽の精は上に集まり、上に集まるので、上半身が明るく、下半身は虚す。だから耳目は聡明で、手足は鋭敏でない。西方は陰である。陰の精は下に集まり、下に集まるので下半身が盛んになり、上半身は虚す。だから耳目が鈍く、手足が鋭敏になる。

だから全身が外邪を感受すると、それが上半身にあれば陰部の右側がひどく、下半身では陽部の左側がひどいが、それは天地の陰陽が均一ではないためで、だから邪が居座る。

天は精があり、地には形があり、天には八紀［立春、立夏、立秋、立冬と春分、春分、夏至、冬至］があり、地には五里［東西南北中央］がある。だから万物の父母となる。清陽は天に上がり、濁陰は地に帰る。そのため天地の動静があり、神の秩序がある。だから生長収蔵があり、終われば初めに戻る。ただ賢人が、上半身を天に見立てて頭を養い、下半身を地に見立てて足を養い、中間を人に見立てて五臓を養った。

天の気は肺に通じ、地の気は食道に通じ、風気は肝に通じ、雷気は心に通じ、谷気は脾に通じ［昔は、谷と穀を同じ意味で使った］、雨気は腎に通じる。六経は川で、胃腸は海、九竅［顔の耳鼻口目と大小便の竅］は水が注ぐ器のようなものである。

天地を人体の陰陽に喩える。陽の汗は、天地の雨である。陽の気は、天地の疾風である。激しい気象の雷は、逆気で陽の上昇である。だから治療では、天の法に従わず、地の理を無視すれば、災害となる。

だから邪風が侵入すると、それは風雨のように速い。治療が上手ならば、皮毛のうち治し、次は皮膚のうち治し、次は筋脈のうち治し、次は六腑のうちに治し、次は五臓に入ってから治す。五臓に入ってから治しては、半数しか助からない。

だから天の邪気を感受すると、人の五臓を害する。水穀の寒熱を感受すると、人の六腑を害する。地の湿気を感受すると、人の皮膚や筋肉を害する。

だから鍼の上手な人は、陰臓の病に陽経を使い、陽腑の病に陰経を使い、右の病に左を取り、左の病で右を取り、自分の脈を使って患者の脈を調べ、表面の徴候を診て体内を知り、実と虚の原理を見て、軽微な徴候から問題点を見つけ出して、鍼を使うので、危険がない」

『難経』

一難「十二経脈には、すべて動脈がある。それなのに橈骨動脈だけを取り、五臓六腑の生死や吉凶を決めるのは、どういうわけか？」

十二経脈の動脈とは、手太陰の拍動部は、中府、雲門、天府、侠白。手陽明の拍動部は、合谷、陽谿。手少陰の拍動部は、極泉。手太陽の拍動部は、天窓。手厥陰の拍動部は、労宮。手少陽の拍動部は、禾髎。足太陰の拍動部は、箕門、衝門。足陽明の拍動部は、衝陽、大迎、人迎、気衝。足少陰の拍動部は、太谿、陰谷。足太陽の拍動部は、委中。足厥陰の拍動部は、太衝、五里、陰廉。足少陽の拍動部は、下関、聴会などである。経とは、栄衛が流れる場所で、常に休みがないことを言う。脈とは血の通路の分類で、体表を行くものを言っている。だから経が道とすれば、脈は田んぼの畦道、ババ道である。秦越人の言わんとすることは、このように十二経すべてに動脈がある。だが上の文のように、今それを捨てて取らず、橈骨動脈だけを取り、五臓六腑の生死や吉凶を決めるのは、どうしてか？

「しかるに橈骨動脈は、脈の集まるところだからだ。それは手太陰の動脈である(しかるに、は答えの言葉である。私も、それを真似る)」

橈骨動脈とは、気口である。手太陰の魚際から一寸ほど戻ったところで、気口の下を関や尺という。そして陽経を栄衛が二十五周、陰経も二十五周する。陰陽の経脈を出入りし、交互に栄衛が注ぎ込み、少しの間も絶えることがなく、五十周で終える。それが水時計の百刻みに相当し、それを一日として、再び明朝の三〜五時に始まる。そのとき再び手の太陰経に栄衛が集まるが、その場所が寸口である。寸口は五臓六腑の始まりと最後になるので、そこに栄衛が集まる早朝に脈を診れば、五臓六腑を巡ってきた栄衛の状態が分かる。一呼吸を一息とし、水時計の一刻みは百三十五息である。一時の八刻みでは千八十息となる。十二時では九十六刻みで一万二千九百六十息、刻の余分［一日百刻で、一日は十二時、一時は八刻だから十二×八＝九十六で、一日百刻とすると百－九六＝四で、四刻余る。それが刻の余分］が五百四十息［四×百三十五＝五百四十］、一日の合計が一万三千五百息となる。一息で、脈が六寸進む。水時計の二刻みでは二百七十息、その時間内に脈は十六丈二尺進む。一時は八刻なので、脈が六十四丈八尺進み、栄衛は身体を四周する。十二時は九十六刻みだから、脈が七百七十七丈六尺進み、身体を四十八周する。刻の余りが身体を二周し、三十二丈四尺進む。一日五十周するので、脈が八百十丈進むことになる。これは呼吸の数、脈の進む距離、全身を循環する回数を昼夜百刻に合わせて詳しく述べたものである。陽経を流れたり、陰経を流れたり、それを昼は陽経を行き、夜は陰経を行くという。

七難「教典に『少陽の季節は、脈が急に大きくなったり小さくなったり、短くなったり長くなったりする。陽明の季節は、浮大で短い。太陽の季節は、洪大で長い。太陰の季節は、緊大で長い。少陰の季節は、緊細で微。厥陰の季節は、沈短で速い』とある。この六脈は、正常脈なのか？　それとも病脈なのか？」

六脈の王を、次に解説している。

「しかるに、すべて王脈である」

「その気は、何月で、それぞれの王は何日？」

「しかるに、冬至の後、甲子日に少陽脈が旺盛になる。次の甲子日に陽明脈が旺盛になる。次の甲子日に太陽脈が旺盛になる。次の甲子日に太陰脈が旺盛になる。次の甲子日に少陰脈が旺盛になる。次の甲子日に厥陰脈が旺盛になる。旺盛になるのは甲子日を含めて六十日で、六十×六＝三百六十日となって一年が過ぎる。これが三陽と三陰が旺盛になる日である」

この文は、三陽と三陰の王脈について述べている。つまり三陽三陰が旺盛な六十日間では、こうした脈が見られると言っている。

劉温舒は「『素問・至真要大論』には『厥陰になれば弦脈となる。少陰になれば鈎脈となる。太陰になれば沈脈となる。少陽になれば浮脈となる。陽明になれば渋脈となる。太陽になれば脈が大きくて長い』とある。また天地の気に従うと書いてある巻もあり、春は弦、夏は洪、秋は毛、冬は石の脈とあるのは、五運六気［五行と六気］の四季と対応しており、それが脈に表れるという。『素問・平人気象論』は『太陽の五～六月は、脈が洪大で長い。少陽の一～二月は、脈が急に速くなったり遅くなったり、短くなったり、長くなったりする。陽明の三～四月は、脈が浮大で短い』という。それを『難経』が引用し、三陰と三陽の脈を論じているが、陰陽の生長の深さを言っているに過ぎない」と述べている。

十二難「内経に『五臓脈が内で絶えていて、逆に鍼は表を補う。また五臓脈が外で絶えていて、逆に鍼は内を補う』とありますが、内外の絶は、どうやって鑑別するのですか？」

「しかるに、五臓脈［弦、鈎、代、毛、石］が内で絶えているとは、肝腎の気が沈［陰］で虚していることで、その治療に浮［陽］の心肺を補う。また五臓脈が外で絶えているとは、心肺脈が浮［陽］で虚していることで、その治療に沈［陰］の肝腎を補う。陽が虚していて陰を補い、陰が虚していて陽を補う。これは実証を実にし、虚証を虚にし、不足を損なわせ、有り余るものを益することだ。こうして死んだ者は、医者が殺したのだ」

『霊枢』は「鍼する前に、まず脈を診て、気の虚実を観察したあと治療する」と言う。また「五臓の気が内で絶えていれば、脈口の気［橈骨動脈の拍動］も浮となり、沈が絶えて触れない。それなのに腑の病と思いこみ、陽経の下合穴を取り、置鍼して陽気を至らせ、陽気が至れば、さらに内臓の気が尽き、虚が重なって尽きると死ぬ。その死は、陽気がないために動じたので、静かである。五臓の気が、外で絶えていれば、脈口の気も沈となり、浮が絶えて触れない。それなのに四肢の五輸穴を取り、置鍼して陰気を至らせ、陰気が至れば、陽気が内陥［落ち込んで昇らない］する。内陥すれば厥逆［冷たくなって失神する］し、厥逆すると死ぬ。その死は、陰気が有り余るので、もがく」とも言っている。この『霊枢・九鍼十二原』は、脈口の内外で、陰陽を述べている。秦越人は、心、肺、腎、肝によって、内外を陰陽に分けている。その理屈も、またよい。

＊『霊枢・九鍼十二原』の文句を原文通りに解釈すれば、五臓の気が内で絶えているということは、内は陰部なので、陰部の気が虚している。それなのに外の陽部を補い、陽が強くなるために、ますま

す陰が弱くなる。ならば陽が強くなるので、もがいて死にそうなものだが、静かに死ぬとある。下合穴を取るのは、楊継洲流の解釈。

『霊枢』には、まず脈を診ろとある。だから沈脈がなく、浮脈で血管が充実してないのに、陽部から瀉血し、血が不足して、酸素不足のため静かに死んだというところだろう。

また脈が浮で、沈脈がないのに、深く刺して肺でも刺したか、熱で、もがいて死んだと見るのが妥当。

二十二難「内経に『脈には、是動病と所生病がある』とある。一つの経脈に二病があるのは、どうしてか？」

「しかるに、内経は『動くのは気であり、所生病は血である』と書いている。邪が気にあれば、気なので動く。邪が血にあれば、血が病を生む。気は温め、血は潤す。気が滞って流れねば、気から発病する。血が塞がって潤さねば、血が後で発病する。だから是動から発病し、後で所生病となる」

三十五難「五臓には、それぞれ表裏の腑があり、いずれも近くにある。だが心と肺だけは、大腸と小腸で遠くにある。なぜか？」

「しかるに、内経は『心は栄［営血］、肺は衛［衛気］で、陽気を通行させているので横隔膜の上にある。大腸と小腸は、濁陰の気［糟粕］を肛門へ降ろしているので横隔膜の下にある』という。だから離れている」

四十難「内経に『肝は色を管理し、心は臭いを管理し、脾は味を管理し、肺は声を管理し、腎は液を管理する』とある。鼻は、肺の出先機関なのに香りが分かる。耳は腎の出先機関なのに声が聞こえる。どうしてか？」

「しかるに、肺は西方［申酉］で、金である。金は巳［巳午は南、未が南西、申酉が西］に生まれ、巳は南方で火である。火は心だが、心は臭いを管理する。西の申酉より、南の巳午が先輩なので、肺の鼻に香りを探索させる。腎は北方［亥子］で、水である。水は申より生まれ、申は西方の金である。金は肺だが、肺は声を管理する。北の亥丑より、西の申酉が先輩なので、腎の耳に声を聞かせる」

四明陳氏は「臭は、心が管理する。鼻は肺の竅である。心の脈は、肺へ上がり、鼻に香りを鑑別させる。声は、肺が管理する。耳は腎の竅である。腎の脈は、肺に上がるので、耳で声が聞こえる。秦越人の説は、その五行相生の意味を述べたもので、それぞれが互いの原因となって、使っていると私は思う」と述べている。

四十三難「人が飲食しないと七日で死ぬのは、どうして？」

「しかるに、人の胃には、必ず二斗の穀と、一斗五升の水が残っている。だから人が一日二回トイレへ行くと、一回で二升半が排泄され、一日で五升、七日では五×七＝三斗五升が排泄され、水穀がなくなる。つまり正常人が、七日飲食しないと死ぬのは、水穀津液ともに尽きるので死ぬ」

水がなければ栄が消え、穀がなければ衛気が消える。栄血が散って、衛気が消えれば、神［生命力］は、支持基盤を失うので死ぬ。

四十六難「老人が、横になっても眠れない。若者は、眠ると目が覚めない。なぜか？」

「しかるに、内経は『若者は血気が盛んで、肌肉が滑らかで、気の道も通り、栄衛は順調に流れて滞らない。だから日中に精が出て、夜も熟睡できる。老人は血気が衰えており、肌肉が滑らかでなく、栄衛の道も渋る。だから日中に精が出ず、夜も眠れない』という」

老人が横になっても眠れず、若者では目が覚めないのは、栄衛や血気が過剰だったり不足しているからだ。

四十七難「顔面だけが寒さに耐えられるのは何故？」

「しかるに、人の頭は、手足の三陽経が交会する場所である。手足の三陰経は、頚胸まで来たら戻る。陽経脈だけは、すべて頭に上がるので、陽気が強くて発熱し、寒さに耐える」

四十九難「経脈自体の発病と、五邪による発病は、どうやって区別するのか？」

「しかるに、心配事は心を傷付ける。身体を冷やし、冷たいものを飲めば、肺を傷付ける。恨みや怒りは、気が逆上して、上ったまま下がらなくなり、肝を傷付ける。食事の不摂生や過労は脾を傷付ける。湿地に座り込んだり、力を出し過ぎたり、水に入れば腎を傷付ける。これが経脈自体の発病である」

「では五邪は？」

「しかるに、風邪にあたったり、暑邪に傷付けられたり、飲食の不摂生や過労、寒邪に傷付けられる、湿邪に傷付けられる。それが五邪である」

謝氏は「飲食と過労は、別物である。飲食で発病したものは、食事したりしなかったりするもので、これは外邪の傷である。過労によるものは、労働して怠くなったもので、経脈の発病である」という。

「もし心病ならば、どうして風邪にあたったと分かる?」

「しかるに、顔が赤くなるから」

「どのような根拠で?」

「肝は色を管理し、肝に入れば青、心に入れば赤、脾に入れば黄、肺に入れば白、腎に入れば黒くなる。だから肝邪が心に入れば、顔が赤くなり、身熱と脇下の腫れぼったい痛みが症状で、脈が浮大で弦となる」

「どうして、暑で傷付いたと分かる?」

「しかるに、悪臭である」

「どのような根拠で?」

「心は臭いを管理する。心に入れば焦臭、脾に入れば香臭、肝に入れば臊臭、腎に入れば腐臭、肺に入れば腥臭となる。だから暑邪による心病では、焦げ臭くなり、身熱があって、もがき、心痛する症状があり、脈が浮大で散となる」

「どうして飲食労倦による発病と分かる?」

「しかるに、苦みを好むから。虚では食欲がなく、実では飲食する」

「どのような根拠で?」

「脾は味を管理し、肝に入れば酸、心に入れば苦、肺に入れば辛、腎に入れば鹹、脾に入れば甘くなる。だから脾邪が心に入れば、苦みを好み、身熱があって身体が重く、横たわりたがり、手足がダランとする症状があり、脈が浮大で緩となる」

「どうして寒邪に傷付けられたと分かる?」

「しかるに、うわごとで」

「どのような根拠で?」

「肺は声を管理し、肝に入れば呼、心に入れば言、脾に入れば歌、腎に入れば呻、肺に入れば哭く。だから肺邪が心に入れば、うわごととなる。身熱、ゾクゾクした悪寒があり、ひどければ喘咳する症状があり、脈は浮大で渋となる」

「どうして湿にあたったと分かる?」

「しかるに、汗が出て止まらない」

「どのような根拠で?」

「腎は液を管理し、肝に入れば泣、心に入れば汗、脾に入れば涎、肺に入れば涕、腎に入れば唾となる。だから腎邪が心に入れば、汗が出て止まらない。身熱して下腹部痛、足脛が冷える症状があり、脈が沈濡で大となる。これが五邪の病気である」

この篇は、秦越人が、陰陽と臓腑経絡の偏虚と偏実を解説したものである。実に片寄るから内邪が発生する。虚に片寄るから外邪が侵入する。

五十難「病には、虚邪、実邪、微邪、賊邪、正邪がある。その違いは？」

「しかるに、母から来たのが虚邪である。子から来たのが実邪である。強い剋から来たのが賊邪である。剋しているものから来たのが微邪である。自分の経脈が発病したのが正邪である」

「どのような根拠で？」

「例えば心病で、風邪［木］にあたって発病すれば虚邪である。暑［火］が傷付けたものなら正邪である。飲食や過労［土］で発病すれば、実邪である。寒［金］に傷付けられたら微邪である。湿［水］にあたって発病すれば賊邪である」

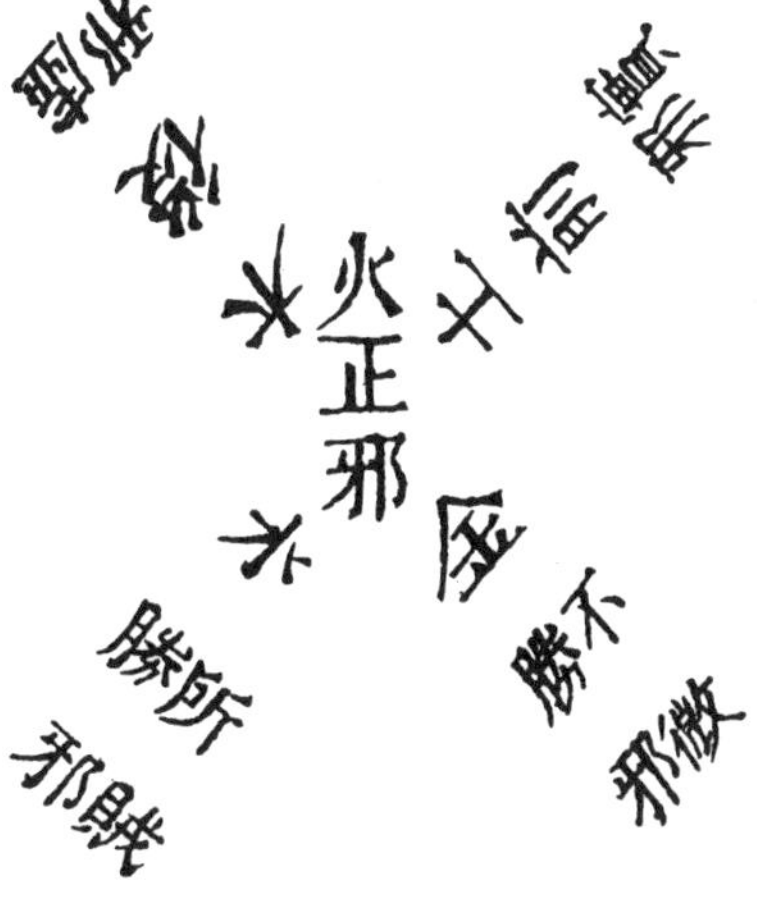

五邪・心を例とした図

五行の道は、我を生むものが母、その気は虚している。我の後［相生の↓の後］にあり、そこから来る邪なので虚邪という。我の生むものは子、気は実している。我の前［相生の↓の前］にあり、そこから来る邪なので実邪という。正邪は、自身の経脈の発病である。

五十一難「病には、暖かいのを好むものと、冷たいのを好むもの、人に会いたがる患者、人に会いたがらない患者、それぞれ異なるが、それは何の臓腑が発病している？」

「しかるに、冷たいのを好んで人に会いたがるのは、病が腑にある。暖かいのを好んで人を会うのを嫌うのは、病が臓にある」

「何を根拠に？」

「腑は陽である。陽病では暑いので冷やすのを好み、陽の外向的な性質が人に会いたがらせる。臓は陰である。陰病では冷えるので暖めるのを好み、陰の内向的な性質が、ドアを閉じて独りでいたがり、人の声を聞くのを嫌う。それで臓腑の病が鑑別できる」

五十二難「臓腑の発病する原因は同じなのか？」

「しかるに、異なる」

「どう違うのだ？」
「しかるに、臓に病が起これば、その痛みは止まって移動せず、その病も固定している。だが腑では、横隔膜を鳴らすように上下へ移動し、位置が固定していない。だから臓腑では根本が異なる」

五十五難「病には積と聚があるが、どうやって区別するのか？」
「しかるに、積は陰気である。聚は陽気である。陰は沈んで潜み、陽は浮いて動く。陰気の蓄積して形あるものが積であり、陽気が集まって無形のものが聚である。つまり積は五臓に発生するもので、聚は六腑に発生する。積は、陰気が積もったものなので、痛む部位が決まっており、上下左右に範囲がある。聚は陽気が集まったものなので中心がなく、上下に移動し、痛む場所も一定していないので聚という。これが積と聚の違いである」

五十六難「五臓の積には、それぞれ名前があるのでは？　何月何日に発病する？」
「しかるに、肝の積を肥気(盛の意味)と呼ぶ。左脇下にあり、盃を伏せたようで、上下の境界がある。長引いて治らねば、咳が出てマラリアとなり、何年も治らぬ。夏の戊己日に発病する」

「それはまたどうして？」

「肺病が肝に伝変し、肝は脾に伝変させようとするが、夏は脾が旺盛となる。旺盛ならば邪を突き返し、肝は邪を肺に返そうとするが、肺も受け取らない。そこで肝に溜って積となる。だから肥気は、夏季の戊己日に発病すると分かる」

＊マラリアが肝臓に宿ってシコリとなったもののようだ。尅する弱者に邪を渡す。

「心の積を伏梁（伏は動かないこと。屋根を支える横木のようである）と呼ぶ。臍の上に発生し、前腕のように大きく、臍から心窩部に達する。長く治らねば煩悶する。秋の庚辛日に発病する」

「それはまたどうして？」

「腎病が心に伝変し、心は肺に伝変させようとするが、秋は肺が旺盛となる。旺盛ならば邪を突き返し、心は邪を腎に返そうとするが、腎も受け取らない。そこで心に溜って積となる。だから伏梁は、秋季の庚辛日に発病すると分かる」

＊心といっても、ここでは心窩部の意味。胃痙攣かなにかで腹直筋が痙攣したもの。

「脾の積を痞気(痞は、塞がって通じないこと)と呼ぶ。胃袋に盆を伏せたようになる。長く治らねば手足がダランとし、黄疸となり、食べても太らない。冬の壬癸日に発病する」

「それはまたどうして？」

「肝病が脾に伝変し、脾は腎に伝変させようとするが、冬は腎が旺盛となる。旺盛ならば邪を突き返し、脾は邪を肝に返そうとするが、肝も受け取らない。そこで脾に溜って積となる。だから痞気は、冬季の壬癸日に発病すると分かる」

＊雰囲気として胃下垂のような。幽門痙攣かも。

「肺の積を息賁(喘いだり、頻呼吸したり)と呼ぶ。左右の脇下に盃を伏せたようになる。長く治らねば、寒気がして発熱し、咳が出て、肺膿瘍となる。春の甲乙日に発病する」

「それはまたどうして？」

「心病が肺に伝変し、肺は肝に伝変させようとするが、春は肝が旺盛となる。旺盛ならば邪を突き返し、肺は邪を心に返そうとするが、心も受け取らない。そこで肺に溜って積となる。だから息賁は、春季の甲乙日に発病すると分かる」

「腎の積を賁豚(豚が走るように動き回る。豚の性質は落ち着かないので名付けた)と呼ぶ。

下腹に発生し、上は心窩部に至る。豚のように絶えず上下へ移動する。長く治らねば、咳が出て、下肢が萎え、呼吸が微弱になる。夏の丙丁日に発病する」

「それはまたどうして?」

「脾病が腎に伝変し、腎は心に伝変させようとするが、夏は心が旺盛となる。旺盛ならば邪を突き返し、腎は邪を脾に返そうとするが、脾も受け取らない。そこで腎に溜って積となる。だから賁豚は、夏季の丙丁日に発病すると分かる。これが五積のポイントである」

五十九難「狂と癲の病は、どう違うのか?」

「しかるに、狂病では、あまり眠らず、腹も減らず、自分が賢く思え、なんでも知っていると思い、自分が偉いと考える。よく笑い、歌って楽しみ、でたらめに走り回って休むことがない。癲病では、楽しくなく、急に倒れて、目は直視する。その脈は、寸関尺の陰陽ともに盛んである」

六十難「頭と心の痛みには、厥痛と真痛がある。どう違うの?」

「しかるに、手三陽の脈が風寒を感受し、邪が経脈に留まって去らないものが厥頭痛である。

邪が脳に入ったものは真頭痛である。五臓の気(邪気)が逆乱したものが厥心痛である。また痛みが激しく、その痛みが心臓部に限られ、手足が青くなるものは真心痛である。真頭痛や真心痛は、朝に発病すると夕暮れには死に、夕暮れに発病すれば朝には死ぬ」

＊文面からすると、真頭痛は脳卒中、真心痛は心筋梗塞のようだ。普通の心痛はミゾオチの痛みを指す。

六十一難「内経に『見て分かるのが神。聞いて分かるのが聖。質問して分かるのが工。脈診して分かるのが巧』とある。どういう意味か?」

「しかるに、見て分かるとは、患者の顔色を見て病を知ることである」

『素問』の五臓生成篇は「色を見て、畳のように青い、カラタチのように黄色い、ススのように黒い、凝血のように赤い、雨ざらしの骨のように白いなどは死ぬ。カワセミの羽のように青い、鶏のトサカのように赤い、カニの裏側のように黄色、ラードのように白い、カラスの羽のように黒いなどは生きる」という。『霊枢・五色』は「青黒ければ痛み、黄赤は熱、白は冷え」と言い、また前に「赤が両頬に表れ、それが親指ぐらいの大きさならば、病が少し良くなっても、必ず急死する。黒が天庭(庭とは顔の色)に表れ、それが親指ぐらいの大きさならば、症状がなくても必ず急死する」という。また『霊枢・論疾診尺』は「絡脈を診て、赤っぽければ熱症が多く、青っぽければ痛症が多く、黒っぽければ慢性の痛み、黒赤青ともにあれば寒熱があって身体が痛む。顔面が少し黄色く、歯垢が黄色く、爪の上が黄色ければ黄疸である」という。また臨産婦では、顔が赤くて舌が青ければ母が生きて子は死ぬ。顔が青くて舌が赤く、泡を吹いていれば、母が死に子は生きる。唇と口の周りが青ければ、母子ともに死ぬなどの類である。

＊(庭とは顔の色)：顔は、額、眉間などの部分を指す。寒熱とは悪寒発熱のこと。

「聞いて分かるとは、五音を聞き分けて病を識別すること」

四明陳氏は「五臓には声があり、声には音がある。肝の声は呼で、音階では角に対応し、調子は直。音階と声が対応していれば無病、角が乱れていれば病が肝にある。心の声は笑で、音階では徴に対応し、和して長い。音階と声が対応していれば無病、徴が乱れていれば病が心にある。脾の声は歌で、音階では宮に対応し、大きくて和む。音階と声が対応していれば無病、宮が乱れいてれば病が脾にある。肺の声は哭で、音階では商に対応し、軽くて力がある。音階と声が対応していれば無病、商が乱れていれば病が肺にある。腎の声は呻で、音階は羽に対応し、沈んで深い。音階と声が対応していれば無病、羽が乱れていれば病が腎にある」という。

「質問して分かるとは、好む五味を尋ね、病の在処を知ること」

『霊枢・五味論』は「五味が口に入ると、それぞれ好む部位へと走り、摂取し過ぎれば、その味特有の病気になる。酸は筋肉へ走り、摂り過ぎると排尿困難になる。塩辛さは血に走り、摂り過ぎると喉が渇く。辛さは気に走り、摂り過ぎると心窩部が空虚になる。辛さと気は一緒に進むので、辛味は心に入り、汗とともに出る。苦みは骨に走り、摂り過ぎると嘔吐する。甘みは皮下脂肪に走り、摂り過ぎると煩悶(原文は悗心だが、悗の音は悶)する」という。それに基づいて、好きな味を尋ねれば、どこが発病しているか分かる。

袁氏は「五味のうちで偏食するものを尋ねれば、臓気に偏盛と偏衰の徴候があるのが分かる」という。

「脈診で分かるとは、寸口を診る。それによって病気の虚実を見て、病気を知り、何の臓腑が発病しているのかを判断する」

寸口の脈診が、第一難の意義である。

王氏は脈診を「脈は三部に分かれており、それが寸関尺である。栄衛の流行を診断基準にする。腎は沈、心は洪、肺は浮、肝は弦脈。経脈を按圧するときは、一円玉ぐらいの重みで押す。気が出入昇降し、水時計の漏れる刻みで言えば、水が二刻み下るとき、脈は全身を一周し、再び寸口に戻ってきて、虚実を報告する」

＊原文は「不失衡銓」だが、衡も銓も、天秤にかける意味。バランスのことだから、診断基準とした。一円玉と訳したが、銖銭は漢代のコインの名前、軽いもの。

「教典は『外部の症から体内の病状が分かれば聖である。外部に症状が表れる前に、体内の病状が分かれば神である』とは、これを言っている」

外によって知るとは、望診と聞診である。内によって知るとは、問診と切診である。神とは微妙なこと、聖とは非常に明るいことである。

完訳

鍼灸大成

第二巻

完訳　鍼灸大成　第二巻　目次

流注指微賦（竇氏）…… 206

周身経穴賦『医経小学』

手太陰は親指の側、少商↓魚際↓太淵穴↓経渠↓列缺↓孔最↓尺沢↓侠白と天府は隣、雲門と中府は相接する(左右で二十二穴)。

手陽明は、大腸の経。商陽に沿って、二三(二間と三間)を行く。合谷と陽谿の経穴を経て、偏歴と温溜の浜を過ぎる。下廉↓上廉↓三里と近く、曲池↓肘髎↓五里の道程。臑髃(臂臑と肩髃の二穴)↓巨骨へ上がり、天鼎から扶突を巡る。禾髎は唇に連なり、迎香は鼻に迫る(左右で四十穴)。

胃は足の陽明、厲兌から内庭へ行く。陥谷↓衝陽の分を過ぎ、解谿↓豊隆の神を見る。下巨虚は条口と並び、上巨虚↓三里と重なる。犢鼻から梁丘へ入り、陰市は下、伏兎は上で、髀関を貫き、気衝を経る。帰来↓水道、大巨↓外陵。天枢へ運び、滑肉門↓太乙に挨拶↓関門。梁門↓承満、不容↓乳根、乳中から膺窓、屋翳↓庫房から気戸、缺盆。気舎↓水突↓人迎↓大迎。地倉↓巨髎と続き、四白↓承泣と分かれる。頬車を御して下関へ、広がる頭維は額角(左右で九十穴)。

足太陰は、脾で中州［身体の中央］。隠白は、足親指の頭に出て、大都へ行き、太白［金星］を仰ぎ見る。公孫を訪れて商丘に至る。三陰の交を越えて、漏谷↓地機と近付く。陰陵の泉と血海を歩き、箕門を求める。衝門へ入り、府舎が開け、腹結が解け、大横で悠々とする。腹哀↓食竇↓天谿と繋がり、これは同じ派。胸郷↓周栄、大包と綴って勾のように曲がる(左右で四十二穴)。

真心に至るのが手少陰、少衝が小指に出て、少府から直に神門、陰郄↓通里↓霊道は近い。少海↓青霊↓極泉はどれほど深い(左右で十八穴)。

手の太陽、小腸の栄である。道は少沢から前谷へ歩み、後谿の隆起、腕骨の道に沿って陽谷を観て、養老が高い。支正を得て小海へ、肩貞を追って従う。臑兪に来て天宗に出遇い、秉風に乗って曲垣の中に至る。肩外兪↓肩中兪↓天窓を開いて天容を見る。賊は顴髎から、何で造る聴宮(左右で三十八穴)。

足膀胱は太陽、背の二行が交わる。至陰が通谷の口で窮まり、束骨を京骨の郷に尋ねる。申脈は僕参に命じて先導させ、崑崙は金門を踝傍らで避ける。跗陽が飛陽の志に奮い立ち、承山を廻って承筋が行く。合陽へ至り、委中↓委陽↓浮郄↓殷門で二つに分かれて、承扶↓秩辺↓胞肓と行く。志室に入り、肓門↓胃倉↓意舎を開いて、陽綱を振るわせる。魂門に出て↓膈関↓譩譆↓神堂。膏肓は四椎の左右にあり、魄戸は附分に従い、会陽へワープ。下髎↓中髎↓次髎↓上髎、白環俞↓中膂内俞の部屋。膀胱俞↓小腸俞↓大腸俞は傍ら。三焦俞↓腎俞↓胃俞と繋がり、脾俞↓胆俞↓肝俞↓膈俞↓心俞に当たる。厥陰俞↓肺俞に集まる。風門↓大杼と四角。天柱は堅く、玉枕↓絡却↓通天の谷から承光を見る。五処から曲差と下がり、攢竹を造って、睛明に集まる(左右で百二十六穴)。

足少陰は腎に属し、湧泉から然谷へ流れる。太谿↓大鐘↓水泉の縁、照海↓復溜↓交信と続く。築賓から陰谷へ上がり、横骨を覆い、大赫は麓［ふもと］。気穴↓四満↓中注↓肓俞は上がって商曲に通じる。石関を守って、陰都が平和になり、通谷［通穀］を閉ざし、幽門が迎える。歩廊↓神封↓霊墟があり、神蔵↓彧中↓俞府で足る(左右で五十四穴)。

手厥陰心包の絡脈は、中衝だけ中指の中央に気が発する。労宮から大陵と行き、逐次に内関↓間使と馳せる。郄門を曲沢に叩き、天泉を天池に酌む(左右で十八穴)。

手少陽三焦の脈は、薬指の端に起こる。関衝が液門に開き、中渚↓陽池↓外関。支溝↓会宗↓三陽絡↓四瀆↓天井↓清冷淵↓消濼↓臑会↓肩髎と連なる。天髎は天牖の下、翳風は瘈脈に先を譲る。顱息は必ず角孫と耳の近く、絲竹空と和髎は逆にぶら下がる。耳門が開けば、夏の蚋の音が聞こえる(左右で四十六穴)。

足少陽は胆経、穴は竅陰に出て、侠谿→地五会に逆上り、臨泣を過ぎて、丘墟は静か。懸鐘→陽輔→光明→外丘→陽交→陽陵泉。西は陽関に出、中瀆と風市の境に接する。環跳→居髎→維道と五枢の宮を巡る。帯脈を考えれば、京門を尋ねる。日月がきれいで、輒筋が栄え、淵液を漏らして、肩井に盈ちる。風池に臨んで、脳空が鳴り、竅陰に窮まって、完骨で明らかとなる。浮白を天衝に挙げ、承霊を正営に迎える。目窓→臨泣→陽白→本神。率谷を回って曲鬢に出、懸釐に降り、懸顱が承る。頷厭→客主人が営め、聴会→瞳子髎が迎える(左右で八十八穴)。

厥陰は足にあり、肝経の鐘。大敦は行間に起こり、太衝は中封に沿う。蠡溝は中都の集まり、膝関と曲泉の宮。陰包は五里で襲われ、陰廉が発する。羊矢を章門に尋ね、期門から攻められる(左右で二十八穴)。

任脈が行くのは腹と胸、承漿を漏らし、廉泉を通る。璇璣で天突を覗き、華蓋を紫宮で狼藉する。玉堂に登り、膻中に集まり、中庭を歩いて鳩尾にぶつかる。巨闕を上脘と中脘が仰ぎ見て、建里を過ぎて下脘と同じ。水分→神闕は曖昧で、陰交→気海は混沌とする。石門から直で、関元↓中極↓曲骨は横たわり、会陰で終わり(全部で二十四穴)。

督脈は背部の中央を行き、兌端は、齦交に繋がり、素髎から顔面にあり、水溝が疎通する。神庭は髪に入り、上星は曖昧。顖会が現れ、前頂↓百会は気高い。後頂が補佐して強間と逢い、脳戸が閉じて、風府が空。瘂門は大椎に通じ、陶道は平安。身柱は神道より上がり、霊台は脊柱のアーチ中央。至陽を立て、筋縮↓脊中。背骨を繋いで懸枢↓命門が重い。陽関が歌い、腰兪が舞う。願わくば長強、無限の寿命(全部で二十七穴)。

＊谷は穀の略字として使われた。

百症賦

百症兪穴に注意しろ。顖会は玉枕に連なり、頭風［慢性頭痛］に金鍼の治療。懸顱、頷厭の中は、偏頭痛を止める。強間と豊隆の際は、耐え難い頭痛。

顔面の浮腫は、水溝と前頂に頼る。気閉による耳聾［突発性難聴］は、聴会と翳風に頼る。顔面を虫が這うような感覚は、迎香で効果あり。蝉の鳴くような耳鳴りは、聴会を攻める。目がくらめば支正と飛陽。目が黄色なら陽綱と胆兪。目頭から赤い膜が広がって瞳を覆うものは少沢と肝兪を攻める。風に当たると涙が出れば頭臨泣と頭維を刺す。目がかすみで覆われれば攅竹と三間を尋ねる。視力がぼやければ急いで養老と天柱を取る。夜盲で肝気が養わねば睛明と行間を細い鍼で推す。彼を調べ、後頚部が強ばる傷寒なら、温溜と期門が主治する。廉泉と中衝は、舌下の腫疼を取る。天府と合谷は鼻中の出血を治す。耳門と絲竹空は、歯痛をしばらく止める。頬車と地倉穴は、僅かの間で口の歪みを正しくする。

喉の痛みは、液門と魚際が治療する。こむらがえりは、金門と丘墟で治す。陽谷と侠谿は、顎が腫れて口が開かないもの［アデノイド］を共に治す。少商と曲沢は、血不足と喉の渇きを同時に治す。通天は、嗅覚のない苦しみを取り去る。復溜は、舌が乾いて口が乾燥する悲しみを除く。瘂門と関衝は、舌が緩んで喋れないものに重要。天鼎と間使は、声が出ずに口ごもり、停止して遅いものを治す。太衝を瀉せば唇の歪むものに即効、承漿を瀉せば歯痛が即止まる。後頚部がこわばって悪風［風に当たると寒気］ばかりすれば、束骨と天柱を繋ぐ。熱病で汗が出なければ、大都と経渠を繋ぐ。

両腕の痺れは、少海で、手三里の傍ら。半身不随は、陽陵泉が遠く曲池に達す。建里と内関は、胸中の苦悶を掃き尽くす。聴宮と脾兪は、心窩部の痛みを取り去る。

慢性の脇肋の痛みは、気戸と華蓋が効果ある。腹内の腸鳴は、下脘と陥谷が平らげる。胸脇のつかえは、章門と不容を細かく尋ねる。横隔膜が痛んで飲食が溜り、耐えられなければ膻中と巨闕に鍼。胸がつかえ、さらに噴門が通じなければ、中府と意舎で行く。横隔膜の瘀血は、腎兪と巨髎が征する。胸部に膨満感があって後頚部がこわばれば、神蔵と璇璣を試す。腰背痛は、白環兪と委中が治めた。背骨のこわばりは水道と筋縮。眼瞼痙攣は顴髎と大迎。痙攣［ひきつけ］は、顱息でなければ治らぬ。出産時の小児破傷風は、然谷で覚醒する。委陽と天池は、腋窩の腫れに即効。後谿と環跳は、坐骨神経痛が軽くなる。悪夢には厲兌と隠白。発狂して駆け回れば、上脘と神門。動悸には、陽交を取り解谿を誤るなかれ。反り返って泣くものは、天衝に頼り大横が優れる。癲癇では必ず身柱、本神がよい。発熱は、少衝に頼り曲池が潤す。流行性の熱病は、陶道を求め肺兪が正す。癲癇で手足を振るわせるものは、神道、さらに心兪で落ち着く。寒湿や湿熱は、下髎で落ち着く。寒厥や熱厥は、湧泉で清める。寒気がして震え、悪寒すれば、二間で疎通させ、陰郄で潜める。煩悶して嘔吐すれば、幽門で開いて玉堂でスッキリ。行間と湧泉は、糖尿病の腎渇［尿崩症］を主治する。陰陵泉と水分は、腹水で臍が膨らむものを消す。結核には魄戸と膏肓の道へ赴く。邪にあたって吐いたり下せば、陰谷と三里の道程を尋ねる。黄疸の治療は、後谿と労宮の調和を見る。寝てばかりいて喋らねば、通里と大鐘に行くと明るい。咳が続けざまに出れば肺兪、そして天突穴を迎える。小便が赤くなって出にくければ兌端、太陽経だけを瀉す。長強と承山を刺せば、便に鮮血が混じる痔を主治する。三陰交と気海の鍼は、尿が白濁したり慢性の遺精［無意識に精液が漏れる］を専門に治す。

　肓兪と横骨は、尿液異常による慢性のシコリを瀉す。陰郄と後谿は、寝汗の多く出るのを治す。脾虚による消化不良は、脾兪と膀胱兪を捜す。胃が冷えて消化が難しければ、魂門と胃兪が責任を負う。鼻茸には必ず齦交を取る。甲状腺腫には浮白を求める。大敦と照海は、陰嚢の冷える疝痛を除く。五里と臂臑は、頚部のリンパ結核を治せる。至陰と屋翳は、痒くて痛みの多い疾患を治療する。肩髃と陽谿は、焼けるように赤いジンマシンを消す。

あるいは婦人の月経異常を論じれば、もとより地機と血海がある。女子が微弱呼吸で、経血が漏れれば、交信と合陽しかない。帯下や産後の大出血には、衝門と気衝を調べるとよい。月経がズレれば、天枢と水泉が詳しい。肩井は、乳腺炎に特効あり。商丘はイボ痔に最高。脱肛は、百会と鳩尾の所。不妊症は、陰交と石関の郷を捜せ。中脘は、腸内の糞詰まりや下痢を主治。外丘は肛門から大腸の出たものを収める。秋口のマラリアは、商陽と太谿が霊験あらたか。腹のシコリには衝門と血海が勝る。

治療者は、人の命を預かる。志のない人は、やってはならない。鍼のしくみは深くて微妙、徳がなければ教えられない。まず病気の原因を突き止め、そのあと穴道に刺鍼する。即座に効果が現れ、鍼に応じて治る。とことんまで究め、初めて技術が高くなる。治療穴は尽きることがないが、そのポイントのあらましを挙げる。

＊寒湿と湿熱は、脾虚で運化できず、脾に湿が溜ったもの。脾陽が運化するので、最初は寒湿だが、湿が陽気の通行を阻止すると、熱が発生して湿熱へ変わる。脾症状だが、主に寒湿は下痢、湿熱は臭

い下痢が特徴。
*寒厥と熱厥は、厥が欠乏なので、陽気不足による冷えや失神が寒厥。熱厥は実熱証。
*疝痛は下腹の痛み。

標幽賦（楊継洲解説）

「人を救う法で、優れているのは鍼」

病気を治す速効性は、鍼灸に勝るものはない。だから『素問』などの書物にも、最初に記載されている。医緩、和緩、扁鵲、華佗は、鍼灸で神医と呼ばれている。一鍼を穴に当てると、患者は手に応えて起き上がり、まことに治療家が最初に用いるものである。近世になって、この科は、何度か絶えかけ、非常に嘆かわしいことである。『素問・五臓別論』の「鬼神や迷信に捕らわれるものは、至徳を言うなかれ。鍼を嫌うものは、高技術と言うなかれ」とは、それを言っている。また「一に鍼、二に灸、三に薬」との言葉もある。つまり鍼灸は優れた物であることが分かる。医を職業としていながら、どうして鍼を頻繁に講じないことがあろうか？

「季節の自然変化を読み取る」

人体に十二経、三百六十穴あって、一年の十二カ月、三百六十日と対応している。季節は、春が暖かく、夏が暑く、秋が涼しく、冬が寒い。これが四季で正常な気である。もし春に暖かいはずが寒かったり、夏に暑いはずが涼しかったり、秋に涼しいはずが暑かったり、冬に寒いはずが暖かいとする。それでは冬に寒さが傷付けて、春に温病［熱性の感冒］となる。春に風が傷付けて、夏に下痢する。夏に暑さが傷付けて、秋にマラリアになる。秋に湿が傷付けて、呼吸した気が上逆して咳となる。岐伯は「刺鍼では、必ず日月や星、四季と八正［春分秋分、夏至冬至、立春立夏、立秋立冬］の気候を調べ、気候が安定してから刺す」という。だから『素問・八正神明論』は「天が温かくて日が照れば、人の血は速く流れて、体表の毛細血管が広がり、血を瀉しやすく、気が伝わりやすい。天が寒くて暗ければ、人の血は流れにくく、体表の毛細血管が縮む。月が大きくなり始めるときは気血も衛気も流れ始める。満月では気血が実して肌肉が堅い。新月［月がない］では、肌肉が減って、経絡は虚し、衛気は去って、身体だけがある。だから天の時に基づいて血気を調える。寒いときに刺してはならず、暑いときに灸はダメ。月が生長するときに瀉してはならず、満月で補ってはならず、月がなければ治療できないとは、天の時に基づいて調えることである。もし月が生長し始めているのに瀉せば、それを臓虚という。満月で補えば、血気が経脈に溢れ、絡脈に血が留まり、それを重実［実を実にする］と呼ぶ。月がないのに治療すれば、それを乱経［経脈の乱れ］と呼ぶ。それでは陰陽が錯乱し、真気と邪気が別れず、邪気が潜んで留まり、衛気が虚して営血が乱れ、淫邪が発病させる」という。また「天には金水木火土の五運がある。地には風寒暑湿燥熱の六気がある」という。

「患者の体型と気を、自分の心に見積れ」

『内経』は「鍼では、まず身体の太り具合を計り、気の虚実を調える。実ならば瀉し、虚ならば補う。まず血脈を確定し、それを調える。丈夫そうに見えて脈が細く、呼吸が微弱で、息にならないものは危ない。痩せていて脈が大きく、胸が脹って大きく息をするものは死ぬ。体型と気が釣りあっていれば生き、釣りあってなければ病気、三部九候が正常を失っていれば死ぬ。したがって状態と脈が一致していなければ、鍼をしても死ぬので、刺鍼してはならない。死んだのが鍼のせいにされるので、慎むべし、慎むべし。

「春夏や痩せは浅く刺し、秋冬や肥えていれば深く刺す」

『素問・刺要論』は「病には表裏があり、刺鍼に深さがある。それぞれ目標があり、貫けば内の臓気を傷付け、達しなければ気血が流れず、邪気が侵入する。だから刺入深度を誤ると、かえって大害になる。深く刺入して五臓を傷付ければ、あとで大病になる」という。だから春は病がウブ毛や毛穴にあり、夏は病が皮膚にある。つまり春夏は人が痩せ、陽気が体表に軽く浮かび、脂肪層も痩せて薄く、まだ血気も盛んでなくて血圧も低いので浅く刺す。秋は病が肉や血管にあり、冬は病が筋骨にある。つまり秋冬は陽気が体内に収納され、脂肪が厚くなり、血気が充満して血圧が高いので深く刺す。また「春は十二井を刺し、夏は十二滎を刺し、盛夏を過ぎたら十二輸を刺し、秋は十二経を刺し、冬は十二合を刺す」と言って、木火土金水と組み合わせている。その理論は子午流注を見よ。

「陰陽と経絡を究めなければ、刺鍼事故ばかり起こす」

経脈は十二あり、それは手太陰肺経、手少陰心経、手厥陰心包経、手太陽小腸経、手少陽三焦経、手陽明大腸経。足太陰脾経、足少陰腎経、足厥陰肝経、足太陽膀胱経、足少陽胆経、足陽明胃経である。絡脈は十五あり、それは肺絡の列缺、心絡の通里、心包絡の内関、小腸絡の支正、三焦絡の外関、大腸絡の偏歴、脾絡の公孫、腎絡の大鐘、肝絡の蠡溝、膀胱絡の飛陽、胆絡の光明、胃絡の豊隆、陰蹻絡の照海、陽蹻脈絡の申脈、脾之大絡の大包、督脈絡の長強、任脈絡の尾翳［鳩尾］である。

陰陽とは、天地の陰陽である。明け方から日中までは天の陽であり、陽中の陽である。日中から黄昏までは天の陽であり、陽中の陰である。日が落ちてから夜中までは天の陰であり、陰中の陰である。夜中から夜明けまでは陰中の陽である。人も同じである。人体では、外［手足や体表］が陽で、内［体幹や体内］が陰。背は陽で、腹は陰。手足も赤白肉［手の平は白くて陰、手の甲は茶色で陽］で分かれている。五臓は陰、六腑は陽。春夏は陽が発病し、秋冬は陰が発病する。もとより背は陽であり、陽中の陽は心、陽中の陰は肺である。もとより腹は陰であり、陰中の陰は腎、陰中の陽は肝、陰中の至陰は脾である。陰陽、表裏、内外、雌雄がペアになり、それで天の陰陽と対応している。鍼を学ぶならば、経絡や陰陽の昇降、左右で異なるなどの理論をおろそかにできない。もし病が陽明にあるのに厥陰を瀉したり、病が太陽にあるのに太陰を瀉したりすれば、賊邪が追い出せないばかりか、本臓の気が遮蔽され、刺鍼の作業はしても効果がなく、逆に治療の禁じ手を犯すことになる。

「臓腑の虚実を論じてから経脈を尋ねる」

臓腑の虚実を知りたければ、まず脈の盛衰を診る。脈の盛衰が分かったら、その経脈の上下を鑑別する。臓とは心、肝、脾、肺、腎であり、腑とは胆、胃、大腸、小腸、三焦、膀胱である。もし脈が衰弱していれば、気は虚していることが多く、痒みや知覚麻痺となる。脈が盛大ならば、血が実していることが多く、腫れや痛みとなる。しかるに臓腑は体内にあり、経絡は体表に広がる。虚では母を補い、実なら子を瀉す。例えば心病ならば、虚では肝木を補い、実では脾土を瀉す。自経のなかにも母子がある。例えば心の虚では、自経の少衝を使って補法するが、少衝は井木なので、木が火を生ずるからだ。実ならば神門を取って瀉法するが、神門は輸土なので、火が土を生じるからだ。諸経脈とも同じで、肝心な部分は、五行相生の原理を離れられない。それを詳しく考えるべきだ。

「気血は、中焦［消化］から始まり、水時計の銅壷から最初に水が漏れるとき、気血は太陰経から流れ始め、厥陰経に達して終わる。経穴は雲門から始まり、期門が最後となる」

これは人の気血を述べたもので、十二経を流れて一周とし、任脈と督脈を除いて、経穴は、三百九十三穴ある。一昼夜は水時計で百刻になり、それを一日の十二支で区切ると、一支が八刻と二分になる。一刻が六十分だから、一支は五百分になる［二時間が一支だから、現在の百二十分が五百分に当たる。つまり一分が四分］。毎日、寅時［三～五時］に、中焦で生じた気血が中府穴［脾経との交会穴］から流れて太陰肺経が始まり、雲門に出て、少商穴にて終わる。卯時［五～七時］に、陽明大腸経が商陽から起こり、迎香で終わる。辰時［七～九時］に、足陽明胃経が頭維から厲兌へ至る。巳時［九～十一時］に、足太陰脾経が隠白から大包へ至る。午時［十一～十三時］に、手少陰心経が極泉から少衝へ至る。未時［十三～十五時］に、手太陽小腸経が、少沢から聴宮へ至る。申時［十五～十七時］に、足太陽膀胱経が睛明から至陰へ至る。酉時［十七～十九時］に、足少陰腎経が湧泉から兪府へ至る。戌時［十九～二十一時］に、手厥陰心包経が天池から中衝へ至る。亥時［二十一～二十三時］に、手少陽三焦経が関衝から耳門へ至る。子時［二十三～一時］に、足少陽胆経が瞳子髎から竅陰へ至る。丑時［一～三時］に、足厥陰肝経が大敦から期門へ至って終わる。十二経を一周したらスタートに戻るが、それは水時計と誤差がない。

「十二経脈は、三百余りの別絡へ行く」

十二経とは、手足の三陰と三陽の経脈である。別絡とは十五絡脈だけではなく、横絡や孫絡の血管などがあり、どう走っているか分からないのを含めて三百以上の支脈がある。

「正面、側面、前面、後面と、気血を調べる部分は左右で六百以上ある」

これは経絡を述べている。正面と側面、前と後ろ、気血の循行する経穴は、身体を一周し、営血は脈中を流れて、その状態を示す経穴が三百以上あり、衛気は脈外を流れて、その状態を示す経穴が三百以上ある。

「手足の三陽は、手から頭、そして頭から足。手足の三陰は、足から腹、そして胸から手へ走る」

これは経絡で、陰経は昇って、陽経は降りる、気血が出入するメカニズムを述べたもので、男女の違いはない。

「迎随を知りたければ、まず逆順をはっきりさせよ」

迎随では、営衛の流注、経脈の方向を知らねばならない。刺鍼する陰陽経の方向を明らかにし、反対に刺すか、沿わせて刺す。迎は、鍼先を経脈の流れに逆らわせて刺入する。随は、鍼先を経脈の流れに沿わせて刺入する。だから逆を瀉とし、迎と呼ぶ。順を補とし、沿わせる。迎と随を知れば、気が必ず和む。和気の方法は、陰陽経脈の上下昇降、脈中を流れる気血の方向にあり、逆順の道理は明らかである。

「陰陽経脈では、気血の多少が最も重要である。厥陰と太陽は、少気多血。太陰と少陰は、少血多気。また気が多くて血が少ないのが少陽。気が盛んで血も多いのは陽明」

これは三陰と三陽経脈における気血量を述べたもので、これを暗記することは、最も重要だ。

＊『内経』には、多血の経からは瀉血でき、多気の経からは瀉気できるとある。現在は瀉血しないので、多気の経は得気しやすい意味しかない。

「まず気血量を調べ、次に気が至ったことを察する」

刺鍼では、上文に挙げた気血量を知り、刺鍼して気が至った反応を察知する。

「刺鍼して、鍼を動かすと軽く滑り、ユルユルならば、気が至ってない。鍼が沈み、渋って締めつければ、気が至っている」

鍼を動かして、軽く浮く、滑って空虚、ユルユルならば、まだ真気が鍼に至っていない。

沈んで重い、渋って滞る、締めつけて堅ければ、すでに正気が鍼に至っている。

「鍼に気が至ったら、寒熱によって、置鍼したり速抜したりする」

これは、鍼に正気が至ったら、病の寒熱を調べて、それに合った操作を施すこと。だから『内経』は「熱に刺して冷やさねばならぬときは、必ず置鍼し、鍼下で陰気が盛んになって至れば、呼気とともに、ゆっくりと抜鍼し、鍼孔を閉じない。冷えに刺して熱くせねばならぬときは、鍼下で陽気が盛んになって至り、鍼が気で熱くなったら、吸気とともに、すばやく抜鍼し、鍼孔を閉じる」という。

「刺鍼して、気が至らねば、虚実に基づいて候気する」

刺鍼して得気しなければ、鍼を入れたり引き上げたり、下や上に振動させたり、経脈に沿って指圧したり摩擦したりする。こうした候気により気が鍼に至ったら、やっと補瀉ができる。『内経』は「虚ならば、強く押し込んだり、鍼を回して線維を巻きつけ、陽気を補う。実では、指で擦ったり押さえたり、鍼柄を指で弾いたり、鍼体を歪めたりして、陰気を鍼に引きつける」という。

「鍼に気が至ると、あたかも魚が釣針を呑み込んだかのように鍼が浮き沈みする。気が至らねば、人のいない建物を奥へ進んでゆくようである」

気が至ると、鍼が渋ってきつくなり、魚が釣針を呑み込んだかのように鍼が沈んだり浮いたりして動く。気が至らねば、鍼は滑るように軽く、空の部屋にいるようで、何の反応もない。

「すぐに得気すれば速効性があり、なかなか気が至らねば治らない」

刺鍼して、得気が速ければ病気が治りやすく、効果も速い。気が至らねば治りにくく、治らぬ可能性すらある。だから歌賦は「気が速く至れば効果も速く、気の至るのが遅ければ効果も遅い。候気しても気が至らねば、必ず死ぬこと疑いなし」と言う。

＊『難経・七十八難』には「得気しなければ死ぬ」とある。

「九鍼のなかでは、毫鍼が一番優れている。毫鍼は天空の北斗七星と同じ。北斗七星が常に空で星を見守るように、毫鍼は全部の穴を受け持つ」

九鍼のうち毫鍼が最も優れ、北斗七星が空で対応するように、毫鍼は三百六十穴のための鍼である。

「本形は金属でできていて、蠲邪扶正の道理がある」

本形とは鍼のこと。鍼は金属で作られる。昔は石を使った。現在は金属。蠲は、駆逐すること。邪気が盛んならば、鍼で追い出す。扶は助けること。正気が衰えれば、鍼で助ける。

「鍼の長短は、水である。凝りを壊して、滞りを開くメカニズム」

鍼に長さがあることを、川の長さに喩えている。人の気血が滞って通じないことを、水が淀んで通らぬことに喩えている。水が通らねば、底をさらって湖や海に流す。気血が通らねば、鍼で経脈を循環させる。だから鍼は水と対応している。

「刺鍼は木のようだ。斜めにしたり、垂直にしたり」

木は、斜めになったり、真っ直になったりしながら生長するが、鍼にも斜刺と直刺がある。陽経を刺すときは、必ず鍼を斜めに寝かせ、衛気を傷付けない。陰分を深く刺すときは、必ず鍼を垂直にして、営気を傷付けない。曲がったり真っ直になったりが、木と共通している。

「口蔵は火のようだ。陽を進めて、羸《ルイ》を補う」

口蔵とは、鍼を口に含むこと。体温で鍼を温めると、火のように温かい。羸は、痩のこと。切皮の前、鍼を体温まで温めれば、営衛と繋がり、刺入した鍼に陽気が宿っているので、虚弱を補える。だから鍼を火になぞらえている。

＊昔の鍼は太かったので、病人が冷たい鍼を当てられると、身を固くしたと思われる。現在も、室温が二十五度ぐらいないと得気しにくいことが実験で分かっている。

「循機捫、そして塞ぐは、土を耕すよう」

循とは、手で経脈上をなぞり、気血を動かすこと。機捫とは、抜鍼したあと、手で鍼孔を塞ぐこと。土で埋める意味である。だから鍼は土に似ている。

「このように鍼が五行と対応していることが分かる」

五行とは、金、水、木、火、土である。この文から、鍼には五行すべてが備わっていると分かる。

「一寸六分の毫鍼といえど、それには五行が詰まってる」

鍼は一寸六分しかないが、そのメカニズムのポイントをうまく運用できれば、鍼には水火があり、陰陽を身体へ引き戻したり、逆転させたり、そのメカニズムは最も奥深い。

「細い頭髪のような楨だけど、多岐にわたって同じく貫く」

楨とは鍼体である。岐は、気血が往来する経絡。鍼体とは、頭髪のように細いが、諸経の血気の通路を貫くことができる。

「五臓の寒熱を平らげ、六腑の虚実を調整する」

平とは治ること。調は、ただすこと。鍼は、臓腑の疾患を調整して治す。冷えならば温め、熱なら冷まし、虚を補い、実を瀉す。

「拘攣や閉塞、八邪を追い出して取り除く。寒熱の痛みには、四関を開いて治す」

拘攣とは筋肉が固まったもの。閉塞とは気血が流れないもの。八邪とは東西南北など八方角から吹く風〔『霊枢・九宮八風』参照〕。病には、痙攣や循環障害があり、それには八風の邪を駆逐する。寒では身体が震えて悪寒する。熱では身体が湿って発熱する。四関とは、五臓六腑に十二原穴があって四関へ出る。それは太衝と合谷である。だから太乙が宮を移す日、八風の邪が支配し、人に寒熱や疼痛を起こす。そこで四関を開くことができれば、両手両足を刺して治る。立春の初日は艮に起こり、それを天留宮と呼び、風が東北から吹くのが正常な季節である。春分の初日は震に起こり、それを倉門宮と呼び、風が東から吹くのが正常な季節である。立夏の初日は巽に起こり、それを陰洛宮と呼び、風が東南から吹くのが正常な季節である。夏至の初日は離に起こり、それを上天宮と呼び、風が南から吹くのが正常な季節である。立秋の初日は坤に起こり、それを玄委宮と呼び、風が西南から吹くのが正常な季節である。秋分の初日は兌に起こり、それを倉果宮と呼び、風が西から吹くのが正常な季節である。立冬の初日は乾に起こり、それを新洛宮と呼び、風が西北から吹くのが正常な季節である。冬至の初日は坎に起こり、それを叶蟄宮と呼び、風が北から吹くのが正常な季節である。正常な風は、人の生命力を爽やかにし、持病を追い出す。だが季節に反する風が吹くと、それを悪風の毒気と呼び、風が身体に当れば発病するが、それを季節の流行り病が潜伏したという。その毒気が肌骨や臓腑へ流入すると、すぐには発病しなくとも、あとで風寒暑湿の邪も感受したり、内因の食事や過労、飽くなき性欲などで免疫力が低下したとき感染する。それを体内に潜伏した邪と、体外から侵襲した邪が二重になった難病と呼び、鍼で経絡を調整したり、漢方薬で営衛を調和させねば治らない。中心にある宮を招揺宮と呼び、全部で九宮となる。この八風の邪は、季節通りであれば人に災いがないが、季節外れに吹くと人を発病させる。

＊太乙とは太極のこと。太一とも呼ぶ。『類経図翼』の図は時計回りに、下が坎一・冬至・叶蟄宮・大剛風、艮八・立春・天留宮・凶風、震三・春分・倉門宮・嬰児風、巽四・立夏・陰洛宮・弱風、離九・夏至・上天宮・大弱風、坤二・立秋・玄委宮・謀風、兌七・秋分・倉果宮・剛風、乾六・立冬・新洛宮・折風、中心が中五・招揺宮となっている。八角形に収まっている。そして『九宮八風篇』に「太一は常に冬至の日で、叶蟄の宮に四十六日いる。立春は天留にいて、春分は倉門にいる。こうして一年のうち次々と各宮に四十六日いる。ただ巽と乾の両宮には四十五日だけいて、乾が終わると坎に戻って、最初から回り始める」と解説されている。

「刺鍼するものは、意識を集中してから刺入する。刺入したら意識を安定させると気が伝導する。意識が集中できなければ刺すな、意識が安定したら施術してよい」

刺鍼では、必ず患者の精神を集中させたのち刺鍼する。刺鍼したら、必ず患者の精神を安定させてから運鍼操作して気を伝導させる。鍼下に気が寄って来なければ、鍼は軽くて滑り、患者にも鍼の感覚がなく、術者としては豆腐に鍼を刺しているような感覚である。そうした場合は刺すなかれ、絶対に治らぬ兆候だ。もし鍼下に神気が至れば、鍼が自然に締めつけられて動きにくくなる。そこで虚実に基づいて運鍼する。

「刺鍼部位は、気血のいずれを取るか考える」

刺鍼するときは、陰陽経の気血の多少を考え、少気の経からは取気せず、少血の経からは瀉血しない。詳しくは前の文を見よ。

「下手では、水木を基礎とせよ」

下手とは「手を下す」ことで、刺鍼すること。水は母で、木が子となる。水は木を育てる。だから母の不足に益して助け、子の有余りを平らげて奪う。つまり刺鍼では、まず母子相生の理論が重要になる。水木を挙げて、土金火には言及せず、文を省いている。

「天地人は三才である。湧泉と璇璣、百会を同時に刺す」

百会は頭にあって天と対応する。璇璣は胸にあって人に対応する。湧泉は足にあって地と対応する。それが三才である。

「上中下は三部である。大包と天枢、地機」

大包は乳の後ろで上部。天枢は臍の旁らで中部。地機は脛で下部。それが三部である。

「陽蹻、陽維、督脈、帯脈は、陽脈なので肩背腰腿など表の病を主治する」

陽蹻脈は、かかとに起こり、外踝を巡って、風池へ入り、足太陽膀胱経と申脈で通じる。陽維脈は、諸陽経の交会穴を連絡し、手少陽三焦経と外関で通じる。督脈は、下極の兪［長強］に起こり、背骨の裏を行き、風府へ上がり、脳を通って、額を巡り、鼻に至って齦交へ入り、手太陽小腸経と後谿で通じる。帯脈は、季脇に起こって腰回りを一周し、帯を結ぶようであり、足少陽胆経と臨泣で通じる。これが奇経四脈で、陽に属して、肩背腰腿など表の病を主治する。

「陰蹻、陰維、任脈、衝脈は、心腹脇肋など裏の疑（疑とは疾病である）を主治する」

陰蹻脈も、かかとに起こり、内踝を巡って、咽喉へ上がり、衝脈と交わって、足少陰腎経と照海で通じる。陰維脈は、諸陰経の交会穴を連絡し、手厥陰心包経と内関で通じる。任脈は、中極の下に起こり、腹に沿って咽喉へ上がり、手太陰肺経と列缺で通じる。衝脈は、気衝に起こり、足少陰腎経と一緒に臍を挟んで上行し、胸中へ至って散り、足太陰脾経と公孫で通じる。これが奇経四脈で、陰に属して、心腹脇肋など裏の病を主治する。

「二陵、二蹻、二交は、続いて五大が交わるようである」

二陵とは陰陵泉と陽陵泉、二蹻とは照海と申脈、二交とは陰交と陽交である。続は接続である。五大とは五体である。この六穴は、次々と両手、両足、頭と繋がる。

「両間、両商、両井は、互いに助け合って、両支に分かれる」

両間とは、二間と三間。両商は、少商と商陽。両井は、天井と肩井。この六穴は、互いに助け合い、手の両肢となって分かれている。

「およそ取穴法は、必ず寸法がある。まず自分の見込みで調べ、次に肉分を調べる」

これは取穴で量る方法を述べたもので、必ず男は左、女は右の中指と親指で輪を作り、その内側の皺間を一寸とする。患者自身の大きさに基づいて量るが、それが同身寸である。患者は何の病気なのか？　何経の発病なのか？　何穴を使うのか？　まず自分の考えで調べる。次に患者の太り具合や身長、大小の肉の分かれめ、骨関節、髪の生え際を見て量り取る。

「伸屈させて取穴できたり、平直させて安定させる」

伸屈は、例えば環跳穴は、下の足を伸ばして、上の足を曲げねば取穴できない。平直とは、寝て取穴したり、正坐して取穴したり、立って取穴し、自然な安定姿勢で取る。例えば、承漿を唇下の凹みに取るなど。

「陽部の経穴は、筋骨の縁で、陥没する部位にある。陰分の経穴は、隙間や関節窩で、動脈拍動部にある」

陽部とは陽経である。合谷や三里、陽陵泉などは、必ず骨を挟んだ縁を取り、指が入れば経穴である。陰分とは陰経である。手掌や足の内側、腹などは、必ず筋骨の間隙で、動脈が触れる部位が経穴である。

「五穴を取って一穴を使えば、一穴は正しく取穴できている。三経を取って一経を使えば、一経は正しく取れている」

取穴では、五穴に点をつけて、一穴を取れば正しく取れている。一経を使うときは三経を取れば、なかの一経は間違ってない。

「頭と肩は細かく分ける。督脈と任脈は定めやすい」

頭部と肩部は、経穴が多い。だが術者は、自分の考えで身長や肥え具合を詳しく調べ、経穴を定める。督脈と任脈は、背中と腹を直行し、距離もはっきりしているので取りやすい。

「標と本を明らかにし、経脈への刺鍼深度を論じる」

標本とは、一つだけではない。六経の標本があり、天地や陰陽の標本があり、原発病と続発病の標本がある。人体では、手足が標で、体幹が本。背や体表が標で、腹や体内が本。腑が陽で標、臓が陰で本。臓腑は体内なので本となり、経絡は体表なので標となる。六経の標本では、足太陽の本が足跟の上五寸［跗陽］、標は睛明。足少陽の本が足竅陰、標は聴宮などのたぐいである。さらに人体の臓腑、陽気と陰血、経絡など、それぞれ標と本がある。病気では、先の原発病が本であり、後で伝変した病気が標となる。治療の原則では、先に本の原発病を治し、後で標の治療をすると、他の症状がすべて消える。先に生じた病は軽く、後で育った病は重いので、やはり軽い病から先に治す。だが腹の膨れならば、標本を問わず、腹の膨れが急なので先に治す。もし腹が膨れ、大小便が出なければ、これも標本を問わず、まず大小便を出し、腹の膨れを治すことが急である。この三者を除いて、ほかは全て本から治し、慎重にする。前から来るのが実邪で、後ろから来るのが虚邪であり、その子は母を実にし、母は子を虚にする。治療は、虚なら母を補い、実では子を瀉す。例えば肝が心の邪を受けたとすれば、前の子から来るのが実邪なので、その火を瀉す。しかるに瀉火では、十二経絡には金、木、水、火、土とあり、木の本が、火を減らす。それで『素問・標本病伝論』は「本のため標が発病していれば、先に本を治し、後で標を治す」という。すでに肝が火の邪を受けていれば、まず肝経の五穴から滎火の行間を取って瀉す。薬で言えば、肝経に入る薬物を導引薬とし、心を瀉す薬を君として使う。これは実邪の病を治す。また肝が腎邪を受けていたとすると、それは後ろの母から来た邪なので、虚邪であり、その母を補う。それで『素問・標本病伝論』は「標のため本が発病していれば、先に標を治療し、後で本を治す」という。肝木が水邪を受けていれば、まず腎経の湧泉穴で木を補い、標から治す。そのあと肝経の曲泉穴で水を瀉すが、それが後で本を治すことになる。これが先に標を治すであるが、理屈から言えば、やはり本から治療していることになる。薬で論じれば、腎経に入る薬物を導引薬とし、肝経を補う薬を君として使うことになる。発病した日が本であり、伝変［続発］した日を標とするのも、また正しい。

＊継洲は「病発而有余、本而標之、先治其本、後治其標」と「病発而不足、標而本之、先治其標、後治其本」を母子補瀉と解釈している。『素問』の原文は、実証と虚証を語っているので、邪気と正気について語っていると受け取れるが、母子補瀉とも解釈できる。

＊薬は「君臣佐使」と言い、君は主作用、臣は副作用抑え、佐は補佐で、使が導引薬である。

「痛みを止めたり、痛みを消したり、交わったり貫いたりの道を取る」

これは鍼の使い方を述べたもので、痛みを止めたり消したりの効果がある。まず鍼を左から九回左転して陽、次は右から六回右転して陰、これが陰陽の気を交流させる方法である。経脈にも交流があり、例えば手太陰肺経の列缺は、陰陽経が交わる路であり、足陽明胃経の豊隆は、足太陰経に行く路である。それが陰陽経脈の交流点である。

＊原文の「住痛移疼」だが、移は『霊枢・官鍼』に「病弗能移」とあり、移す意味ではなくて消す意味。

＊絡穴は表裏経を繋ぐから、陰陽経が交わる。

「臓腑病に、門、海、兪、募を求める微妙さを聞いたことないのか？」

門海とは章門や気海など。兪とは五臓六腑の背兪穴で、背部の二行にある。募とは、臓腑の募穴で、肺募は中府、心募は巨闕、肝募は期門、脾募は章門、腎募は京門、胃募は中脘、胆募は日月、大腸募は天枢、小腸募は関元、三焦募は石門、膀胱募は中極である。つまり五臓六腑に病があれば、こうした門、海、兪、募を必ず取ることが微妙であると述べている。

「経絡が滞ったら、原、別、交、会の道を求める」

原とは、十二経の原穴である。別とは、陽池である。交とは陰交である。会とは、八会穴である。十二原は、胆原が丘墟、肝原が太衝、小腸原が腕骨、心原が神門、胃原が衝陽、脾原が太白、大腸原が合谷、肺原が太淵、膀胱原が京骨、腎原が太谿、三焦原が陽池、包絡原が大陵。八会穴とは、血会が膈兪、気会が膻中、脈会が太淵、筋会が陽陵泉、骨会が大杼、髄会が絶骨、臓会が衝門、腑会が中脘である。経絡の気血が滞って通じなくなったら、必ず原、別、交、会の穴を刺せと述べている。

＊陽別とは、陽池の別名。

「さらに四根と三結を窮め、標本に基づいて刺せば、治らぬ病は無い」

根結とは、十二経の根結である。『霊枢・根結』に「足太陰の根は隠白、結が太倉［原文は大包。『霊枢』に基づいて変更。太倉は胃］。足少陰の根は湧泉、結が廉泉［金津・玉液］。厥陰の根は大敦、結が玉堂。足太陽の根は至陰、結が目［睛明］。足陽明の根は厲兌、結が鉗耳［頭維］。足少陽の根は竅陰、結が耳［聴宮］。手太陽の根は少沢、結が天窓と支正。手少陽の根は関衝、結が天牖と外関。手陽明の根は商陽、結が扶突と偏歴。手三陰の経は記載がないので、無理に注釈しない。また「四根とは、耳根、鼻根、乳根、脚根である。三結とは、胸結、肢結、便結である」とも言う。これは根結理論を究めた言葉で、前述した標本に従って刺鍼すれば、病気は必ず治る。

「ひたすら八法と五門を使い、主客を分けて刺鍼すれば、必ず効果がある」

鍼の八法とは、迎随、捻転、手指［操作］、切皮、虚実、動揺、提插、呼吸。身体の八法とは、奇経八脈の「公孫、衝脈、胃心胸」のような八句。五門とは、天干を組み合わせて五つに分けたもので、甲と己をペアにし、乙と庚をペアにするなど。主客とは、奇経八脈の公孫を主とし、内関を客とするもの。あるいは井滎輸経合を五門とし、邪気を外来の客、正気を居住の主人としたもの。八法を使い、五門によって時間取穴し、まず主を、後で客へ刺鍼すれば、必ず効果がある理屈だ。

＊奇経八脈の時間取穴は「霊亀八法」とか「奇経納卦法」と呼ばれるもの。

「八脈の終始は八会に繋がり、本が法則である。十二経絡の十二原穴は枢要である」

八脈とは、奇経八脈である。督脈、任脈、衝脈、帯脈、陰維脈、陽維脈、陰蹻脈、陽蹻脈である。八会とは、前述した「血会の膈兪」などである。これは八脈交会穴が奇経八脈の終始と通じており、八会穴にも通じているが、これは人の大本であり、綱を引く綱のように基準である。十二経、十五絡穴、十二原穴は、前文で解説済み。枢要とは、門の蝶番であり、ポイントのこと。原穴は十二経脈で、三焦の原気が出入するところである。

「一日で六十六穴を取る法で、やっと何とか見える」

六十六穴とは、子午流注の井滎原輸経合の六穴である。陽干では気血が腑へ注ぎ、六穴×六経＝三十六穴ある。陰干では気血が臓へ注ぎ、五穴×六経＝三十穴ある。合計六十六穴になるが、それは五巻の子午流注図に記載した。この文句は、経絡が一日で全身を一周し、十二経穴を流れるが、治療時に「経絡を流れる気血が、どこまで来ているか?」を考えて、流注の一穴を取れば、かすかに理論が見えるという意味。

「一刻に十二経の原穴を取り、始めてポイントの巧みさを知る」

十二経の原穴は、上文で解説した。この文句は、時刻のなかで、その日は何経が支配するかを調べ、その時刻になったら当日の経脈の原穴を取って刺鍼する。それが流注の法であり、その玄妙さが始めて理解できるという意味。

＊これは子午流注配穴のことで「納支法」。三～五時に太淵、五～七時に合谷、七～九時に衝陽、九～十一時に太白、十一～十三時に神門、十三～十五時に腕骨、十五～十七時に京骨、十七～十九時に太谿、十九～二十一時に大陵、二十一～二十三時に陽池、二十三～一時に丘墟、一～三時に太衝を気血が流れる。

「補瀉の法は、呼吸ではなく指の操作にある」

この文句は、補瀉の方法が、呼吸だけでなく、手の操作方法にもあると述べている。その方法は十四あり、それが循捫、提、按、弾、捻、搓、盤、推内、動揺、爪切、進、退、出、摂である。法とは、これであり、その技術レベルは人による。詳しくは『金鍼賦』にある。

＊十四とは運鍼操作のこと。

「速効性は、交正と本経を知ることにある」

交正とは、例えば大腸と肺は伝送の府、心と小腸は受盛の官、脾と胃は消化の官、肝と胆は清浄の位、膀胱は腎と組んで、臓腑で陰陽が相い通じ、表裏で対応していること。本経が発病した経脈とする。例えば心の病なら、必ず小腸の穴を一緒に取る。ほかの表裏経も同様である。この文句は、本経の病を知り、さらに表裏経と正経の理論を知っていれば、鍼の効果が必ず高くなると言っている。それだから「穴を失っても経を逃すことなかれ。時を失っても、得気を失うことなかれ」という。

＊これによると交正は、交が表裏経と交わる絡穴、正が発病した経脈で、表裏配穴、つまり主客配穴とか原絡配穴と呼ばれる方法を推奨している。

「交経繆刺は、左に病があれば右側を取る」

繆刺とは絡脈を刺すものである。右が痛めば左を浅刺し、左が痛めば右を浅刺する。それが交経繆刺の理論である。

「刺絡では遠道刺する。つまり頭に病があれば、足に刺鍼する」

足の三陽経は、頭から足に至る。だから頭に病があれば、足の穴を取って刺鍼する。

「巨刺と繆刺は、それぞれ異なる」

巨刺は経脈を刺す。痛みが左半身にあって病脈が右半身に表れていれば巨刺し、繆刺のように左が痛めば右を刺し、右が痛めば左を刺すが、これは深刺して経脈を刺す。繆刺は刺絡である。身体が痛み、九候の脈に異状がなければ、経脈に病が入り込んでいないので絡脈を繆刺する。やはり右が痛めば左を刺し、左が痛めば右を刺すが、これは絡脈を刺す。巨刺も繆刺も同じだが、一つは経脈を刺し、一つは絡脈を刺すことが異なる。

「毫鍼と妙刺は、相い通じる」

毫鍼は刺の巧みである。妙刺は鍼の妙である。毫鍼には、刺鍼の妙味がある。

「部分を観察して、経絡の虚実を知る」

鍼を切皮し、天、人、地の三部へ進めたとき、その得気を察すれば、病気の内外虚実が判断できる。また「三部の脈を調べれば、何経が虚して、何経が実しているのかが分かる」とも言う。

＊天、人、地は、筋肉が重なる部分で、表層の筋肉が天、中間層の筋肉が人、深部の筋肉が地となる。これは筋肉へ刺鍼した場合で、内臓へ刺鍼する場合は、刺禁論に述べられている。虚では鍼がスカスカし、実では鍼を締めつける。内は深部で、外は表層。

＊三部とは、頚手足の三部とも解釈できるが、恐らく寸口脈の浮沈と中間層の脈のこと。

「浮沈を見て、臓腑の寒温を判別する」

これは刺鍼中、鍼気の緩急を観察し、臓腑の寒熱を判断できること。

＊刺鍼して緩ければ熱、締めつければ寒。なぜなら熱では緩み、寒では収縮するから。

「刺鍼では、まず鍼を光らせて、鍼に損傷がないか調べる。次に口へ含んで鍼を温める」

切皮するとき、必ず鍼を拭いて光らせ、損傷がないか調べる。次に鍼を口へ含み、温めて栄衛に受け入れやすくすると、刺鍼による痛みがない。

＊口へ含んだり、鹿皮で摩擦して鍼を温める方法が採用されていた。昔の鍼は太かったので、ヒヤッとして身を固くしたことだろう。現在は衛生的観点から、やってはいけないとされている。しかし室

温が二十五度以上ないと得気しにくく、気が伝導しないことが実験によって分かっている。現在は鍼管を使うので、鍼管を手で温めておけばよい。

「刺鍼中は、よそ見せず、鍼を握る手は、虎の尾を握るように注意深く。心は、ほかのことを考えず、殿様に接するようにする」

鍼をする人は、鍼に意識を集中し、真剣になる。よそを見ずに、虎を握るかのように真剣に鍼を持つ。心を注意深くして、殿様を接待し、責任を恐れるようにする。

「左手を重くして押し、表面の陽気を散らす。右手は軽く、徐々に刺入すれば痛くない」

切皮では、左手を穴位に置いて圧し、神経を遮断する。右手で鍼を持ち、スナップを利かせて一瞬に切皮し、ゆっくり刺入すると痛くない。

「患者が空心だったり、恐怖感があったり、直立していれば、刺鍼して貧血を起こす」

空心は食事前。これは空腹の患者に刺鍼するなということ。気血が安定しないと、人は恐怖を抱く。恐怖の心があったり、直立したまま刺鍼すると、めまいを起こす。

＊心とは、心窩部のこと。つまり心窩部が空なので、空腹のこと。

「**切皮を見せるな。腰掛けさせるか寝かせれば、失神することはない**」

切皮するとき、患者に刺鍼部分を見せるな。爪甲で穴位を強く押して、その痛みに紛れて切皮する。寝かせたり、腰掛けさせれば、めまいを起こさない。

「**十干と十変を推して、経穴の開闔を知る**」

十干とは、甲、乙、丙、丁、戊、己、庚、辛、壬、癸。十変とは、日時により変化すること。これは「霊亀八法」で、時間がくれば穴位に気血が注ぎ込み、時間が過ぎれば穴位から気血が流れ出ること。

＊これほど遅い血液循環は、有り得ないので、観念的なもの。『素問』とも合わない。

「**その五行と五臓を論じ、日時による盛衰を察する**」

五行と五臓は、前に解説した。これは当該日時での病が、五行で相生になれば旺盛、五行で尅されれば衰えること。例えば、心の病では、心は火なので、木の甲乙の日時に旺盛となり、水の壬癸の日時に衰弱する。他も同じ。

＊旧暦では、数字で日時を表すのでなく、十干と十二支を組み合わせて日時を表した。

「弓を構えるごとく、瞬時に切皮する」

穴位に切皮することを喩えている。弓を構えて矢を放とうとしているように、速効性があり、的を射ていること。

「陰交と陽池で血暈を定め、陰蹻と陽維は胎盤を出す」

陰交穴には二つある。一つは臍下一寸、一つは足内踝の上三寸の三陰交である。この二穴は、女性の産後の出血によるめまいを治す。また照海と外関の二穴は、出産による胎盤を出す。

「痺厥と偏枯は、迎随を使って経絡を接続させる」

痺厥とは、手足が冷えて痺れるもの。偏枯は、脳卒中による半身不随である。これを治すには、得気を発生させて経脈に鍼感を伝わらせ、さらに迎随の法を使って経脈へ気血を貫通させて経絡を接続する。

「漏崩や帯下は、温補によって気血を帰らせる」

過多月経や腰気は、女性の病気である。これを治すには、鍼を温めて、置鍼して刺鍼部位が暖かくなるまで待ち、暖かくなったら補法する。それによって営衛が調和し、本来の場所に帰らせる。

＊出血は、経脈［血管］から血が離れたもの。だから多すぎる出血は、経脈に帰らせる。女性は血が盛んで、衝脈に血が溢れるため定期に出血すると考えられている。だから本来の血管へ戻す。帯下は、帯脈を流れるリンパ液が、膣から下ると考えられているので、本来の帯脈へと戻す。

「鍼を静かに、久しく留め、鍼を止めて待つ」

鍼を刺入して得気したら、鍼を静かに久しく停止させる必要のあることを述べている。

「正確に照海を取れば、喉の閉塞が治る。正しく大鐘を使えば、ボケが治る。たいがいの痛みは実なので瀉法し、痒みや痺れは虚なので補う」

痛みは熱なので、瀉して冷やせばよい。痒みや痺れは冷えなので、補法して温めればよい。

「身体が重く、節々が痛めば、輸穴を取る。上腹部の支えは井穴が主治する」

十二経の五輸穴の輸穴が兪、井穴が井。


「心脹して喉が痛めば、太衝の鍼で必ず除かれる。脾冷で胃が痛めば、公孫を瀉すと、じき治る。胸が支えて腹痛すれば、内関を刺す。脇や肋骨の痛みは、飛虎の鍼」

飛虎とは支溝穴のこと。虎口［合谷］から手一つ飛び、中指先端の当たるところが穴位である。

＊心脹は『霊枢・脹論』に記載。心煩［煩悶］、短気［息切れ］、不安があり、心窩部が腫れぼったい。

「筋肉が痙攣して、骨が痛めば魂門へ補法する。身熱があり、労嗽があれば魄戸へ瀉法する。慢性頭痛や急性頭痛には中脘と金門を刺す。眼の痒みや痛みには光明と地五に瀉法する。陰郄を瀉すと寝汗が止まり、小児の内熱を治す。偏歴を刺して小便を出し、大人の水蠱［腹水］を治す。脳卒中は環跳を刺すとよい。虚損［消耗性疾患］には天枢を取る」

地五とは、地五会のこと。

＊労嗽は、慢性結核のように常に咳が出る。虚損も、慢性結核のような虚証。

「午前は卯の後、太陰が生じて疾は温。左へ離れて酉南。月は一日で消え、すぐ冷える」

月の満ちるのと欠けるのを期日とする。「午前は卯の後」とは、辰巳の二刻で、そのときに太陰である月が誕生する。だから新月では瀉さず、病気には温めるとよい。「左へ離れて酉南」とは、未と申の二刻で、そのときに太陰である月が欠け始める。それで満月では補わず、早く冷やすのがよい。一月を一日に喩えている。『内経』に「月が一日目は一痏、二日目は二痏と増える。十五日目は十五痏、十六日目は十四痏、十七日目は十三痏と減り、三十日目は二痏となる。月を見て、前半であれば生、欠け始めれば死と呼ぶ」とある。

＊卯が東、午は南、酉が西。つまり月に喩えれば、東から出て、南で最も高くなり、西へ沈む。「満ち欠け」に喩えれば、東の卯で誕生し、南の午で満月、西の酉で消える。昔は方角を十二支で表したから、卯［東］から午［南］までに辰巳があり、卯辰巳で月が誕生する。生長期だから瀉さない。午から酉までに未申があり、未申酉で月が欠けて衰退するから補わない。月に逆らわない意味。痏は鍼孔のことだが、継洲は刺鍼回数と考えている。

「循捫弾努で、留吸母は堅くて長い」

循は、刺鍼したあと経脈に沿って、刺鍼した経脈を手でなぞり、気血を往来させる。捫は、抜鍼したあと鍼孔を手で塞ぎ、正気が漏れないようにする。弾努とは、鍼柄を指で弾いたり、鍼に横向きの力を加える補法。「留吸母」とは、虚では母を補うが、必ず刺鍼部位が暖かくなるまで待ち、置鍼して吸気で抜鍼し、呼気を長く維持する。

「爪下伸提で、疾呼子は息を吐くとき短い」

爪下とは、皮膚を切って刺入すること。伸提とは、鍼を軽く豆ほど浮かせることで、提と呼ぶ。「疾呼子」とは、実では子を瀉し、刺鍼部位が冷えるまで待ち、すばやく抜鍼し、呼気を短くする。

「動退空歇、右転で迎えて奪えば瀉して冷える。推内進搓、左転で随《したが》わせて済《すく》えば補で暖まる」

動退とは、鍼を動揺させながら引き上げることで、もし鍼感が経絡に沿って伝わらねば、鍼を引き上げればよい。空歇は、手を放して鍼を止め、迎では鍼を経脈走行と逆に倒して、鍼尖で迎えて奪えば子を瀉せる。例えば心の病なら、火の子である土の脾子を瀉す。瀉すには必ず、この法を使う。

推内進とは、鍼を奥へ刺入することである。搓とは、こよりを作るときのように、ゆっくりと鍼を左転させるが、あまりきつくしない。随は、鍼を経脈走行と同じ方向へ倒し、鍼尖を流れに沿わせる。済とは、母を救うこと。例えば心の病では、火の母である木の肝母を補う。補法では必ず、この法を使う。これは寒熱を遠道刺する方法なので、熱病ならば、まず気［鍼感］を病巣部へ伝わらせ、次に豆粒ほど鍼を引き上げて、右転させて瀉法し、鍼下が冷えれば終える。また冷えの病には、まず気を病巣部へ伝わらせ、次にゆっくりと鍼を進ませ、左転で大きく回して陽気を押し込み、鍼下が熱くなったら終える。

＊こよりとは、和紙を巻いて作った紐。七夕の短冊を結び付けるときに使う。

「慎しめ。重病で危篤な病気は、色と脈が一致しなければ鍼するな」

慎めとは、戒めである。これは重篤な疾患では、必ず状態を観察し、その状態が脈と一致していなければ、助からないので鍼をするな。恐らく刺鍼しても効果がなく、逆に殺人者と呼ばれることになる。

「寒熱風陰、飢飽酔労、そんなときは絶対に刺鍼するな」

これは、ひどい寒さ、ひどい暑さ、大風、大雨の気候、そしてひどい空腹や満腹、酔っぱらいや疲れ切った人などには刺鍼するなと述べている。そんなときは、本当に禁忌である。

「望では補法せず、晦で瀉法せず、弦で奪わず、朔で助けず」

望は十五夜の満月。晦は三十夜の新月。弦には上弦の月と下弦の月があって、上弦は七日目や八日目の満ち始め、下弦は二十二日目や二十三日目の欠け始め。朔は一日目の新月。その日には刺鍼してはならない。ただし急病は例外。

＊『素問・八正神明論』にある。人体の気血を月の満ち欠けと同様に考え、望の月見では、満月なので、実を実としてはならない。晦は三十日で、月が衰弱して消えかけているので虚を虚としない。弦とは、恐らく下弦の月で、欠けてゆくので虚を虚にしない。一日は満ち始めるので、実を実としない。急病は例外とあるので、こだわってはならない。

「心を込めて灸法を究め、灸で皮膚を損なわないよう」

これは灸を述べている。医療に励むものは、その取穴法や配穴法を一心に究め、直接灸の効能を間違うことないようにする。そして禁忌を犯し、人の皮や肉を無為に傷付けることのないようにする。

「正しい理論で原因を求めれば、間違った鍼を打つことなし」

これは鍼を述べている。鍼の勉学に励むものは、鍼道の原理に精通し、病の原因を見つけだし、鍼を使えば間違った治療をしない。

「灸を避ける部位は、四肢を加えて四十九ある。刺鍼を禁じた部位は、六兪を除いて二十二ある」

禁灸の穴は四十五あり、さらに四肢の井穴を加えて四十九となる。禁鍼の穴は二十二あり、それは六腑の兪穴を除いたものである。

＊四肢の井穴は、手のひら側にある中衝と足底の湧泉だと思われる。中衝と湧泉は陰部にあり、中衝に施灸すれば摘むとき痛かろうし、湧泉に施灸すれば歩くとき痛い。

＊六兪とは、背兪穴の肺、心、膈、肝、脾、腎の六背兪穴のこと。古代では、この六個の背兪に刺鍼してはならないと考えられていた［『素問・刺禁論』参照］。しかし竇漢卿が六兪を刺禁穴でないと考え、それからは「六兪を除いて」と言うようになった。私見では、肺兪、厥陰兪、心兪、膈兪、肝兪、胆兪の六穴でないかと思う。そこへ直刺すれば、肺に当たる可能性が高く、苦しんだと思われる。大杼や督兪は使われなかったろうし、脾兪から下では問題が起きなかったと思われる。附分のラインは、深く刺入しないはずだ。

「高皇が難病を抱え、李氏が巨闕を刺すと生き返った。また太子が仮死状態となって冷たくなり、秦越人が維会に刺鍼すると目覚めた。弓名人の腕の痛みに、甄権が肩井と曲池へ刺鍼すると、再び矢が射えるようになった。足の萎えた人に、華佗が懸鐘と環跳へ刺鍼すると、すぐに歩けるようになった。秋夫が腰俞へ鍼し、鬼でも避けられぬ持病［腰痛］を治した。王纂が交俞へ鍼すると、すぐに妖精が出た。肝俞と命門へ刺鍼して、盲人に冬毛の先端を見せる。陽池と外関を刺して、難聴にブヨの羽音を聞かせる」

先人達の鍼には、このような速効性があったと引用し、鍼を学ぶものは、同じようになれると励ましている。

＊維会は百会とされているが、そのようなところへ刺鍼して覚醒するのだろうか？　素髎の間違いだろう。

＊王纂の交俞へ刺鍼したというのは、文字の単純さから見て心俞の間違いだろう。妖精が出るとは、精神病で妙なことを口走っていた患者が治ったというもの。現代で言えば「狐憑き」とか「霊に憑依された」患者を治療した。

＊ブヨというのはブトとも呼び、小さな蚊。

ああ、聖人の時代から遥かに遠く、徐々に鍼道は地に落ちた。好きじゃないからと学問が散逸し、使用法を誤って禁忌を犯してしまう。私は愚かな、ただの町人で、知識も浅く、こうした言葉を解説するのが難しい。鍼道の奥深さを会得するのは何人いるのだろうか？　たまたま解説したのは、鍼を理解した人に解説しているのではなく、何も知らない初学者の心を啓発するためである。

席弘賦（鍼灸大全）

鍼をしようと思ったら必ず穴を調べ、補瀉迎随の口伝を理解する。
補瀉は、胸と腹、左半身と右半身、呼吸、陰陽、男女により異なる。
胸がチクチク刺すように痛めば太淵を求め、反応がなければ列缺を瀉す。
列缺は、片頭痛と全頭痛を治療し、太淵も強く瀉せば必ず反応がある。
気閉による難聴［突発性難聴］には聴会へ鍼し、迎香を瀉せば効果は神の如し。
扁桃腺が腫れたら天突が治し、力ない咳には足三里を尋ねることを誰が知る。
手の痛みが肩や背まで及んで耐え難い、合谷へ鍼するときは太衝が大切。
両手が思い通りに動かなければ曲池、合谷へ刺鍼し、注意深く。
心痛して手が震えれば少海の間、もし根治したければ陰市を捜す。
風邪をひいて両耳が聞こえなければ、金門と聴会で疾病は風邪の如く去る。

五種の肘痛には尺沢を尋ね、太淵へ刺鍼したあと効果がある。

手足の上下で三里へ鍼、食積［胃の支え］や気塊［腹のガス］には、三里を頼る。

鳩尾は五種の癲癇を治し、もし湧泉へ刺鍼すれば発作が起きない。

胃中のシコリは琁璣を刺し、足三里に効果があることを人々は知らない。

陰陵泉は胸の支えを治し、承山の鍼で食欲が出る。

大杼と長強を尋ねて、下腹部の痛みには、すぐ刺鍼する。

委中は腰の痛みが専門、脛膝が腫れたら至陰を尋ねる。

ギックリ腰で立てなければ、横骨と大都で救急。

五種の尿液異常は、気海が専門に治療し、さらに足三里へ鍼して呼吸補瀉する。

期門穴は、傷寒に罹患して六日で六経へ伝変し、まだ汗が出ない患者を主治するが、ただ乳根のある二肋間へ向けて刺入する。女性の難産も治す。

耳で蝉が鳴き［耳鳴］、腰が折れるように痛めば、膝下にある足三里穴、地五会の間を補瀉できる。人に簡単に言うなかれ。

睛明は眼を治すが、効果がなければ合谷と光明が、どうして欠かせよう？

人中は鬱病治しの効果が最高、十三鬼穴は譲れない。

水腫には水分と気海、皮内の鍼に伴って、水気が自然に消える。

風邪による咳には、まず合谷へ補法し、そのあと三陰交を瀉す。

歯痛や腫痛、併せて喉の痛み、二間と陽谿で病気が逃げられようか？

さらには三間と腎兪の妙味、肩背の痛みを除いて、風労［筋肉痙攣を伴う陰虚］を消す。

もし肩井へ刺鍼したら、必ず足三里へ刺鍼する。刺鍼しないと気が調わぬ。


*昔は直刺だったので、肩井へ刺鍼して気胸になることが多かった。それを防止する意味で足三里へ刺鍼したが、恐らく効果がなかったろう。肩井は、肩鎖関節の下を潜らせて上腕骨頭に刺鍼しないと肺を傷付けるので危険。または摘んで指へ向けて刺入する。


きわめつけは陽陵泉の一穴、膝の痛みに焼き鍼を使う。

委中は腰痛、膕の痙攣で、経血を取れば自然に調う。

脛痛や膝の腫れに、足三里、懸鐘、陰陽陵泉、三陰交へ鍼、さらに太衝へ向けて気を引けば、足先の痺れが自然に軽くなる。

こむらがえりと目まいに魚腹の鍼、承山と崑崙で、すぐに消える。


*魚腹は、魚際の近くに魚腹という奇穴があるが、それではない。母指球の魚腹はコムラガエリを主

治しない。コムラガエリは筋肉痙攣だが、ふつうは腓腹筋痙攣を意味する。実は、昔は盛り上がった筋肉を魚と呼んだので、特定な筋肉ではない。腓腹筋痙攣を解除するので、腓腹筋を魚と見立てており、その腹だから承山が魚腹の位置になる。

腹の痛みに公孫が妙味、内関と対応させれば必ず治る。

冷風や冷痺が治らなければ、環跳と腰兪へ鍼灸する。

＊冷風は手足が冷えて痛んだり怠かったりする症状。冷痺は寒痺、痛痺。

風府と風池が見つかれば、さまざまな風邪が一度に消える。

傷寒が陽明に伝変して二日目、風府を尋ねる。嘔吐もあれば上脘で治療する。

女性のミゾオチの痛みには心兪穴、男性の胸腹部のシコリには足三里が優れている。

尿漏れには関元がよい、大便が出なければ大敦に灸。

尻骨と大腿が痛ければ足三里を瀉し、復溜で気滞が直ちに腰を離れる。

昔から風府の鍼は難しい。時間をかけて深さを計る。それで排尿困難が治らねば、さらに足三里を尋ねるとよい。

七種類の疝痛で、下腹が痛めば、照海と陰交、曲泉へ鍼。それで応えねば、気海と関元を一緒に瀉して、効果は神の如し。

鼠径ヘルニアで、陰嚢に小腸が出たり入ったりし、つまむような痛みが臍まで及ぶ。すぐに陰交を瀉す。グズグズしない。湧泉に久しく置鍼して気を取る。この玄妙を知る人は少ない。

小児が脱肛ばかりする。まず灸を百会、次に鳩尾。

久しく傷寒を患って肩背が痛む。だが中渚に鍼すれば良くなる。

肩上の痛みが臍まで及んで止まらない。手の三里を必ず求め、刺鍼して鍼下に痺れや重みが発生し、気が得られたら直ちに瀉して置鍼しない。

腰腿痛で、引きつりがひどい。すぐに足三里の狭い骨間を攻める。刺鍼したら一回瀉して三回補う。膈気が上攻した噎膈［食道閉塞］にも足三里を使うだけ、それで噎膈が止まらねば気海に施灸し、必ず一時ほど瀉せば直ちに癒える。

補では卯から南へ鍼を回して高くし、瀉は卯から北へ労を分かれる。鍼を入れて気を瀉すには吸気で、補なら呼気で入れれば自然に調う。左右に撚鍼して子午を尋ね、鍼を引けば気が遠くまで伝わる。鍼の補瀉を明らかに述べ、さらに本と標を調べる。

＊卯は東なので、東から南へ時計回りに撚鍼すれば補、東から北へ反時計回りに撚鍼すれば瀉。次に呼吸補瀉。子午とは子午流注ではなくて、陰陽のこと。子午搗臼法があり、子は陰で、右転と六数。

午は陽で、左転と九数。

喉は最も緊急である。まず百会、太衝、照海、陰交に鍼。鍼灸を学ぶものは、心を打ち込んで熟読する。席弘の治療は、評判が最高。

金鍼賦（楊氏注解）

「鍼道を見るに、その簡便な法は最も珍しい。補瀉を明らかにしなければ、険しい状態から起き上がれない。まず病を上下に分け、次に穴位の高低を定める。頭の病なら足を取り、左の病に右を取る。男性の気は、朝は上半身、夜は下半身にあり、それを取穴では明確にする。女性の気は、朝は下半身、夜は上半身にあり、その時間を取穴で知らねばならぬ。午前は朝で、陽に属し、午後は夜で、陰に属す。男女の上下半身は、腰で分ける。手足の三陽は、手から頭、そして頭から足へ走る。手足の三陰は、足から腹、そして胸から手へ走る。陰経は昇って陽経が降りるのが、気の出入のメカニズムである。経脈の流れに逆らえば瀉であり、迎である。そして経脈の走向に従わせれば補であり、随である。春夏に合わせて浅刺するのは痩せた人、秋冬に合わせて深刺するのは肥えた人。さらに元気の厚みを見積って、刺入深度を決めるとよい」

『霊枢・衛気行』に「営気は脈中を流れ、一日で全身を五十周する。昼夜の別なく循行し、夜明けに営気が衛気と手太陰にて交流する。衛気は脈外を流れ、昼は陽の表層を二十五周し、夜は陰の深層を二十五周して、明け方に営気と手太陰で合流する」とある。したがって衛気の循行は、昼夜で分かれているものの、上半身と下半身に分かれているなどとは聞いたことがなく、男女で臟腑経絡、気血の往来が違うなどとは見たこともない。ここで朝晩に分けているのは、何を根拠としているのか？　ただしこの歌賦は、人々が有難がっているので、参考として収録した。

＊この時代になると子午流注などの時間取穴が流行り、『内経』を発展させたと称して、複雑な分類を考え出し、それを旧暦と組み合わせた。この理論は臨床と一致しないが、人々が信じるので、仕方なく継洲は収録している。

＊金鍼というのは、価値のある鍼という意味。命は値千金というから。

「補瀉の法は、呼吸と操作に妙味がある。男性患者は、親指を前に突き出す左転と、呼気で入れるのが補である。そして親指を引いて右転させ、吸気で入れると瀉で、そのとき鍼を引き上げれば熱くなり、入れれば冷える。女性患者では、親指を引いて右転させ、吸気で入れると補。そして親指を前に進めて左転させ、呼気で入れると瀉、そのとき鍼を押し込めば熱くなり、引き上げれば冷える。身体の左右で、鍼の回転方向は異なり、胸と腹でも違う。午前は、これでよいが、午後には逆にする。そして爪で切るのは、切皮の法。鍼を揺らしながら引き上げるのは、抜鍼の法。鍼を動かしながら入れるのは、催気の法。刺鍼した経絡に沿って指でなぞるのは、行気の法。一方向へ鍼を回転させて病を追い出し、鍼柄を弾いて虚を補い、腹部では鍼柄を持って円を描き、捫は抜鍼時に鍼孔を指で塞ぐ。豆ほどの重みをかければ按、豆ほどの強さで引っぱれば提という。この十四操作が、鍼には必要である。補では一退三飛で、真気が自然に帰って来る。瀉では一飛三退で、邪気が自然に逃げる。補では不足を補い、瀉では有余を瀉す。有余は、腫れや痛みで、実と呼ぶ。そして不足は、痒みや痺れで虚と呼ぶ。すぐに得気すれば速効性があり、なかなか得気しなければ効果も遅い。死ぬか生きるか、頭脳労働者か肉体労働者か、鍼下の状態で、すべてが分かる。肉体労働者は鍼下がゴムのように硬く、頭脳労働者は鍼下が豆腐のように脆い。生きる患者は、鍼が渋って動きにくい。そして死ぬ患者は、鍼がスカスカして虚ろ。候気して得気しなければ、死ぬこと疑いなし」

この部分は、第四巻で詳しく解説する。

＊現在では、男女による刺鍼操作の違いはない。しかし、刺鍼して得られる得気によって、熱感を発

生させたり、冷感を発生させられることが分かっている。ちなみに熱感は、血管拡張により、血流量が増えて温度が上昇し、冷感は血管収縮により、血流量が減って温度が低下することが判明している。

＊十四操作は、切［穴位に爪で十字痕をつける］、爪［穴位に親指の爪を立て、爪に沿わせて鍼尖を滑らせる］、揺［揺らして鍼孔を大きく］、退、動、進、循、摂、搓、弾、盤、捫、按、提の十四法。一飛三退とは、第四巻の『神応経』補瀉・瀉訣直説と補訣直説に記載されているが、鍼柄を勢いよくひねることを飛と呼ぶ。

「切皮する前に、爪先で穴位を強く押して、十字のマークをつける。次は患者に咳をさせ、咳した瞬間に切皮すれば痛みがない。補なら呼気で刺入し、最初は皮内へ刺入して、それを天才と呼ぶ。少し鍼を留め、次に筋肉内へ刺入して、それを人才と呼ぶ。また少し鍼を留め、筋肉と骨の間まで鍼尖を到達させ、それを地才と呼ぶ。そこが最深部であり、そこで補法する。そこで久しく置鍼したら、鍼を人の分［人才］まで引き上げ、気が鍼尖に集まって、鍼を締めつけて重くなるまで待ち、鍼に重みを感じたら病巣へ向けて鍼を倒し、そこで上下に動かして左右に回せば、鍼感は刺鍼した経絡に沿って伝わるが、これが全てである。瀉では、吸気で刺入し、最初は天に入れ、少し鍼を留めて刺入し、天から地へ直行させる。そこで気を得て瀉法し、そこで久しく置鍼したら鍼を人才まで引き上げ、気が鍼尖に集まって、鍼を締めつけて重くなるまで待ち、鍼に重みを感じたら病巣へ向けて鍼を倒して、後は補法と同じ操作する。それで暈鍼するようならば神気［生命力・生気］が虚しているから、鍼で補法し、患者に鼻から息を吸って口から吐かせ、湯を飲ませる。そして、しばらく休んでから再び刺鍼する」

もし肝経の穴に刺して暈鍼すれば、肝の合穴［曲泉］へ刺鍼すると、刺鍼した途端に覚醒する。他も、これに習う。他も刺鍼してめまいが起きたら、足三里や人中に補法する。ほとんどの暈鍼は心により発生する。心に恐怖がなければ、どうして暈鍼となろう。関羽は、骨を削って毒を除いたとき、顔色一つ変えなかったというではないか。

＊暈鍼したとき一律に合穴を使うのか、木の母穴へ刺鍼しているのか不明。「暈鍼は虚」としているので、母穴を使っている可能性が高い。刺鍼操作するとき、一度は必ず骨にまで到達させているが、『霊枢・終始』の「穀気至者、已補而実、已瀉而虚、故以知穀気至也」とあるので、骨付近まで深刺して穀気に当ててから補瀉をする意味だろう。骨から筋肉部分へ引き上げねば、操作ができない。

「調気の方法は、刺鍼して地才に到達させた後、人の分へ引き上げる。そして鍼感を体幹へ伝導させたければ、鍼を右に捻る。また鍼感を末端へ伝導させたければ、鍼を左に捻る。補法では、呼気で刺入し、吸気で抜鍼する。瀉法では、吸気で刺入し、呼気で抜鍼する。得気しなければ、手で経脈に沿ってさすったり指圧したり、鍼を揺り動かしたり、鍼を進めたり、撚鍼したり、回転させたり、鍼柄を指で弾いたりして、得気するまで待つ。龍虎昇騰の法を使い、経脈の前を手で圧迫すれば、鍼感が後ろへ進む。また経脈の後ろを圧迫すれば、鍼感が前に進む。こうした運気を使って、得気を刺鍼部位から疼痛部位に到達させたら、今度は納気の法を使い、寝かせた鍼を垂直に立て、再び下へ鍼を入れて、鍼感を下へ納めれば、病巣部へ到達した鍼感が刺鍼部位へ戻ってくることはない。もし関節部分で、鍼感の伝導が遮られ、気が通過しなければ、龍虎亀鳳の通経接気である大段の法を使い、鍼感を追い立てて運び、やはり手で経脈に沿ってさすったり指圧すれば、必ず反応する。これは仙人に通じる妙法である」

龍虎亀鳳などの方法も、第四巻で詳しく解説する。

＊龍虎昇騰法は、龍虎昇降法の間違いと思う。龍は天で陽、九の数で左転する。虎は地で陰、六の数で右転させる。こうした捻鍼と鍼の上下操作を組み合わせるので、龍虎昇降となる。鍼感を伝導させたいときは、鍼を病巣部へ向けて倒してから操作する。

「抜鍼の方法は、症状が好転し、鍼を締めつける邪気が消え、鍼の締めつけが少し緩んだら抜鍼する。症状が好転しないものは、締めつける邪気のため鍼に根が生えたようになり、推しても動かず、回しても回らない。これは邪気が鍼を吸い込んで引っ張っているからで、その状態では真気が至っていないので、抜鍼してはならない。抜鍼するのは症状が回復したのち、さらに補瀉を加え、しばらく置鍼して、鍼が緩むまで待ち、それから豆粒ほど鍼を抜き、揺らせて止める。補法では、吸気に、すばやく抜鍼し、急いで鍼孔を塞ぐ。瀉法では、呼気で、ゆっくりと抜鍼し、鍼孔を塞がない。腠理を緻密にしたければ、抜鍼したあとで吸気する。だから『刺入は、ゆっくりとする。速すぎれば血を傷付ける。抜鍼は、ゆっくりとする。速すぎれば気を傷付ける』という。以上が全てのポイントであり、これに尽きる」

『医経小学』は「抜鍼は激しくしない。必ず三〜四度ゆっくり左右へ回し、徐々に抜鍼すれば出血しない。勢いよく抜鍼すると、必ず出血する」という。『素問』補遺篇の「動気が至れば、すぐに抜鍼する。これは激しく抜く」という解説とは異なる。ほとんどの経絡には凝血があるが、強く瀉す場合は激しく抜鍼する。だが通常の補瀉であれば、『医経小学』のおとなしい抜鍼をする。だから鑑別するしかない。

＊ここには鍼のポイントが書いてある。まず鍼を締めつけるというのは、締めつける部位まで鍼を刺入しなければ効果のないことを示している。そして締めつけが緩むまで置鍼する。この締めつけたも

のが緩むことを、病気が治った基準としている。そして締めつけている間は、病気が治っていないから抜鍼してはならないと書かれている。この部分が鍼治療のポイント。まあ本当は、これで全てなのだが、おまけとして「抜鍼をゆっくりとする」と書いている。猛スピードで抜鍼すると、血管を傷付けて内出血を起こし、血腫が残って神経を圧迫し、そのために二〜三日は痛む。私のようなヘボは焦るあまりに結構やってしまうので、後輩諸君は真似をしないように原則に従うこと。私は久しく開業しているので「好転反応ですよ。二〜三日で良くなります」と言えば信じてもらえますが、開業間がなければ、かえって悪くしたと思われかねないので。

「病気を治す方法に八つある。

一つは焼山火、頑固な麻痺や冷痛を治す。最初は浅く刺して陽気を取り、そのあと深く入れて陽気を体内へ送り込む。九の陽数で運鍼し、天人地の三部で運鍼し、三度に分けて引き上げる。ゆっくり引き上げて強く押し入れる上下操作で、鍼下に熱感が発生したら抜鍼し、鍼を刺した部位を固く閉じる。寒邪を除く効果がある。二つに透天涼、肌表の発熱や内熱に効果がある。最初に深く刺して陰気を取り、そのあと浅く引き出して陰気を体表へ引き上げる。六の陰数で運鍼し、地人天の三部で運鍼し、三度出して三度入れる。強く引き上げてゆっくり押し入れる上下操作で、鍼下に冷感が発生したらゆっくりと抜鍼する。熱を下げる効果がある。二つの操作は、鍼を少しひねり、症状がなくなったら抜鍼する。

三に陽中隠陰、寒気がしてから発熱する症状に使い、最初は浅層で九数を使い、後は深層で六数を使って運鍼する方法で、先に補法して後で瀉法する。四に陰中隠陽、発熱してから寒気がする症状に使う。深層で六数を使い、浅層で九数を使って運鍼する方法で、先に瀉法して後で補法する。この二つは、補法では熱くし、瀉法では冷やさねばならぬ。鍼柄は、紙を搓って紐にするようにゆっくりと捻鍼し、浅層では九数を使い、深層では六数を使って運鍼する。二つを一緒に使って、混乱させてはならない。

五つに子午搗臼、腹水や心窩部の支えに用い、刺鍼して気を均一に調える。鍼を上下させ、九度入れて六度出し、左右に回す。千回やれば気が自然に調う。

六に進気の訣、腰背肘膝の痛み、全身を痛みが駆け回るものに用いる。〇・九寸刺入して九度の補法をし、病巣へ向けて鍼を寝かせ、患者に五～七回呼吸を吸わせ、気が病巣部へ伝わるのを待つ。また龍虎交戦でもよい。これは左に九度、右に六度の捻鍼するが、それも痛みを止める鍼である。

七つに留気の訣、腹部や脇肋のシコリや塊りに用いる。最初に〇・七寸刺入して、純陽の数である九回ほど提插補法し、そのあと鍼を垂直にして得気するまで深刺し、鍼を人部まで引き上げて留める。

八つに抽添の訣、半身不随やオデキ、ライ病では、その要穴を取り、九の陽数で得気したら、鍼を多方向へ上下させて鍼感を捜す。ポイントは鍼感を身体に伝導させることで、それを終えたら鍼を垂直にし、再び深部へ入れて気を納め、熱を消し去り、冷えを温める。指下の微妙さは、胸中の活かす法の知識による。一回で反応しなければ、繰り返し施す」

「もし関節で停滞した鍼感を通過させて伝えたければ、飛経走気の手法を使う。その方法には四つある。

一つは青龍擺尾、舟の舵棒のように、推しもせず引きもせず、ただ左右にゆっくりと鍼柄を動かす。

二つは白虎揺頭、鈴を揺らすように直角を描いて鍼柄を手前に引き、半円を描いて鍼柄を向こうへ押し出す。こうして左右を加えて揺らすように鍼柄を振る。

三つは蒼亀探穴、亀が冬眠で土に潜るように、一回引き上げて三度押し入れ、四方をシャベルで削るように操作する。

四つは赤鳳迎源、翼を広げた鳥のような手つきをする。鍼を地部へ入れ、天部に引き上げて得気するよう揺らし、再び人部へ進め、鍼を上下させながら左右へ捻鍼し、鍼柄は円を描いて旋回させる。病が上にあれば吸気で引き上げ、病が下にあれば呼気で押し込む」
以上の手法は、あらましである。その一部始終は、第四巻を参照。

「慢性の半身不随では、通経接気の法を使い、経脈を伝わる気の距離を呼吸によって測る。手足の三陽経脈は、手が九呼吸で、足が十四呼吸、それで経脈より四寸長い。手足の三陰は、手が七呼吸で、足が十二呼吸、それで経脈より五寸長い。捻転と提插、呼吸の三補瀉法を同時に使い、気血を鍼で駆り立てて、しばらく循環させ、経脈の始発と終点の気が繋がるのを待てば、冷えた患者は暖かくなり、熱っぽい患者は冷め、痛みが止まって腫れが退く。あたかも溝をさらって水を流すようなもので、すぐに効果が現れる。どうして厳しい状況から起き上がれないことがあろうか？　病には、外因、内因、不内外因の三つがあれど、すべてが気血から発生しており、鍼の八法［前述した］も陰陽に基づいている。経脈は昼夜に循環し、呼吸の往来は止まることがなく、調和していれば身体が健康で、そうでなければ病気が多発する。それは、あたかも天下、国家、地方の山海、田園、江河、渓谷のようなものである。風雨が順調な年であれば、水路も流れて、人々も安らぎ、物も豊富である。しかし一地方、一場所で雨が降り、風雨が不均一ならば、日照りや水害が発生し、水路も湧いたり涸れたりして通じず、災難の心配が結局は現実になる。人の気血でも発病原因に三因あり、それも日照りや水害に似ている。鍼で経脈を通じさせ、気血を均一にしてやれば、邪が追い出されて正気が助けられるので、即効性がある鍼の法は、最も優れている。

ああ、黄帝や岐伯は遥かに昔、盧の扁鵲も死んでから時間が流れ、鍼の道は深淵で、一言では表せず、この文は精密で、長く勉強して、初めて精通できる。世間の決まり文句、平凡な浮き世の術、それを得た人は科挙に合格して喜ぶ。それを使う人は、標的に矢が当たったかのように目が反応する。古代の聖人の言葉を後輩に伝え、鍼を使う人は、それに目標があり、遂には深淵を知り、その達人となり、世間で枕に伏せている病人を、縁があれば鍼し、その病は全て、手当たり次第に治ってゆく」

玉龍賦『聚英』

多くを確かめてポイントとし、簡単なものを集めて、繁雑なものを捨てる。重要なものだけ集めて歌賦とし、金鍼に任せて安らぎを得る。

＊つまり玉龍歌のなかから効果のあるものを選抜して短くしたという意味。

卒暴中風は顖会と百会。長引く脚気は、足三里、絶骨、三陰交。

＊卒暴の卒は、突然。暴は、突然とかキツイとか。中風は、脳卒中。風に当たったように震えるから。つまり、急に激しい脳卒中となったもの。

慢性頭痛や蓄膿症は、上星が使える。難聴や顋の腫れには聴会が高い。攅竹と頭維は、目の痛みや頭痛を治す。乳根と兪府は、気嗽や痰哮を治療する。

＊気嗽は『太平聖恵方』巻四六に「咳して胸が支える」とあり、『雑病源流犀燭』は「咳して息がゼイゼイし、ネバネバした痰が出たり、何かが喉に支えたようになるもの」という。痰哮は『証治匯補』に「痰濁が盛んで起きた喘鳴」とある。

風市と陰市は、足の力がなくなったものを走らせる。陰陵泉と陽陵泉は、膝の腫れの苦しみを除く。二白は痔漏を治す。

＊二白は、前腕掌側で、大陵の上四寸で、郄門直下の両側〇・二寸。左右で四穴。

間使はマラリアを討つ。大敦は陰嚢の鼠径ヘルニアを去らせる。膏肓は衰弱を補う。天井は、頚部リンパ結核とジンマシンを治す。神門は、ぼんやりして笑ったり泣いたりするものを治す。

咳嗽や風痰は、太淵と列缺を刺す。羸痩や喘息は、璇璣と気海を知る。期門と大敦は、腹中のシコリと疝気を治す。

＊風痰は、日頃から痰のある人が、風邪をひいたもの。疝気には、①鼠径ヘルニア、②生殖器の疾患、③腹部の激痛で、大小便が出ないの三種類ある。ここでは下腹部の激痛。

労宮と大陵は、心中煩悶や創傷を治療できる。心悸や陰虚内熱に、足三里を刺す。時疫や隔日のマラリアは後谿を尋ねる。

＊時疫は、常疫とも呼び、夏季に流行する発熱性の急性伝染病の総称。

絶骨、足三里、陰交は、脚気によい。睛明、太陽、魚尾は、眼疾患に頼る。老人で小便が多ければ、命門と腎兪へ施灸する。女性の乳腺炎には、少沢と太陽を推薦できる。身柱は咳を除き、背筋の痛みを除く。至陽は黄疸を退け、よく神経衰弱を治す。長強と承山は、痔の灸に最高。豊隆と肺兪は、痰咳に奇効がある。風門は、寒邪による咳を主治する。天枢は、脾陽の衰えによる下痢を正す。風池と絶骨は、前屈みになったもの［ギックリ腰］を治療する。人中と曲池は筋肉が弱って腰の曲がったものを治す。期門は、傷寒［風邪］が治らないものを進行させないため刺す。鳩尾は、癲癇発作が起きているものに鍼するが、みだりに施術しない。陰交、水分、足三里は、蠱脹に刺すとよい。商丘と解谿は、足の痛みを追い出すことができる。尺沢は、筋肉が引きつって使えないものを正す。腕骨は、手首の動かないものを治療する。肩背の痛みは、五枢と背縫。

＊背縫：後腋窩線の直上で、第四胸椎棘突起と水平。蠱脹とは、腹水のような膨れ。

肘の痙攣痛は、尺沢と曲池を合わせる。風湿が両肩を犯した痛みには、肩髃で治療できる。三焦の気が塞がって発熱すれば、関衝が最も良い。手や前腕が赤く腫れれば、中渚と液門を定める。脾虚黄疸は、腕骨と中脘に疑いなし。傷寒で汗が出なければ、復溜を瀉して攻めるとよい。傷寒で汗をかけば、合谷へ補法する。

＊原文の関衝は、関冲。衝の文字は、衝、沖、冲と使われているが、すべて衝のこと。中脘は、原文で中腕となっている。古文では脘を腕と書かれていることが多いが、彫り人が脘の文字を知らないため、似た腕の文字を木版に彫ったのが原因。ちなみに脘と腕は発音が同じ。滎と榮も間違えている。

満腹したためのゲップを調えたければ、足三里で勝つ。寸関尺の六脈を沈伏にしたければ、復溜が神にかなう。照海と支溝は、便秘を通じさせる。内庭と足臨泣は、下腹の膨れを正す。

＊この腹の膨れは、腹筋の痙攣。原文では腹が脂になっている。

天突と膻中は、喘咳を癒す。地倉と頬車は、口の歪みを治療する。迎香を攻めれば鼻詰まりに最高。肩井は、上腕の痛みを奪うように除く。二間は歯痛を治す。中魁は、食べると嘔吐する症状を正し、すぐに治る。

＊中魁は、手背で、中指の近位指節間関節中央。

百労は、虚汗を止める。通里は、胸騒ぎを治療し、すぐに治す。

＊百労は、大椎の直上二寸から横へ一寸。また大椎を百労とも呼ぶ。
虚汗は、陽虚による発汗。陽虚では昼間に汗をかき、陰虚では寝汗となる。

大小骨空は、眼瞼炎を治し、冷涙を治す。左右の太陽は、眼痛を癒し、血翳を除く。

＊大骨空と小骨空は、大骨空が大指〔親指〕背側の指節間関節中央、小骨空が小指背側の近位指節間関節中央。冷涙は、ときどき涙が出て、風に当たるとひどくなる。冷感のある涙。血翳は、結膜炎と解釈してもよいが、眼の両端から毛細血管のある半透明な膜が広がる症状。

心兪と腎兪は、慢性に腰が怠く、腎虚のため夢精や遺精するものを治す。人中と委中は、腰背に激痛が走って抑えられない症状を治す。太谿、崑崙、申脈は、足が腫れて歩きにくいものを治療するに最高。湧泉、関元、豊隆は、尸労治療のルーチン。

＊尸労は、慢性衰弱で、患者が死ぬと家族に伝染し、一族が絶えることもある。伝染性結核と思われる。

印堂は小児のヒキツケを治す。神庭は慢性頭痛を正す。大陵と人中を頻繁に瀉せば、口臭が消える。帯脈と関元へたくさん施灸すると、腎虚を攻めることができる。足や腿が重く痛めば、髖骨、膝関、膝眼へ刺鍼する。歩行困難には、足三里、中封、太衝を刺す。

＊髖骨は、髖市とも呼び、梁丘穴の外側一寸。

内関と照海を取り、腹中の塊を癒す。鼻孔内の迎香を出血させて、急性結膜炎の赤眼を消す。腹痛して便秘すれば、大陵、外関、支溝。坐骨神経痛は、居髎、環跳、委中。上脘と中脘は、九種の心痛を治す。

＊昔の心痛とは、心窩部の痛み、つまりミゾオチ、上腹部、胃袋の痛みを指していた。心筋梗塞の痛みは真心痛と呼ばれていた。つまり胃潰瘍など胃の痛みなので、上脘［胃脘］や中脘を使う。

赤帯や白帯には、中極の正否を求める。もし心虚による鬱熱ならば、少衝の補瀉を明らかにする。視力がぼやけ、目が充血したら、肝兪の虚実を鑑別する。

＊赤帯と白帯は、膣からの分泌物が、血で赤くなるものが赤帯、白血球で白くなるのが白帯。帯下や腰気と呼ばれる。補瀉と訳してあるのは、原文では済奪だが、済が補で、奪が瀉。

鍼の心得の要点を伝授し、手法の徐疾を究める。捻挫の疼痛部位が曖昧なとき、どこに刺鍼すれば良いのか分かる。この編集は朗読しやすいので、優れた技術を身につけ、嘲笑されることのないように。

この賦は『玉龍歌』のポイントをまとめたものである。歌は第三巻にある。

通玄指要賦　楊継洲解説

「病気を治すのに、鍼ほどのものはない」

治療の方法には、鍼灸や薬がある。しかし薬は、ひっそりした山中にあって、採れない時もあり、新しいものと古いものが不揃いで、本物と偽物がある。それで、どうやって治療効果を上げ、病気を治せるだろうか？　ただ鍼に精通していれば、いつでも携帯して使うことができ、急場を凌ぐことができる。

「巧みに運ぶ、神機の妙味」

巧は、効果がよいこと。運は、変化の道理である。神は、見て精彩が分かること。機は、事柄の繊細さ。妙は、治療して応えること。

「工事の開始は、聖人の道理が深い」

工とは、病気を治療する形である。聖とは、巧みに使う姿勢である。だから『難経』は「問うて知るのは工である。聞いて知るのは聖である」という。医は意である。黙って心で分析し、精神を集中して一体になれば、外感か内傷か自然に判断できる。これを聖人の道理が深いと言わずして、なんという。

「体表を取って砭鍼すれば、邪を追い出して正を助ける」

砭鍼とは、砭石のことである。この鍼は東海で産出するが、そこに高峰という山がある。その山の石は、玉カンザシのような形をしていて、丸くて長い。研ぐと先端が尖り、鍼として使用でき、病邪を治療して治らぬものはない。

＊砭鍼とは、鍼のこと。昔は確かに石で作られていたが、この時代では鉄の鍼を指す。この文章は『山海経』の一節。

「内に水火を宿し、よく回陽させ、倒陰する」

水火とは寒熱である。鍼に寒熱補瀉の法があるが、それは水火を進退する効果である。回陽とは、陽盛で、熱の極まったものなので、その邪気を瀉せば、病が自然に冷える。倒陰とは、陰盛で、寒の極まったものなので、その虚寒を補えば、病が自然に温まる。これが回陽と倒陰の原理で、陰陽の盛衰を補瀉する作用がある。

「もともと絡、別、支殊がある」

別とは、別れたものである。支とは、絡脈の分かれたものである。『素問』に「絡穴は十五ある」と書かれている。十二経脈には、それぞれ一つの絡穴がある。そのほかにも三絡あって、陽蹻絡が足太陽経に、陰蹻絡が足少陰経に、脾之大絡が足太陰経にある。それが十五絡で、それぞれ支殊の部位があり、積絡や浮絡がある。だから別絡支殊という。

＊『内経』には「十二絡穴のほかは督脈絡と任脈絡、脾之大絡がある」と書かれているので、この内容は『難経』のもの。支殊は、分かれて異なったもの。積絡は、恐らく充血した毛細血管のことだろう。

「経交は錯綜する」

交経とは十二経である。錯とは交錯である。綜とは、全部が集まること。足厥陰肝経は、足太陰脾経と交差して足太陰脾経の後面を行き、足太陰脾経は足厥陰肝経と交差して足厥陰肝経の前面を行く。これが経絡交錯と集合の道理である。

「溝池谿谷は、岐異である」

岐とは路である。経穴のうち溝、池、谿、谷と呼ばれるものは、岐路が異なるようなものである。例えば水溝、風池、後谿、合谷などである。一説には『銅人経』で四穴に分けている。溝とは水溝穴、池とは天池穴、谿とは太谿穴、谷とは陽谷穴。つまり四穴を一緒に使い、三路に分かれているが、すべて一原に帰する。

「山海丘陵は、隙間が一緒」

隙とは経穴である。山、海、丘、陵の名を取ったものは、その経穴が共通している。それは承山、照海、商丘、陰陵泉の類である。一説には『銅人経』も四穴に分けている。山は承山穴、海は気海穴、丘は丘墟穴、陵は陰陵泉穴である。四経で対応し、万物の生長発育の全てを含んでいる。

「この分流は推量が難しい。だが法則性では糸口がある」

経絡の交わりは、水流の支流のように規則性が把握しにくいが、項目の大綱の導きで、やはり手がかりがある。それで書物には「綱に条理があるようなもので乱れない」とある。経文の一説に「井滎兪原経合があり、甲日は甲戌時から始まり、胆が発病して、竅陰が開始点で井金であり、侠谿は溜る部位で滎水であり、臨泣は注ぐ部位で兪木であり、丘墟は通過する部位で原であり、陽輔は行く部位で経火であり、陽陵泉は入る部位で合土である。この流注の道を日に基づいて、陰日なら五穴、陽日なら原穴を加えて六穴刺す。

「理論が複雑なのに無知ならば、補瀉をしたところで何の効果があろう」

聖人が作った鍼灸を、後世へ残すには、自分が理解してなければならぬ。もし心に定見がなく、道理がゴチャゴチャして乱れ、明確に分からないまま補瀉をしても、何の効果があろう？「小腸が実なら小海を瀉し、虚では後谿を補う。大腸が実なら二間を瀉し、虚では曲池を補う。胆が実ならば陽輔を瀉し、虚では侠谿を補う」とは、それである。ヤブ医者は、発病して症状が悪化してから、こうした理屈も知らず、虚実も分からないまま、でたらめに鍼や投薬するが、それが医療過誤である。

「鍼法に明るく、迎随を言って、初めて使い物になる」

刺鍼では、そのバリエーションを詳しく知っており、鍼は明確で、自然な迎随ができ、そうした技術や知識を踏まえて施術するからこそ効果がある。

歩行困難などは、太衝が最も効果がある。人中は、背筋のこわばり痛を除く。神門は、心性のボケをなくす。風邪に傷付けられて後頚部がこわばれば、風府を最初に求める。頭がクラクラし、目まいがすれば、風池を捜す。耳が塞がったら聴会で治る。眼痛には合谷を推す。心窩部にシコリがあり、身体が黄色くなれば湧泉を取るとよい。頭がぼんやりとしたり、眼が赤ければ、攅竹を瀉すと都合がよい。両肘が引きつって痙攣したら、曲池に頼れば一掃される。手足が怠ければ、照海に頼って除去する。歯痛は、太谿が治療できる。頭や後頚部のこわばりは、承漿が保護する。太白は、気衝を宣通させる(太白は脾の土穴であり、肺金を生み出す)。

＊気衝は病名。搶心とか奔豚気のように、気が腹から胸へと昇ってくるもの。だから気を溜め込まないで疎通させる。

陰陵泉は、水道を開通する(陰陵泉は脾の水穴であり、万物を滋養する)。腹の膨張は、内庭を瀉して治める。コムラガエリして痛ければ、承山を朝に瀉す。大抵の足首の痛みは、崑崙が解く。股膝の痛みは、陰市が癒す。癲癇や躁鬱病には、後谿で治療して正す。マラリアで、寒熱が発生したら、間使に頼って救護する。期門は、胸満血膨を治せる。労宮は、嘔吐して心窩部の痛むものを治す。疑うなかれ。

＊胸満血膨は胸が支えるが、原因は血で膨らむもの。現在の血胸だが、そういう認識があったかは不明。

稽夫は大敦で、七種の鼠径ヘルニアによる片方の睾丸肥大を治した。王纛は、足三里が、五種の過労による消瘦を退けるという。華佗は、腕骨が、黄疸を退かすことを知れという。然谷は腎を瀉し、行間は膝の腫れと眼疾患を治し、尺沢は肘の痛みと筋肉の締めつけを解消する。目がぼやけて見えなければ、二間を取るとよい。鼻詰まりで匂いが分からねば、迎香を引く。肩井は、両腕で支えられない症状を除く。絲竹空は、耐え難い頭痛を治療する。咳して無色の痰が出れば、列缺で治せる。目ヤニが出たり、冷たい涙が出るのは、臨泣が最も確か(頭臨泣穴)。

「髖骨は、大腿痛で不具となったものを追い出す」

髖骨二穴は、委中の上三寸で、大腿骨頭の中。手を垂らして取穴する。股や足の痛みを治す。鍼〇・三寸。一説に「胯骨は膝蓋骨の上一寸で、二つの筋肉の隙間が穴位である。〇・五寸刺入し、先に補法、そのあと瀉法すれば、病気は自然に除かれる。これは梁丘である。さらに乳腺炎も治す」という。この二つの解釈によると、いずれも経外奇穴ではない。二つを並べて、知るものを待つ。

＊最初の解釈で「委中の上三寸で、大腿骨頭の中」というのは矛盾している。現在は「膝蓋骨の上三寸で、大腿直筋外側の点から両側一・五寸」を取る。両足で四穴。これは『鍼灸大成』に書かれているが、『医経小学』にも記載されている。

私見では、最初のは「手を垂らして取る」とあるので風市かなと思うが、大腿痛に効果がない。膝の痛みには、梁丘の両側一・五寸が実用的なので、後の説を採用する。

「腎兪は腰痛を瀉し尽くす。仮死状態に秦越人が維会を治療すると、すぐに蘇生した」

維会の二穴は、足外踝の上三寸、内で足少陽胆経に応じる。屍厥とは、急に死んだようになる。その状態は、口を閉じて呼吸をせず、死んだようになって何も反応がない。昔、扁鵲が虢国を通過していたとき、虢国の王子が急死し、半日も経ってなかった。扁鵲は脈を診て「王子の病気は屍厥だ。脈が乱れ、身体は死んでいるようだが、まだ実際に死んではいない」という。そして弟子の子陽に、鍼を砥石で鋭くさせ、外の三陽五会へ刺鍼すると、しばらくして王子が生き返り、二〇日ほどすると回復した。それで「扁鵲は死人を生き返らせる」と天下に広まった。それを扁鵲が聞いて「もともと生きるものを、自分は生かしただけだ」と言った。また「玉泉穴は臍下四寸にある穴だが、手の三陽脈は、玉泉と繋がっている。そして足三陽脈の会穴である。脳卒中や屍厥、恍惚、人事不省、血淋、下瘕、小便赤渋、失精、夢遺、臍腹疼痛、結如盆杯、男子の陽気虚憊、疝気、水腫、奔豚、搶心、呼吸が切迫して喘ぐものを治す」という。古文には「王子が屍厥となり、越人が維会を刺すと甦った」とある。その穴こそが玉泉穴で、本当に起死回生の秘術である。女性で、気血が原因の癥瘕や堅積、臍下の冷痛、子宮断緒には四度刺せば妊娠する。この穴は子宮を暖める。産後に悪露が止まらなかったり、生理不順、子宮筋腫などを、ことごとく治す。鍼を〇・八寸刺入し、五呼吸留め、気が得られたら瀉する。また沢山の施灸をしても良い。

＊維会は神闕の別名。三陽五会は百会の別名とされている。臍下四寸は中極。中極の別名を玉泉ともいう。奇穴の玉泉は、臍下六・五寸で、中極の下二寸。陰茎の上面。

さて扁鵲が、どこへ刺鍼したかだが、一般に三陽五会の百会へ刺鍼したことになっている。しかし、こうしたところへ刺鍼しても覚醒する可能性が低いので、人中や素髎と思われる。継洲は「それはチンコの上だ」と言っているが、その位置は中極を示していて「手の三陽脈は、玉泉と繋がっているので、それは足三陽脈の会穴である」という文はメチャクチャ。腹は陰なので、手の三陽が通るはずもなく、陽経は通過しない。中極なら足三陰と任脈の交会穴なので、筋が通るが陽経ではない。それが陰経となっていれば、足三陰経筋は、すべて陰器に繋がっているので、一理あるかとも思えるが。そもそも三陽五会が臍下六寸半の玉泉穴だとしたら、扁鵲が王子のパンツを脱がせた時点で「オオーッ!」「このおっさん、何するんや!」ということになり、即逮捕だろう。すると人中ないしは素髎と考えるのが実用的だし妥当。そのあと臍や関元へ施灸したことは考えられる。

血淋とは尿に血が混じって排尿痛のあるもの。瘕は腹中のシコリなので、下瘕は下腹部のシコリ。小便赤渋は尿が赤っぽくなって出にくい。失精と夢遺は、無意識に精液が出るものと、寝ていて精液が出るもの。結如盆杯は、お盆や盃を伏せたようなシコリが腹などにあるもの。陽気虚憊は元気のないこと。特にセックス面。疝気は鼠径ヘルニア、奔豚も搶心も、気が胸に上がってくるもの。主に胃の不快感。

「維会を刺すと甦った」というので、ここの維会は神闕でない。神闕は禁鍼穴。外踝の上三寸で足少陽胆経の経穴といえば懸鐘穴。

癥瘕や堅積は、いずれも腹部のしこり。堅積は堅い積聚。子宮断緒は不妊症。悪露は胎盤。ところで継洲解説の玉泉穴だが、臍下四寸や主治を考えると、どうやら中極を指している。

「文伯が、死んだ胎児を陰交で瀉すと、鍼に応えて降りた」

灸三壮、鍼三分。昔、宋の王子は、医術が趣味だった。庭へ出ると、一人の妊娠した女を見かけた。王子が脈を診て「女の子だ」と言った。そして師匠の徐文伯に脈を診させると「一男一女」だという。王子は凶暴で、腹を裂いて確かめるという。徐文伯は「私に鍼をさせて下さい」と止めた。そして足の三陰交を瀉し、手陽明の合谷を補うと、胎児が鍼に応えて落ちた。果たして、徐文伯の言った通りだった。だから今では、妊娠したら、この穴へ鍼できないという。昔、徐文伯は、ある婦人が難産で危険な状態な場面に遭遇し、それを見て、胎児が腹中で死んでいると知り、足の三陰交へ刺し、さらに足の太衝へ瀉法すると、子供が手に応じて落ちた。これは『銅人』の文と、また異なる。

「聖人は、痺れと痛みを観察し、実と虚に分類した」

疼痛は全部が実で、痒みや痺れは全部が虚といっても、それは大ざっぱであり、完全ではない。太っていたり身体が頑丈な疼痛患者もあれば、痩せ細って元気がない疼痛患者もある。だから一概に論じられない。やはり発病の原因を調べ、それを内傷と外感に分類しなければ、本当の虚実は分からない。実ならば瀉し、虚ならば補う。

「実ならば邪が外から入ったもの、虚ならば体内から発生した邪である」

　風寒に侵されたり、暑湿にあてられたりは、季節の邪であり、一時期の邪に感受した患者は実邪と呼び、外邪が体内へ入ったものである。心配事が多く、心血を消耗して減少させた患者は、内傷で発病したので虚邪と呼び、体内で発生して表面に現れたものである。これが虚実内外を分類する原理である。一説に「病気を治す方法は、すべて見識にある。痒みと痺れは虚であり、虚なら母を補う。疼きと痛みは実なので、実では子を瀉す」という。肝実ならば行間二穴を瀉すが、火が肝木の子だからだ。肝虚では曲泉二穴を補うが、水が肝木の母だからだ。胃実では厲兌二穴を瀉すが、金が胃土の子だからだ。胃虚では解谿二穴を補うが、火が胃土の母だからだ。三焦の実では天井二穴を瀉し、三焦の虚では中渚二穴を補う。膀胱の実では束骨二穴を瀉し、膀胱の虚では至陰二穴を補う。だから教文は「虚羸痒麻、気弱は補う。豊肥堅硬、疼痛腫満は瀉す」という。刺鍼のポイントは、ただ本経［肝虚なら肝経］の井滎兪経合を取り、母子補瀉をするのが重要である。気血循環の方向や気血の多少、取穴法を知り、それぞれの分部［皮部］を明らかにさせ、本経を刺せば、必ず効果がある。

「だから済母は不足を裨《おぎな》い、奪子は有余を平らげる」

裨とは補である。済母とは不足を補うことである。奪子とは有余を奪い去ることである。これが母子補瀉の方法である。『補瀉経』は「一経だけを刺すのではない。仮に肝木の病であれば、実ならば心火の子を瀉し、虚では腎水の母を補えば、肝経は自然と安らぐ。五臓とも、この例にならう」という。一説には「虚では母を補い、実なら子を瀉す」という。したがって肝が脾に勝つと知っていれば、肝の病は、必ず脾に進行するので、まず脾を旺盛にし、肝の賊邪を受けないようにして、母子間で進行させない。これが「聖人は未病を治す」である。おおむね母を実にすれば、正気が倍増し、邪気は必ず去る。気血が循環すれば、気血が片寄って傷付くこともない。傷付けば病気が起こってくる。

＊「気血が往来すれば、片寄って傷付くこともない」とは、『内経』に「気が虚すと、必ず邪が入る」とか「邪が入れば、その気は必ず虚す」というような言葉がある。つまり「気血が滞って、血が通わなくなる部分ができれば、そこに邪が侵入する」という意味。気血がないので、正気が存在せず、邪に抵抗できないのだ。そして邪が存在する状態を傷と表現している。

「二十七の経絡を見て、一つ一つ明確に区別する」

経とは十二経のこと。絡とは十五大絡のこと。合計して二十七の経絡が互いに連絡しながら身体の上下を循環している。それを調べるものは、一つ一つを明らかに鑑別してゆく。

＊経絡の十二経は誰でも知っている。十五絡脈をアマチュアのために解説すると、十二経の絡脈［絡穴］と、督脈の絡穴、任脈の絡穴、脾の大絡の絡穴があり、本当は胃の大絡というのがあるが、それは脾胃で一緒にしている。それで十五絡。

「これに基づけば四百四の疾患が、一つ一つ、すべて除かれる」

岐伯は「人は、乾坤によって生き、陰陽に従って生まれ、八節によって栄え、四季に従って変化する」という。精神を調えて気を養い、性を習って唾を飲んだので、安らぎと調和が得られ、身体は健やかだった。もし一脈が不調になれば、さまざまな疾病が活動し、身体が不調になって、いろいろな病気が発生する。人の身体には、合計して四百四病があるが、それを一つ一つ上げられない。変証が色々あっても、経絡に基づいて治療法を使えば、その一つ一つが全部除かれる。

＊四百四とは仏教用語。四大があって、四大元素。地、火、水、風の四つ。つまり四百四とは、日本で言う「八百八町」や「八百八橋」に相当し、全ての疾患という意味。詳しくは拙著『鍼灸学釈難』を参照。乾坤は八卦で、乾は天、坤は地。つまり人は天地によって生きるという意味。ちょっと分か

りにくいが、八節とは一年の節気。節分のこと。立春、春分、立夏、夏至、立秋、春分、立冬、冬至。これに従って農作業をした。四時は、昼夜とか四季。易は変化すること。カメレオンの象形文字。仏教では身体も四大からできていると考えているので「四大」は身体のこと。変証とは、軽い病気から進行して、さまざまな症状となった病気。

「だから夭枉などは皆無で、その人々は長寿の域まで躋《のぼ》った」

躋は登ること。夭は短命。枉は、間違って命を傷付けること。医の道は、鍼の道理を明らかにして使えば、痛みが手で捻るごとく直ちに消え、鬱結が氷を砕くごとくなくなる。このような妙術を得てから、その後には早死にする病がなくなった。だから人々も全員を長寿の領域に登らせる。

「幾微が分かっており、いにしえの玄書が彰らか」

幾微とは奥深い理論。分かるとは開けること。彰らかは明瞭。玄は優れていること。奥深い理論が、昔の名著を明らかにし、後学の人に分かりやすくする。

「さらに心胸病には、手掌後ろの大陵を求める。肩背の患いは、肘前の手三里を責める。冷

痺や腎敗には足陽明の土穴である足三里を取る。臍まで痛む腹痛には、少陰の水穴である陰谷を瀉す。背骨の間で、心臓の後ろが痛むものは、中渚へ刺鍼して直ちに治る。脇下で、肋骨縁が痛むものは、陽陵泉を刺せば直ちに止まる。後頚部痛は、後谿で安泰。坐骨神経痛は委中で癒える。鍼を使う人は、この理論を知るべきだ。邪を追い払う効果は、捻鍼にあることを」

鍼を使う人は、まず刺鍼手法を明らかにし、次に形気の所在、身体の左右における経絡のコース、血気の流れ、経脈の流れる方向や交会する部位、補虚瀉実の方法、邪を追い払って正気を安らげる方法などを知り、初めて痛みを目前で解除し、疾病を指下で治療できる。

＊腎敗は、腎気がひどく弱ったもの。腎虚が悪化すると腎敗。この場合は、冷痺腎敗とあるので、腎陽が弱った冷え症と思う。腎陽は、脾陽で補充されているので、表裏の足三里を取り、脾陽経由で腎陽を補っている。形気の所在だが、形気には様々な意味がある。はっきりしているのは「陰が形で、陽が気」。ここでは鍼の話なので、形気の所在は、血気の所在と受け取るのが正しい。恐らく、後の句で「血気の所行」が出てくるので、重複を嫌って「形気の所在」としたものと考えられる。

霊光賦『鍼灸大全』

黄帝と岐伯の鍼灸歌訣、それによって経と裏がはっきり説明される。三陰と三陽で十二経、さらには督脈と任脈の二経があって、督脈、任脈、帯脈、衝脈、陽蹻脈、陰蹻脈、陽維脈、陰維脈の八脈に分かれている。霊光の教典注釈は、極めて意味深い。

＊霊光は、人名ではない。霊は神、光は明かり。だから霊光賦とは、不思議な輝きを放つ歌賦という意味。

片頭痛や全頭痛に列缺を瀉す。睛明は、目の翼状片を治す。

急性実証の難聴は、聴会の間。両鼻の鼻血に禾髎の鍼。鼻詰まりで匂わなければ、迎香の間。胃気が上焦を塞げば、足三里で治す。天突の凹みは、痰を伴う喘息を止める。心痛して手が震えれば、少海に鍼。少沢は、胃潰瘍の冷痛を止める。

両足の痙攣は、陰市を捜す。五種類の腰痛は、委中で安らぐ。大転子が動かねば、丘墟を瀉す。

復溜の水腫治しは、神医のごとし。犢鼻は、膝の風痺［行痺］を治療する。下腿の痛みを止めるには、崑崙が癒す。

足跟痛には、僕参を求める。承山は、コムラガエリと慢性の痔。足底下の湧泉を尋ねれば、その方法は値千金、みだりに教えることなかれ、この穴は婦人疾患をよく治し、男の蠱、女が妊娠したように月経が止まるものを、ともに治す。

＊蠱は寄生虫。肝臓ジストマのようなもの。腹が膨れる。

百会と鳩尾は、伝染性下痢を治す。大腸兪と小腸兪は、大小便を治す。気海と血海は、五種の尿液異常を治療する。中脘と下脘は、腹直筋硬直を治す。傷寒が伝変したら期門が癒す。両乳がチクチクすれば太淵を求める。大敦二穴は、片側の睾丸が腫れるものを主治する。水溝と間使は、邪癲を治す。

＊邪癲は不明だが、癲は鬱状態。水溝と間使を使っているので、邪鬼が入ったための鬱病と思う。

吐血と喘息を治めるには、尺沢を補う。地倉は、両側からの流涎を止める。労宮［大椎］は、身体の過労を癒す。水腫は、水分へ施灸すれば安らぐ。手の五指が伸びねば、中渚を取る。頬車へ鍼すれば、歯が治る。

＊「頬車、可鍼、牙歯愈」の原文は「頬車、可灸、牙歯愈」。頬車の歯痛治療には刺鍼するので『鍼灸聚英』巻四に基づいて改めた。

照海と申脈は、内外踝のあたり、脚気に四穴を先に尋ねる。陰陵泉と陽陵泉も脚気を主治する。

＊原文の陰蹻、陽蹻は、照海と申脈。ここの脚気は、ビタミンB_1不足による脚気。水虫ではない。

照海、申脈、足三里、諸穴は一般に脚気を治す。腰では深いメカニズムで、正しく取るとよい。

＊原文の「在腰玄機、宜正取」だが、この文章では「玄機」が腰にある奇穴と思えるが、そんな奇穴はない。道教で「玄機」は深いメカニズムの意味らしい。玄機が奇穴でなく、複雑なメカニズムだとすると、この時代には脚気も坐骨神経痛もゴチャ混ぜに考えていたようだ。そうすると足の痛みには大腰筋へ刺鍼するので「腰のメカニズムを正しくとる」とするのも納得できる。

膏肓は、どうやって百病を治すのか？　灸に飛び抜けた効果があり、病は必ず治る。鍼灸一穴で、数病が除かれる。学者は、とりわけ細かく研究するとよい。師の流注法を理解し、頭目に病があれば手足へ刺鍼する。鍼には補瀉があって呼吸に従い、穴位は五行に対応し、季節に従う。人体のなかのメカニズムを理解する。この歌賦は元のままだが、筌蹄である。

＊筌蹄とは道具のこと。筌は竹で編んだ篭で、口が漏斗状になっており、魚が入ったら引っ掛かって出にくい。蹄はウサギの足を締めつける輪。

蘭江賦（楊氏書）

担截には幾つの法則があるか？　担と截で持病を起こす。

＊担截は、担が担ぐので上下二穴を使う。截は断つので一穴を使って、病気が経脈を伝わって来るのを遮断するという意味。また担は補法で、截が瀉法という説もある。蘭は攔の誤字。詳しくは源草社の『鍼灸学釈難』を参照。

私が詠むのは蘭江賦、どうして三車、五幅の歌を使うのか？

＊意味が分かりにくいので解説。三車とは三台の車。原文は「何用三車、五輻歌」。輻は車輪のスポーク。三車、五輻では二×三＝六だから数が合わない。だから輻は幅の誤字、つまり巻物を数える量詞。何用は「どうして使うのか？」という反意語だから、使う必要がないという意味。詳しく言うと「私が攔江賦を詠むのだから、三台の車に積んだ五幅の歌、つまり三×五＝十五冊の鍼灸歌は不要だろう」という意味。攔江賦さえあれば、ほかは必要なしということ。

まず八法を型として、順を追って流注を分ける。
＊原文は「先将此法、為定例」。「まず、この法を型とする」の意味だが、『鍼灸聚英』の攔江賦に基づいて訂正。

胸中の病は内関に担、臍下は公孫に截法を使う。
＊攔は遮る意味だから截のこと。担截には両穴を取る説と、補瀉説の二説あるので、そのまま担截として訳す。下の「傷寒有表、并頭痛、外関瀉動、自然安」の文を見ると担截がないので、截が瀉とするのも一理あるから。

頭部では必ず列缺を尋ねる。

痰涎が喉を塞いだり、喉のイガイガ、アデノイドには照海の鍼、三稜針で出血させれば、一刻で安らぐ。
＊原文は「噤口咽風」。普通は「口噤と喉風」なので『鍼灸聚英』に基づいて改めた。一般には「痰涎壅塞、及咽乾」も列缺にくっつけてあるが、これは虚火が腎経を上った症状なので、照海に付着させた。

傷寒が表にあって頭痛がすれば、外関を瀉して動かすと、自然に安らぐ。

眼疾患の苦しみは、頭臨泣の鍼で担を使う。

後谿は督脈病を主治し、躁鬱病を軽くする。

＊原文の癲狂は、心に痰があるための精神病。癲が鬱状態、狂が狂躁状態で、痰に熱のあるなしで症状が交替するため、一般的には分裂病と思われているが、躁鬱病が適当と思う。

申脈は、寒と熱を取り除く。慢性の片頭痛と全頭痛、胸騒ぎ、耳鳴、鼻血、胸のつかえに、この穴を金鍼で捜すとよい。痒みや痺れは、虚だから補。疼痛ならば瀉して迎える。

傷寒には秘訣がある。それは三陰の病には、陽経を刺すこと。汗が出なければ合谷に補法し、復溜穴を瀉せば良い刺鍼。

汗が流れて止まらなければ、合谷へ補法で収めると、神のような効果がある。

傷寒四日の太陰病は、詳しく調べたほうがよい。公孫と照海を併用し、さらには内関へ截法を施す。

＊「再用内関、施截法」の原文は「再用内開、施絶法」。『鍼灸聚英』に基づき改めた。

傷寒七日は期門の鍼が妙味。ただし傷寒の治療では、すべて瀉法を使う。『素問』を知れば、はっきり分かる。

五輪穴の流注は、システムに分かれている。いつも木火土金を平らげる。

＊原文は木と水を間違えて「水火土金平」となっている。水は一つで、火が君火と相火の二つだから、水を平らげるのは少し変。『鍼灸聚英』では木なので改めた。それに次で水が登場する。

水の虧損には肺を補う。水の氾濫では土が平らげる。

春夏は井滎を取って浅く刺し、秋冬は経合を取って深刺する。天地の四季は、この類と同じ。

三才の常用を心に刻み、天人地部へと順次に入れ、各部を一様に等しく調える。

＊類が『鍼灸聚英』では数。数は法則の意味。三才とは『素問』の三刺で、表層が天、筋肉層が人、骨表面の深層が地。原文は「天地人」だが、順序に基づいて変更した。

陽が弱くて陰が強ければ尅であり、陰が弱くて陽が強ければ刑である。

＊刑は責め。原文では陰陽ではなく夫婦となっている。

すべては本経の担と截にある。火を瀉して水を補うのは、はっきりさせるべきだ。
＊ここの原文「瀉南、補北」は、「補南、瀉北」ならば鍼の回転方向だが、逆なので『難経・七十五難』の文。その理屈をはっきりさせろといっている。

経絡がはっきり分かったときは、身体のメカニズムが分かる。
師の教えを知らなければ、無駄に心を費やす。
達人に出遇わなければ、刺入深度を守れ。
天の宝を、どうして悪人に教えられよう。
＊鍼は危険なので、昔から穴位によって刺入深度が定まっている。だけど解剖に詳しい人なら、それを守らなくても危険がない。

気血が定まれば、病人に呼吸を注意させ、鍼を打ったら一方向へ鍼柄を回転させ、鍼に力を加えて、震わせながら引き、揺らして鍼を上向きに起こせば、気が自然に上向きに流れて病巣部がなくなる。
＊これは鍼の手法を大ざっぱに述べたものだが、第四巻に詳しく書かれている。

流注指微賦（竇氏）

病気が栄衛にあれば、それを救うのは鍼。体型の虚実を観察し、季節による刺入深度を定める。取穴の方法を見るが、ただし陰陽経に分けて谿谷を定める。迎随の逆と順、気血を調べて、その昇降もはっきりさせる。

＊谿谷とは経穴のこと。骨と骨の間や筋肉の谷間にあるから。最後の文「気血而昇沈」は、気血の虚実と思う。気が上昇しているとか下がっているとか。脈の浮沈とは違うと思う。

この『指微論』は、深淵な奥義を歌賦にしたもので、その時で気の開穴を知り、経絡の流注を解説する。各文を読んで、その方法を参照し、その篇の意義を調べる。さらに経文に基づき、その言葉を調べ、一字一字の意味を明確にする。難しいことが全部分かり、虚実の統括、痛みを止めたり消したりが神のように行え、鍼下に安らぎをもたらす。急病や慢性疾患で危篤になれば、刺鍼で間違う事なかれ。

陰日は血が引き、陽気が留まる日なので、口に鍼を含んで温める。

*日の陰陽と気血の当番制の関係を述べている。『医学入門』に「陽日六腑の日に当たれば気を引き、陰中六臓の日に当たれば血を引く」とある。昔は十干［甲乙など］を十二支と組み合わせて日を数えていた。奇数［甲など］が陽日で、偶数［乙など］が陰日。『鍼灸大全』では「値陽気留、口温鍼」が「値陽気流、口温鍼」。「陽気が流れる日」となっている。

陽日は気が引き、陰血が暖まる日なので、しっかりと冷たく濡らす。

*この文は、もともとなかった文を、陰陽で誰かが付け加えたものとされている。元の文は「詳夫陰日血引、値陽気流。口温鍼暖、牢寒深求」。余分な文が付け加えられたために、『鍼灸大全』から句読点の位置が変わってしまった。

諸経を探求し、十二経を数とし、絡脈は十五絡で一周とする。陰兪は五×六×二＝六十穴で臓を主治し、陽穴は六×六×二＝七十二穴で腑を収める。陽経を刺すときは、鍼を寝かせて刺入する［横刺］。血絡から出血させるときは、まず指で揉んで柔らかくする。経脈走行と逆向きに刺入すれば迎で、同方向が随。呼気で抜鍼すれば瀉で、吸気で抜鍼すれば補。浅い病気や新しい病気は、鍼を使う理由である。深い疾患や慢性疾患は、灸を着ける理由である。もがいているものは薬物で助けがたいので、必ず八会穴［気会とか髄会］を取る。腫瘍［デキモノ］があって、奇経に邪が溜っていれば、まず鍼治療をして病が治る。

＊元の文が『鍼灸聚英』では「殲鍼砭廖」。『普済方』には「先鍼砭瘳」とある。

甲が胆で、乙が肝。丁が火で、壬が水。我を生むものが母で、我が生んだものが子。春は井、夏は滎に邪があり、秋は経、冬は合を初めて刺す。禁忌を破れば病が再発し、日々に衰えて治りにくい。孫絡は肉分にあり、血行は支脈が体内を行く。暈鍼する患者は、経が虚しているので絡脈へ補法する。痛みは実で、痒みは虚、子を瀉し、母を補うことがポイントである。

＊禁忌というのは、危険部位のことではなく日柄の禁忌。例えば甲乙は木、丙丁は火だが、心は火で水に弱いため、壬癸の日の刺鍼を避けること(こじつけ)。原文の最後は「要指」だが「要旨」に変更した。

考えるに先人の治療による速効性は、鍼に勝るものはなかった。今の人は病気を治療しても一向に治らない。徐文伯が、庭園で妊婦を瀉すと、速効性があった。範九思は、江夏にてアデノイドを治療したが、そうした例を聞いたり、見たり、言ったりすることは稀である。

大抵の古今の遺跡［医学書］は、すべて後世の師匠である。王纂が、妖怪に憑依された人へ刺鍼すると、すぐに健康になり、イタチは彼から出ていった。秋夫が、幽霊に憑依された人を治療すると効果が得られ、魂が悲しまなくなった。指に微妙を感じたら、鍼の本当の秘伝を使い、経穴では筋骨肉を詳しく分ける。刺鍼のポイントは、慢性と急性、寒熱を調べ、通経接気による経脈の長短で留鍼し、正気が裏で虚しているか表で虚しているか、痩せているか太っているか、必ず分ける。疲れ切った人に刺鍼するな、患者の気が乱れて生気がなくなる。呼吸の乱れに注意して、彼が暈鍼して血が閉じないよう予防する。古い言葉の意味を調べ、それには隠された機能があり、賢人の考えに遇って、超然と悟る。達人の教えに逢って、我の危うさの助けを表す。男女の呼吸と脈拍、時分［季節］に合わせた深さで行い、母子相生の時刻で、気血が注がれた経穴に頼る。現在に疾病治療すべきかの善し悪しを詳しく定めるのが、神鍼の方式である。『難経』や『素問』の秘密の文章を広く調べ、専門家諸君の経験と理論を深く考える。それで廬江の「流注の微妙教え」と呼び、後輩が学ぶ規範とする。
＊通経接気とは、刺鍼する経脈の長さによって置鍼時間を変えるもの。男女気脈からの原文は、「。」

の切れ目がおかしいので、意味が通じるように句読点の位置をずらした。

完訳

鍼灸大成

第三巻

完訳　鍼灸大成　第三巻　目次

五運主病歌　『医経小学』

さまざまな風による振るえや目まいは、肝木に属す。
痛みや痒み、デキモノは心火に属す。
湿による腫脹や腹部膨満は、本が脾土の経にある。
気が横隔膜で鬱積したり、手足が萎えるものは、肺金に邪が伏している。
冷えて収縮するのは腎水が郷。
五行の主治のポイント。

六気による病気歌

さまざまな突然の強直、つかえる痛み、下痢の腹痛、
筋肉の収縮、腰の痛みは、
足の肝胆二経がもとであり、厥陰は風木の気である。
＊木は、風で揺れるので、痙攣などは木に属する。

喘息や吐き気、胃液を吐く、急激で激しい下痢、
コムラガエリ、小便が濁ったり血が混じる、瘤、結核、瘍や疹や斑、
カルブンケルや壊疽、吐いて下す霍乱症、めまいして気分が悪い、
腫脹、鼻が詰まって乾く、鼻水と鼻衄、排尿痛や小便が出にくい、身体の発熱、
悪寒がして震える、驚きによる疑惑と混乱、

笑ったり悲しんだり、熱でうわごとを言う、汚い出血、
腹が膨れて太鼓のような音がするなどの症状は、
少陰の君火で、手の心と小腸の二経、真心と小腸の気が通る。

痙攣と強直、積滞［食欲不振］や停飲［腹から水の音がする］、
霍乱［下痢と嘔吐］や中満［腹の脹れ］、膈痞［横隔膜での支え］、
身体が重い、吐いたり下痢したり、浮腫や運動麻痺、
肉が泥のようで押すと元に戻らない［浮腫］などは、
太陰湿土なので、足の二経、脾と胃の気である。

諸熱、眼前が暗くなる、筋肉の引きつり、筋肉がピクピクする、
心臓がドキドキする、手足が振るえる、筋肉の痙攣が極に達する、
急に声が出なくなる、眼がかすむ、
躁状態や狂乱、罵詈雑言、驚いて恐がる、気の上逆［シャックリなど］、
浮腫、疼痛、筋肉の怠さ、クシャミ、嘔吐やオデキ、

喉の痛み、耳鳴、耳が閉じたような難聴、
嘔吐して胃が痛み、胃液が溢れる、食べ物が胃に入らない、
視力がぼける、眼瞼がピクピク痙攣する、眼に霞がかかる［角膜混濁］、
あるいは歯を食い締めて震えて精神を喪失したよう、
急に発病したり、突然に仮死状態となる、
急に下痢するときは、少陽と相火の手二経、
心包絡と三焦の気。

渋ったり、枯れたり、涸れたり、閉じたり、
皮膚が乾いてシワが寄る、
陽明の乾燥した金、
肺と大腸の気。

＊渋ったり、枯れたり、涸れたり、閉じたりは、津液不足の症状。眼が渋ったり、脈が渋ったりは、水分が不足してショボショボしたりベトベトする状態。肺が津液を体内へ輸送するという考えから、肺は「水の上源」と呼ばれている。

上下の水液が澄んで冷たい、癥瘕や鼠径ヘルニア、
腹部が堅かったり痞満［シコリ］の病、
腹が膨満して引きつって痛み、利白清［白血球の膿が混じった下痢］し、
食事時間になっても空腹にならず、吐瀉物が生臭い、
手足の屈伸がしにくい、冷え症、冷え症で衛気が表を固めねば太陽経、腎と膀胱は寒水。

＊上下とは、上から吐いて、下から水様便。癥瘕は腹中のシコリ、子宮筋腫など。痞満は心窩部のシコリ、つまり胃袋のシコリ。利白清とは、利は下痢、白は白血球、清は冷えのこと。赤は出血させるので熱。食事時間になっても空腹にならず「食已不飢」は、文字通り訳せば「食が終わって飢えない」だけど、これは異常でも何でもない。だから食を食事時と解釈した。厥逆は、手足が冷えたり、失神したりの症状だが、そのあと禁固を見て、冷え症とした。

陰陽の標本、六気の裏。

＊気は表なので、六経の表裏という意味だろう。

百穴法歌『神応経』

手の太陰経は肺に属し、尺沢は肘の中で横紋中、
列缺は手首の側面一寸半、経渠は寸口で脈の凹みを記し、
太淵は手掌の後ろ、横紋の端、魚際は中手指節関節の後で散脈の裏、
少商は親指の内側で爪甲からニラ葉ほど離れた位置。

＊この散脈は、母指球で血管の浮き出た部分。

手陽明経は大腸に属し、食指内側を商陽と呼び、
中手指節関節の前を取って二間と定め、中手指節関節の後ろの三間を忘れるなかれ、
二又に分かれた骨の陥中に合谷を尋ね、陽谿は手首の中の上側が詳しい、
三里は曲池の下二寸、曲池は肘を曲げた橈骨が当り、

肩髃は肩端で、肩峰と上腕骨頭の両骨を捜し、鼻孔を挟むこと五分に迎香を取る。

＊原文の岐骨の岐は、岐路のことで二又、つまり二又に分かれた骨。三里の原文は二寸でなく三寸。輔骨は橈骨、尺骨は正骨。

足陽明は胃の経。頭維は本神の外一寸五分、頬車は耳の下八分、地倉は口元を四分挟んで臨む、伏兎は陰市の上三寸、陰市は膝上三寸に鍼、三里は膝下三寸を取る、上廉［上巨虚］は三里下三寸が主、下廉［下巨虚］は上巨虚の下三寸、解谿は足関節横紋の上でワラジを結ぶ部位、衝陽は陥谷の上二寸、陥谷は内庭の後ろ二寸ほど上げる、内庭は第二趾の外側間を求め、厲兌は足第二趾をニラ葉離れる。

＊昔は、手に「手三里、上廉、下廉」がなかったらしく、「三里、上廉、下廉」というと「足三里、上巨虚、下巨虚」であった。廉は縁の意味だから骨の縁。巨虚は、大きな空虚という意味で、二つの骨に挟まれた隙間のこと。衝陽の原文は「陥谷上二寸」。

足の太陰経は脾に属す。隠白は第一趾の内角が良く、
大都は中足指節関節の前で白肉の際、太白は核骨下の陥凹、
公孫は中足指節関節の後ろ一寸、商丘は内踝下前を取り、
内踝の上三寸は三陰交穴、陰陵泉は膝内側脛骨の下へ施す。

＊大都の原文は「節後白肉際」だが「節前」とした。核骨とは第一趾の中足指節関節、白肉際の白肉とは足底のこと。

手少陰は心の経、少海は肘内側で関節の後、
通里は手掌後ろ一寸、神門は手掌後ろで鋭骨の精。

＊鋭骨は豆状骨、鋭く尖っているから。兌骨とも呼ぶ。

手太陽は小腸の紐、小指の端に少沢を取り、
前谷は外側で中手指節関節の前、後谿は中手指節関節の後ろでやはり外側、
腕骨は手首前で隆起する骨の下、陽谷は鋭骨の下で手首の中、
小海は肘端を去ること五分、聴宮は耳珠の豆ほど横。

＊腕骨の隆起する骨とは三角骨。陽谷の鋭骨は、豆状骨ではなく尺骨茎状突起のこと。昔は肘尖にしろ豆状骨にしろ、尖った骨をすべて鋭骨と呼んだ。

太陽膀胱は、どこを見る？
睛明は目眥の内角ほとり、攢竹は両眉頭の陥中、絡却は後髪際から四寸半、肺兪三椎、膈兪七椎、肝兪九椎の下を圧し、
腎兪は十四椎下の傍ら、膏肓は四五の間で三行線。
委中は膝窩の横紋中、承山は腓腹筋下で肉が分かれて断つ処、
崑崙は踝下後ろ五分、金門は踝下の陥中を持つ。
申脈は踝下で筋骨間、爪が入るほどの凹み。慎重にして乱れるなかれ。

少陰腎は、どこを捜す？
然谷は踝前で骨の下と知る、太谿は内踝の後ろ五分、照海は踝の下四分だ。
復溜は内踝上二寸を後ろへ向かって五分、太谿の直上。

手厥陰は心包絡、曲沢は肘内の横紋に現れ、
間使は手掌後三寸を求め、内関は二寸が始めに違いない。
大陵は手掌後ろで両筋間、中衝は中指の端が基準。

手少陽の三焦を論じる。薬指の間は液門の名、
中渚は薬指の中手指節関節の後、陽池は手首の表面に穴がある。
手首の後ろ二寸は外関絡脈、支溝は手首後ろ三寸を聞く、
天井は肘上一寸ほど、角孫は耳介で口を開けば分かれる。
絲竹空は眉後ろの陥中を圧す、耳門は耳が欠ける処で、決まり文句にあらず。

足少陽胆経。聴会を取るには耳前の陥中を手で押せば明らか、
眼の上で髪際を五分入ると臨泣穴がここにある。
目窓は臨泣の上一寸にあり、風池は後髪際の中を論じ、
肩井は骨を前に見ること一寸半、帯脈は肋骨下一寸八分。
環跳は大転子の凹みを尋ね、風市は大腿外側で両筋が顕わ、

陽陵泉は膝下一寸を求め、陽輔は踝から上に四寸遠い。
絶骨は踝上三寸に従い、丘墟は踝前にある陥中、
臨泣は侠谿の後ろ一寸半、侠谿は第四趾の二叉骨で水かきの処。
＊目窓の原文は「目窓泣上寸半存」だが、現実に合わせて変更した。

厥陰肝経は、果たしてどこ？
大敦は第一趾で毛が集まる処、行間は骨先端で動脈中、
太衝は中足指節関節の後ろで脈あるところ、中封は内踝前一寸、
曲泉は膝を曲げてできる横紋の端で両筋［半膜様筋と半腱様筋］の付着部。
章門は臍上二寸を量り、横六寸を取って両側を見る。
期門は乳の傍ら一寸半で、その直下一寸半、二肋骨がはっきりしている。

督脈の水溝は鼻柱の下、上星は髪際を一寸入る、
百会はちょうど頂きのテッペン、風府は後髪際から一寸を掴む。
瘂門は後髪際から五分、大椎は第一胸椎の上にある。

腰兪は二十一椎の下、諸君は仔細に経文を見よ。

＊昔は頚椎を背骨としなかった。だから第一胸椎が第一椎で、胸椎と腰椎で十二＋五＝十七、十七椎しかない。二十一椎とは、その下の後仙骨稜で、十七＋四＝二十一。つまり背骨は二十一椎としていた。だから二十一椎下は、仙骨管裂孔。

任脈は中央を行き、ちょうど腹にある。
関元は臍下三寸を取り、気海は臍下一寸半、神闕は臍中で欲しい処を取り、
水分は臍上一寸を求め、中脘は臍上四寸を取り、
膻中は両乳の中間を捜索、承漿の凹みは唇下を捜す。

十二経脈歌『聚英』

手太陰肺経は、中焦に生まれ、下がって大腸に絡まり、噴門に出て、
横隔膜を上がって肺に属し、気管［肺系］から横へ行き、腋に出て、上腕の中央を行く。
肘、前腕、寸口を通過して魚際へ上がり、親指内側の爪の根元。
支絡は手首の後ろから出、人差指に繋がり陽明経に属す。
この経は多気少血。
これが動じた病［是動則病］は、呼吸困難と咳、
肺がパンパンに膨れる、缺盆が痛むため手で押さえて気が遠くなる、
それが臂厥［腕に気血が来ない意味。腕の冷え］である。
経脈に生じた病は、咳、喘息、胸苦しさ、胸が満ちて結ぶ、
上肢の内側前縁の痛み、頻尿、手掌が熱っぽい。

気虚では、肩背が痛くて冷える。気盛んでも肩背が痛み、風邪をひいて汗が出る。アクビをして伸びし、微弱な呼吸し、大便を失禁し、尿の色が赤くなる。

＊所生病の原文は「喘渇」だが、熱が盛んなのは陽明腑の病として「喘喝」に改めた。

陽明の脈は、手大腸。人差指内側の商陽に起こり、指上縁に沿って合谷に出る。両筋二叉骨［合谷］から前腕の脂肪に沿って上がり、肘の外側へ入り、上腕外側に沿って上がり、肩端前縁、柱骨の傍らを通り、肩の下から缺盆内へ入り、肺に絡まって、横隔膜を下り、大腸に属す。分支は缺盆から分かれて頚を直上し、頬の前を斜めに貫いて、下歯に当り、輪のように回って出て、人中で左右が交わり、鼻孔を挟んで上がって、迎香に注ぐ。

この経は、気が盛んで血も盛ん。

これが動じると、目の下が腫れて歯が痛む。

生じるところの病は、鼻水や鼻衄、目が黄色［黄疸］、口が乾いたり喉の痛みが生じる、人差指が使いにくい、肩前と上腕外側が痛む。

気が有り余ると、経脈走行部分が熱を帯びて腫れる。

虚では寒気がして震え、病気が悪化に片寄る。
＊経脈の原文は「循指上、連出合谷」だが、少し変なので『霊枢・経脈』に基づいて変更。「肩端前廉」とは肩髃のこと。柱骨とは頚椎のこと。つまり上腕外側を昇って肩髃に行き、大椎で左右の経脈が交叉して、肩から前に回って缺盆に入る。詳しくは、たにぐち書店の『経絡学』を参照。

足陽明胃経は、鼻から起こり、鼻の外側に沿って下がり、下歯に入り、口を挟んで戻って出、承漿を巡り、おとがい後ろの大迎、頬車は裏。耳前の髪際から額に至り、その分支は人迎に降りて、缺盆の底。缺盆から横隔膜を降りて、胃に入り、脾の宮に絡まる。

直行する分支は、缺盆から乳内側に降りる。

分支の一支は、幽門から腹中を巡り、まっすぐ下行して、気衝にて缺盆から乳内側に直行する経と合流する。

そして髀関から膝蓋骨に抵触し、脛骨、足背と通り、足中指の内側間へ行く。

もう一支は、膝を降りて三里に注ぎ、前に出て、足中指の外側間に通じる。

もう一支が足背の指から別れて走り、足親指の端にて経が尽きる。

この経は、多気のうえ多血。

これが動じると、欠伸、顔色が黒い、ガタガタと悪寒して、人に会うのを恐れ、木が擦れ合う音を聞いても心臓がドキドキし、高い場所に登って歌い、服を脱いで走る。

重症だと腹が脹ってゴロゴロ鳴る。

こうした諸症状は、すべて骭厥［脛骨に気血が来ない意味］である。

所生病は、発狂とマラリア、温淫［熱病］で汗が出、鼻血が流れ、口眼歪斜［顔面麻痺］、唇が裂ける、また喉の痛み、膝蓋骨の痛み、腹が脹ってシコる。氣膺、伏兎、脛の外縁、足背の中指が全て痛み徹する。

気が有り余れば、食べても空腹となり、尿が黄色い。

気が不足すれば身体の前面が冷えて震える。

胃袋が脹って消化しない。気が盛んならば、身体の前面が皆熱い。

＊経脈の終わりあたり、「中指内間」の原文は「中指内関」、「中指外間」の原文は「中指外関」だが『霊枢・経脈』により訂正。欠伸はアクビして伸びすること。所生病に狂瘧とあるが、胃経の熱ではウワゴト、マラリアは足三里で治療する。温淫は傷寒と違い、温熱の六淫に侵されたもの。原文の「唇

裂」が『甲乙経』や『千金方』では「唇緊」。気膺は前胸部。

太陰脾経は、足の親指に起こり、内側の白肉の際に沿って上がり、中足指節関節の後ろ、内踝の前を通り、腓腹筋を上がって、脛に沿って膝の内部を行く。大腿の内側前縁から腹中へ入り、脾に属して胃に絡まり、横隔膜に通じる。喉を挟んで舌に連なり、舌下に散る。

支絡は胃から心の宮へ注ぐ。

この経は、気が盛んで血が衰えている。

これが動じると、その病気の所業は、食べると吐く、胃袋痛、さらに身体が重くて動きにくい。腹の膨満感、よくゲップする、舌の根元がこわばる、排便やオナラをすると楽になって、腹の膨れが衰える。

所生病は、舌も痛む、身体が重い、食べないのも是動病と同じ。

胸が不快、心窩部に引きつった痛みがある、水様便、ひどい下痢、寒気の強いマラリアを伴う。安眠できない、無理に立つと股や膝が腫れる、黄疸となって身体が黄色くなる、足の親指が動かない。

＊是動病「更兼身体重、難移」の原文は「更兼身体痛、難移」、『霊枢・経脈』によって改変。

手少陰脈は、心中に起こり、横隔膜をまっすぐ下がって小腸と通じる。

その分支は、さらに気管に沿って走り、喉頭へ直上し、目瞳に繋がる。

直上する分支は、肺へ上がって腋下に出、上腕後ろから肘内の少海を通り、前腕内側後縁を通って手掌中に抵触し、豆状骨の端から少衝へと注ぐ。

この経は多気少血に属す。

これが動じると、耐え難い心痛、喉が渇いて水を飲み、喉がイガイガする。

これに病が生じると、脇痛、目が金色になる黄疸、上肢の内側後縁の痛み、手掌中が熱っぽいなどの症状は、手少陰経を尋ねる。

＊経脈の「支者、還従肺系走」が『霊枢・経脈』では「支者、還従心系走」なので「肺静脈に沿って上がる」になる。是動の原文は「心脾痛」だが、そのような病気はなく、『霊枢・経脈』では「心痛」となっているので「心痺痛」に変更した。所生の原文は「臑痛、目如金、脇臂之内後廉痛」だが、臑と脇を入れ替えた。

手太陽経の小腸脈は、小指の端は少沢から起こり、手の外縁に沿って、尺骨茎状突起の中に出、前腕骨に沿って肘内側に出、上腕外側に沿って上がり、その後縁に出、真っ直に肩関節を通って、肩甲骨を巡り、肩の下［大椎］で左右の経脈が交わって、缺盆内へ下がって入り、腋に向かって心に絡まり、食道に沿って下がる。

横隔膜を降りて胃に抵触し、小腸に属す。

一支は缺盆から頚と頬を貫き、目尻に至って、戻って耳へ入る。

さらに耳の前から、やはり頬へ上がり、鼻に抵触して目頭に昇って至り、頬骨に斜めに絡まり、別絡と繋がる。

この経は少気、さらに多血。

これが動じると、食道の痛み、顎下の腫れ、首を回せない、肩が脱けるように痛む、上腕が折れるように痛む。

所生病の主治は、肩や上腕の痛み、難聴、目が黄色［黄疸］、腮や頬の腫れ。

肘や前腕の外後縁痛、部分を更に細かく分別する。

足太陽経膀胱脈は、目頭の上で、額の出っ張りに起こる。

その分支は頭頂に上って、耳角［率谷］に至る。
直進する分支は、頭頂から脳後ろにぶら下がる。
脳に絡まって、さらに別れて後頚部に下がって出る。
そして肩甲骨に沿って背骨を挟み、腰の脊柱起立筋と腎に抵触し、膀胱に入る。
もう一分支は下がって肛門に繋がり、臀を貫いて、斜めに委中穴へ入る。
後頚部で別れた分支は、肩甲骨内を左右に別れて進み、肩甲骨を貫いて、
背骨を挟んで大転子を過ぎ、大腿外側後縁を通って、膝窩で前の分支と合流し、
腓腹筋内を貫いて下がり、外踝の後ろを通り、京骨の下を通って、足趾外側に出る。
この経は、血が多くて気が少ない。
これが動じると、頭痛がして触れない、
うなじが抜けるようで、腰が折れるよう、大腿骨頭の痛み、背骨の中央が痛む、
膝窩が結んだように痛む、フクラハギが裂けるように痛む、
これは踝厥［坐骨神経痛］で、筋肉の傷である。
所生病は、マラリア、痔、足の小指が動かない、
頭頂や後頚部の痛み、目が黄色くなる黄疸、

腰尻膝窩脚の痛みが背中まで繋がる坐骨神経痛、涙が流れる、鼻血、躁鬱症状。
＊耳角の部位は不明だが、『経絡学』（たにぐち書店）百二十三頁には百会から率谷へ行く支脈があるので、耳尖と思う。

足経の腎脈は少陰に属す。足小指を斜めに足心の湧泉へ行き、然谷の下を通って、内踝の後ろを通り、そこで別れて足跟中へ入り、腓腹筋の内側に侵入する。膝窩の内縁から大腿内側を上がり、背骨を貫いて腎に属し、膀胱に臨む。直行する分支は、腎に属したあと肝と横隔膜を貫いて肺へ入り、気管に沿って、舌本を尋ねる。

分支は、肺から出て心に入って絡まり、やはり胸中の深い部分に至る。

この経は、多気少血。

これが動じた病は、空腹でも食欲がなく、
喘いで咳し、唾に血が混じって、喉が喘鳴する。

腰掛けると立ち上がりたくなる、顔に垢が着いているように黒く、目がぼんやりし、呼吸が不足する。
ミゾオチが空腹のようにぶら下がり、いつもドキドキしている。
所生病は、舌が乾燥し、口が熱く、喉が痛むのは、腎虚による気の上昇が原因である。
大腿内側後縁と背骨の痛み、心胸の悶痛、黄疸して下痢、
足の運動麻痺と冷え、横になりたがる、怠惰、足底の熱痛などは、腎気の欠乏である。

手厥陰心主の脈は、胸に起こり、
心包絡に属して、横隔膜を降りて三焦の宮に絡まる。
分支は、胸を巡って脇下に出、脇下は腋下三寸と同じ。
そして腋に上がって抵触し、上腕内側を、手太陰と少陰の二経の中間を行き、
指は中衝に突き通る。
分支が分かれて薬指で絡脈が通じる。
この経は少気多血。
これが動じた病は、手掌の熱、肘や前腕が痙攣する、
腋下の腫れ、ひどければ胸脇が腫れぼったくシコる。

心臓がドキドキ動く、よく笑う、目が黄色の黄疸、顔が赤い。

所生病は、胸の熱っぽい不快感、心痛、手掌の熱などが発病の基準。


手経の少陽三焦脈は、薬指の端から起こり、両指の二又骨を通って、手首の表へ行き、前腕は外面の両骨間に出て上がる。

肘の後ろを通って、上腕外側から肩上へ行き、足少陽と交わって後ろを行き、缺盆に降りて入り、膻中へ分かれ、心包に絡まって散り、横隔膜の裏を穿つ。

分支は、膻中から缺盆へ上がり、後頚部へ上がって、耳の後ろから耳尖を回り、下に折れ曲がって顳へ至り、頬に往く。

さらなる分支は、耳から出て、耳の前に入り、戻って上関から下顎角で交わり、目頭に至って尽きる。

この経は少血多気。

これが動じると、耳鳴、喉の腫痛。

所生病は、汗が出る、耳後ろの痛みと目尻の痛み、肩、上腕、肘、前腕の外側が全て痛む、薬指が動かない。

足脈の少陽胆経。両目尻に生まれ、頭に抵触して、
頭角に沿って耳の後ろへ下がり、脳空↓風池と次第に下がる。
肩上では手少陽の前に至り、手少陽と交わって缺盆へ入る。
分支は、耳の後ろから出て耳内を貫き、耳前に走り、目尻を巡る。
もう一支は目尻から大迎へ下がり、手少陽と合流して、
首の付け根［完骨あたり］に抵触し、下がって頬車に加わり、缺盆で二支が合流する。
そこから胸に入って横隔膜を貫き、肝経に絡まり、
胆に属して、やはり脇の内部を通り、下がって気衝に入り、陰毛の際を巡る。
そして横に飛んで大転子の環跳内へ入る。
直行する分支は、缺盆から腋、前胸部と下がり、
浮遊肋骨を過ぎて、大転子内に下がり、膝外縁に出るが、それが陽陵泉。
腓骨、絶骨、外踝前縁を通り、足背で第四趾へと分かれる。
一支は別れて足親指へ去り、三毛の際から肝経に繫がる。
この経は、多気少血。
これが動じると、口が苦い、溜め息ばかりつく、

心脇が痛くて身体が捻れない、顔がホコリを被ったよう、足が熱い、身体に艶がない。
所生は、頭痛が目尻まで及ぶ、缺盆の腫痛、そして両腋、
馬刀挟癭が両側にできる、汗が出て、寒気がして震えるマラリア病、
胸、脇、大腿骨頭、膝から脛骨、絶骨、外踝痛、および諸関節の痛み。

＊「至肩上、交少陽后、入缺盆」の原文は「至肩上、交少陽、右上缺盆」。『霊枢・経脈に』基づいて、筋の通るように改変。馬刀挟癭は、腋下リンパ節のリンパ結核。恐らく「缺盆腫痛、併両腋、馬刀挟癭、生両旁」は、缺盆のリンパ結核が両腋にまで広がったもの。

厥陰足脈の肝は終り。
足親指の端、毛際の集まりに起こり、
足背の上縁は太衝で分かれ、内踝の前一寸で中封に入る。
内踝を上がって、足太陰と交わって、その後ろへ出、膝窩内縁に沿って、
大腿内側を行き、生殖器を巡って、下腹に抵触し、
胃を挟んで、肝に属し、胆に逢って絡まる。
横隔膜内部を貫いて上がり、脇肋に分布し、喉を挟んで、声帯に上がり、

視神経と合流する。脈は、頭頂に上がって督脈と交わり、督脈が出る。
さらに分支が視神経から出て、下がって頬の裏に絡まり、唇内を回る。
分支が横隔膜から肺に通じる。
この経は血が多くて気が少ない。
これが動じると、腰が痛くて前後に曲げにくい、
男は鼠径ヘルニア［陰嚢の腫れ］、女は下腹の腫れ、
顔に塵がついたようにくすんで青白くなり、喉がイガイガする。
所生病は、胸の支え、嘔吐、下痢、小便が出にくい、
あるいは尿失禁と狐疝。臨床では仔細に調べる必要がある。

＊狐疝は、睾丸に小腸が入り、呼吸のたびに膨れたり縮んだりするもの。

玉龍歌　楊氏注解

「扁鵲が私に授けた玉龍歌。玉龍を試せば難病が消える。玉龍の歌は、本当に得がたい。広まって、様々な書物に載り、間違いがない。私が歌うは玉龍の秘訣である。玉龍の穴位は百二十穴、医者が鍼すれば絶妙な効果がある。ただし恐いのは、当代の人が、自分を人とは違うと思い込むこと。

補瀉をはっきりさせて、指下に施す。金鍼一刺で、はっきり治る。腰の曲がった人は立って伸び、背の曲がったものは起きる。だから、この名は天下に知れ渡る」

腰の曲がった人は、曲池に補法して、人中を瀉す。背中が曲がっていれば風池に補法、絶骨を瀉す。

「脳卒中で喋れないのは、もっとも治りにくい。髪際の頂門穴を知る。さらに百会へ向けて補瀉をはっきりさせれば、即時に覚醒して災厄を免れる」

頂門とは顖会である。禁鍼だから灸五壮。百会は、先に補法、後で瀉法し、麦粒大の灸七壮すえる。


「鼻水が流れるものを蓄膿症と呼ぶ。先に瀉法し、後で補えば疾病が治る。

もし慢性頭痛に眼痛を伴えば、上星穴内を片寄りなく刺す」

上星穴は、鼻水が流れ、香りの分からないものには瀉して、得気したら補法する。


「慢性頭痛で、嘔吐して眼がかすむ。神庭を取れば間違いない。

子供の慢性ヒキツケは、どれで治せる？　印堂に刺入し、灸を加える」

神庭は三分入れて、補法してから瀉法する。印堂は一分入れ、沿皮刺で左右の攅竹へ透刺する。子供が大泣きすれば効果があり、泣かねば効果がない。急性ヒキツケは瀉法、慢性ヒキツケは補法する。


「頭と後頸部が痛くて首を回せない、歯痛などは同じに見なす。まず承漿で補瀉をはっきりと、後に風府の鍼で即時に安らぐ」

承漿は瀉すとよい。風府の鍼は深くしない。


「片頭痛や全頭痛は治りにくい。絲竹空へ金鍼を施すとよい。後ろへ沿皮刺で率谷に透刺する。一鍼で二穴を刺すのは世間に稀れ。片頭痛と全頭痛には二つある。痰飲の有無を細かく調べる。もし痰飲があれば風池を刺し、痰飲がなければ合谷で安らぐ」

風池は一寸半ほど刺入するが、風府穴に向けて透刺する。この穴位は必ず横刺で透刺する。補法したあと瀉法し、灸を十一壮すえる。合谷穴は労宮まで透刺し、灸は二十七壮。

＊昔は鍼が太く、ザラザラしていたので微妙な感覚が分からなかった。そんな鍼では危険性があるので透刺したが、現在の細い鍼なら捻鍼しないかぎり脳に入る危険がなく、直刺したほうが効果がある。絲竹空から率谷へ透刺するより、率谷から絲竹空へ透刺したほうが入りやすい。

「口眼歪斜はもっとも悲しい。地倉が妙穴、頬車に透す。左に歪んでいれば右を瀉すのが師の教え、右が歪んでいれば左を瀉すと斜めにさせない」

地倉の灸は、緑豆［もやし豆］ぐらい。鍼なら頬車へ向ける。頬車の鍼は地倉に向けて透す。

「匂いが分からねば、どうやって治す？ 迎香二穴で攻められる。補法したあと瀉法して効果がはっきりする。一鍼を身体から出さぬうちに、気が先に通じる。

難聴、耳が塞がったような痛み、喋りにくい、翳風穴を刺して初めて治る。後頸部にできたリンパ結核も、同じく刺鍼して瀉法で動かせば無事。

難聴の症で音が聞こえない、痛みや痒み、耳の中で蝉が鳴くなどの不快感、紅腫やオデキには瀉法する、聴会に刺鍼するがよい。

たまたま声が出なくなり、喋るのが難しければ、瘂門一穴、両筋間、浅く刺鍼し、深刺するなかれ、言葉の声は元どおり。

眉間の痛み、苦難である。攅竹から沿皮刺で妨げなし。目がぼやけても、みな治せる。さらには頭維の鍼で安泰」

攅竹は瀉法がよい。頭維は一分刺入し、沿皮刺で両額角へ透刺する。痛みは瀉し、めまいには補法。

「両目が赤く腫れ、痛くて耐え難い、日光を恐れて羞明し、心が焦る。ただ睛明と魚尾穴を刺し、太陽から出血させれば自然に消える」

睛明は五分刺入し、少し鼻へ向ける。魚尾は魚腰へ透刺するが、魚尾とは瞳子髎のこと。睛明も魚尾も禁灸穴。虚による腫れならば出血させてはならない。

「眼痛で、急に血管が眼球を貫き、羞明して眼がショボショボし、目を開けていられない。太陽へ鍼して出血させれば、メスを使わなくても疾病が自然に平らげられる。心血の上炎で、両眼が赤くなれば、迎香穴の内側を刺して通し、毒血を揺らして出したあと、目内は清涼、効果が見え始める」

内迎香の二穴は、鼻孔中にあり、芦葉か竹葉を鼻内に入れ、出血させると効果がある。治らねば、さらに合谷へ刺鍼する。

「背骨のこわばり痛に人中を瀉すが、ギックリ腰の痛みにも攻めてよし。さらには委中の一穴、腰の諸疾は、君の攻めに任せる」

委中は禁灸穴。膝窩の紫色した静脈なら、どれでも出血させてよい。虚弱体質のものは慎重にする。

「腎が弱くて腰が疼き、触《さわ》れない。歩いたり止まったりがいつもと違う。もし腎兪二穴を知っていれば、頻繁に施灸して身体は自然に健康になる。

環跳は坐骨神経痛を治せる。居髎二穴を真剣に攻め、委中から毒血を出し尽くす。治りは医科の神聖の効果」

居髎に施灸すると筋が縮む。

「膝や大腿に力がなくて身体を立てない。原因は風湿による傷である。もし二市穴を知っていれば灸でき、歩行も悠然、徐々に安らぐ」

どちらも補法したあと瀉す。二市とは風市と陰市のこと。

「髖骨は両大腿の疼きを治す。膝頭が赤く腫れて歩けない。必ず膝眼と膝関穴へ鍼、すぐに効果があって病が生じず」

膝関は膝蓋骨の下で、犢鼻の内側。横刺して膝眼へ透刺する。

＊髖骨は奇穴。梁丘穴の外側一寸。

「寒湿脚気で耐えられない。先に足三里と陰交へ鍼、次に絶骨穴を刺す。腫痛は、たちどころに消える」

陰交とは、三陰交のこと。

「足が赤く腫れる、草鞋風などは、崑崙二穴を攻める。さらに申脈と太谿も同じように刺せば、神医の妙訣にて、曲がった腰が起きる」

外の崑崙は、内の呂細へ透刺する。

＊草鞋風は、腎経に沿った水疱。呂細は、太谿の別名。

「足背痛が起きたら丘墟穴、斜めに鍼して出血させれば即時に軽くなり、解谿とさらに商丘を知り、補瀉の運鍼をはっきりさせる。

歩行困難の疾病がひどくなれば、太衝二穴の効果が誇れる。さらには足三里と中封穴、病は掴んで取る如し。

膝蓋骨が赤く腫れたり、鶴膝風、陽陵泉二穴も攻めるに足る。陰陵泉から陽陵泉へ透刺すれば最も効果がよく、赤い腫れも全部消えて不思議な効果がある。

手首の力がなく、痛くて耐えられない。物を握って動かしにくく、身体が不安、腕骨一鍼で効果があるが、補瀉など無駄と見るなかれ。

急に両腕が疼き、気が胸を攻めるとき、明らかに肩井を攻めてよい。この穴位は本来、真気が集まり、補を多くして瀉を少なくすれば中に応える」

この二穴は鍼二寸で効果があるが、やはり五臓の気が集まる部位なので、もし虚弱体質で暈鍼すれば、足三里に補法する。
＊肩井へ二寸を直刺すると、肺に当たる人もあるので、肩髃に向けて刺入する。そうすれば三寸でも刺入できる。

「肩背の風気により腕が疼く。背縫二穴に鍼を使えば明らか。

五枢も腰痛を治し、この穴を得て、始めて疾病が直ちに軽くなったことが分かる」

背縫二穴は、背中で肩峰端骨の下、後腋窩線の直上先端。鍼二寸、灸七壮。


「両肘が筋骨ともに拘縮し、動作がスムーズにできず苦労する。曲池へ刺鍼して瀉で動かし、尺沢も併用するのが聖人の教え」

尺沢は瀉がよく、灸はしない。

「肩端が赤く腫れて痛み、触れられず、寒湿が気血と争って狂う。もし肩髃の補瀉を明らかにし、君が灸をたくさんすえれば自然に安泰。

筋が引きつって手が開かず、伸ばしにくければ、尺沢を昔から認める。

顔面が緩む諸症状、合谷の一鍼で、効果は神に通じる。

腹中の気塊痛で触れない、穴法では内関で防ぐとよい。八法にある陰維穴、腹中の疾病なら永く安泰」

補法のあと瀉法し、灸をしない。もし便秘なら、瀉せば出る。
＊原文の「若向肩髃」は「肩髃へ向けて」という意味。鍼を巨骨や肩井から肩髃へ向けて刺入するという意味にも取れる。
陰維穴には、内関穴と大赫穴、陰維脈との交会穴の意味がある。ここの陰維穴は内関穴のこと。

「腹中が痛くて触れない。大陵と外関が消すのに詳しい。

もし脇痛と便秘があれば、支溝に奇妙な効果がある。

脾の症状は、最もかわいそう。寒あり熱あり、二つで苦しめられる。間使の二穴へ刺鍼し瀉で動かし、熱は瀉法、寒なら補法にて病が癒える」

間使は支溝へ透刺する。もし脾寒なら灸がよい。

＊脾寒は、脾陽虚寒の病証。飲食不振、疲労、腹痛、下痢などの症状がある。

「九種の心痛、および脾疼［上腹部痛］は、上脘穴内へ神鍼使う。さらに脾気が虚していれば、中脘を補う。二つの鍼は神の効果、災厄の侵入を免れる。

痔の疾患も憎らしい。表裏で腹の引きつりや肛門の重みが禁じ得ない。痛みや痒み、痔の出血など、二白穴を常に尋ねる」

二白は四穴。手掌後ろで、腕関節横紋の上四寸、両穴は対峙し、一穴は大筋の内側、一穴は大筋の外にあり、鍼は五分刺入する。取穴は、稲穂を使って喉仏の首回りを量り、それを半分に折って、手掌で人差指と親指の間に挟み、それを肘に向けて引っ張ると、手掌後ろの前腕で草の尽きる部位がツボになる。つまり間使の後ろ一寸、郄門穴である。灸なら二十七壮、鍼なら瀉法する。もし治らねば騎竹馬の灸をすえる。

＊二白の一穴が郄門穴だとすると、大筋とは橈側手根屈筋になり、それが大筋の外なので、もう一穴

は郄門の橈側手根屈筋を挟んだ親指側になる。

「三焦の熱気が上焦を塞ぎ、口が苦くて、舌が乾く症状は、どうしたら簡単に調うか？関衝へ刺鍼して毒血を出せば、口内に津液が生じ、病はすべて消える。前腕が赤く腫れ、手首まで疼く。液門穴の鍼で明らか、さらに一穴、名を中渚、瀉を多くすれば、中間の疾病は自然に軽くなる」

液門は後ろへ向けて、沿皮刺で陽池に透刺する。

＊中間の疾病とは、重症でもない軽症でもない間の疾患。

「脳卒中の症では、症状が軽くない。中衝二穴で安らげる。補法のあとで瀉し、もし反応がなければ人中を刺すと、ただちに軽くなる」

中衝は禁灸穴、ヒキツケならば施灸する。

＊これは脳卒中急性期の治療。指先や人中へ刺鍼して強刺激することにより、血管を収縮させて、脳の出血を少なめる。

「胆寒や心虚の病は、どうするの？　少衝二穴が最もよく効く。三分刺入して、灸はしない。金鍼を使ったあとは自然に平和。

季節性のマラリアは、最も防ぎにくい。穴法の由来は明らかでないが、後谿穴を捜して灸を多く加えると、即時に軽くなる」

暑がれば瀉法、寒気なら補法する。
＊胆寒は、胆気が不足するもの。いらいらして眠れず、心臓がドキドキし、ビクビクする。
一般に鍼灸は、マラリア症状のみを抑え、原虫は殺せないと信じられているが、後谿に大量の施灸をすると溶血が起き、未成熟なマラリア原虫の潜む赤血球を破裂するので虫を殺す可能性がある。


「歯が痛み、しばらく苦しめられる。穴は二間にあり、鍼感を伝わらせねばならぬ。

もし翻胃で、食べたものを吐けば、中魁の奇穴。片寄って教えるなかれ。

扁桃腺が腫れた症は、少数の人しか治せない。金鍼を使って、病気は始めて除かれる。もし少商を出血させれば、すぐに安泰、災厄は免れる」

三稜鍼で刺す。
＊翻胃とは、食べ物が胃に入ったら戻すもの。朝食べたら夕方戻し、夕方食べたら翌朝戻す。

中魁は、中指背側で近位指節間関節横紋の中点。

「ジンマシンなどの病気なら、上手な医者でも難しい。天井二穴へ多壮灸、縦に生えるリンパ結核も灸で、みな安らぐ」

瀉で七壮がよい。

「寒痰や咳嗽、風邪まである。列缺二穴を最も攻めるべき。まず太淵の一穴を瀉し、灸の壮数を重ねれば効果あり」

列缺は太淵まで透刺する。担穴［両側を取る］である。

＊寒痰は無色透明で、水っぽい痰のこと。

「痴呆の症では親しくできぬ。人の上下も分からず、罵りまくる。神門だけが痴呆を治す。手骨を回せば、本当の穴位が現れる」

瀉法の灸がよい。

「連日の虚煩で、顔が赤く化粧したよう。心中がドキドキして治療しづらい。もし通里穴を捜し当てれば、一本の金鍼で身体が健康」

恐がるものは補法、虚煩には瀉法。鍼は五分刺入し、灸はしない。
＊虚煩は、陰虚のため心火が抑制されず、胸中が熱っぽくて落ち着かない症状。

「風眩目爛は、かわいそう。涙が溢れて喋れない。大骨空と小骨空が妙穴。たくさん施灸すれば、疾病が応えて治癒する」

大骨空と小骨空は刺鍼しない。どちらも灸を七壮すえて吹く。
＊風眩目爛は、風弦赤爛とか風沿爛眼と呼ばれる。現在の眼瞼縁炎。
大骨空と小骨空は、手背で、親指と小指の近位指節間関節の中央。吹くとあるので、灸の瀉法。


「婦人の乳腺炎は、痛みが消えにくい。また吐血やネバネバした風痰などにも、少沢穴で明らかな補瀉をする。すぐに神のような効果があり、気が調う」

少沢は後ろへ向けて三分の沿皮刺する。

「全身の発熱痛は虚。寝汗がダラダラ出て、徐々に身体を損なう。それには百労の椎骨穴。金鍼一刺しで、疾病は除かれる。急に咳して腰背が痛む。身柱の灸で軽くなる。至陽も黄疸病を治す。補法したあと瀉せば効果がはっきりする」

鍼は、いずれも沿皮刺で三分、灸は二十七壮。

＊寝汗なので陰虚。百労は奇穴で、大椎の上二寸、その横一寸。ただし大椎の別名も百労と呼ぶ。椎骨とは背骨の意味だが、頚椎は柱骨で、椎骨とは呼ばない。だから「大椎へ刺鍼する」と解釈するのが妥当。それに手づくりの鍼では、大椎も至陽も直刺すれば脊髄を貫く危険性があり、「沿皮刺で三分」との記述とも一致する。百労は直刺して差し支えない。

「腎敗腰虚で頻尿となり、夜間に起きては止まり、精神が苦労する。命門が金鍼の助けを得られ、腎兪に施灸すれば悩みが消える」

灸を多くすえ、瀉さない。

＊腎敗は腎精虚の進んだもの。腰虚は、腰は腎の府だから。腎は水液代謝するので、腎陽虚では頻尿になる。

「九種の痔は、最も人を傷付ける。承山に刺せば効果は神の如し。さらには長強の一穴がある。刺鍼すると呻吟し、ひどく痛がれば、その穴は本物である。

鼻風邪が治らず、咳が頻繁に出る。久しく治らねば肺結核となる。咳には肺兪穴に鍼、痰が多ければ豊隆を尋ねよ」

灸でなければ効果がない。
＊承山は痔の特効穴。長強は、鍼が肛門括約筋に入ると痔が縮んで痛む。肺兪に刺鍼しても一時的な効果しかない。だから「瘢痕灸して効果がある」と付け足しているが、それは肺兪のこと。

「膏肓二穴は、病を治すことに強い。この穴は昔から取穴しにくい。この穴は禁鍼で、灸を多くすえる。二十一壮でも問題ない。

腠理が緻密でなく、咳が頻繁に出る。無色透明の鼻水が流れて、気が遠くなる。クシャミには風門穴と知れ、咳には灸を加えて、火を深くに浸透させる」

鍼は外へ向けて沿皮刺。
＊膏肓は、一人抱擁のようにして肩甲骨を広げないと穴位が表れない。一センチ内側は肺で、刺鍼し

ても危険なだけで効果がないが、施灸をすると肺に影響する。「腠理が緻密でない」とは、風邪をひきやすいこと。風門は背骨に向けて斜刺し、椎弓へ当てる。風邪をひくと背中が凝るので、風門や肺兪へ刺鍼すると楽になるが、施灸でないと一時的な効果しかない。

「胆寒は、心が恐がって起きる。遺精や尿の白濁が止まらない。夜は夢の中で幽霊とセックスする。これらは心兪が治す。白環兪も同じく鍼で治す」さらに臍下の気海両側を加えれば効果ある。

＊胆寒はゾッとすること。キモが冷えるもの。遺精などは、腎陰虚で心火が燃え上がった症状。心兪は心の背兪穴、白環兪は腎と表裏の膀胱経、気海の両側は腎経になる。腎水を養って心火を抑える。

「肝臓で血が少なく、眼がぼんやりすれば、肝兪へ補法して力を加える。さらには足三里を頻繁に瀉で動かせば、目に光が甦り、血に益し、自然に治らぬことなし」補を多くして瀉を少なく、施灸する。

＊力を加えるとか、頻繁に動かすのは、刺鍼操作なので、施灸とは矛盾する。

「消化器系の症状にはいろいろある。翻胃により、食べたものを吐き出す症状を治すのは難しい。黄疸でも腕骨を尋ねる。金鍼で中脘に瀉法するのは必定。汗の出ない傷寒には復溜を瀉す。汗が多ければ合谷に収める。もし六部定位の脈が、全部微細なら、金鍼で一回補法すれば、脈が浮に戻る」

復溜の鍼は三分刺入し、脛骨の下へ向けて一寸ほど沿皮刺する。

＊翻胃は、原文では「番胃」だが、翻胃のこと。前で解説済み。

「大便が固まって出ない。照海がはっきり足の中にある。さらには支溝を瀉で動かし、妙穴に神効のあることを、やっと知る。下腹が脹って、気が心を攻める。内庭二穴に先ず鍼し、両足に水があれば足臨泣を瀉す。水があるから病に侵される」

鍼孔に油を塗り、鍼孔が閉じないようにする。

＊照海は、陰虚を補う。水分不足の便秘。支溝は便秘の特効穴。下腹の膨れは、腹水かも知れない。心は心窩部のこと。心窩部が押し上げられる感じ。内庭は胃経で、心窩部の支えを治す。水腫に足臨泣は理由が不明。

「七種類の疝気には大敦を取る。取穴法は指側の間、諸書は共に三毛の処と載せる。師に会えなくとも、一万個の山を隔てて伝わる。

伝屍労の病は、最も難しい。湧泉を出血させれば災厄を免れる。痰が多ければ、豊隆を瀉す。喘息には丹田へ施術してもよい。

全身が痛み、尋常な病ではない。不定穴の中を細かく調べる。筋があり骨があり、浅刺する。灸で焼くときは、そのときに量を決める」

不定穴とは、痛む部位。

＊疝気とは、陰嚢の腫れや下腹部の痛み。大敦は肝経で、陰器を通るから。伝屍労は伝屍癆の意味で、癆は肺結核。屍は死体の意味で、死体の広がる病。伝屍労は、伝尸とも呼んで、伝染性の結核。湧泉を出血させても治るとは思えない。丹田とは石門だが、一般には気海。

「労宮穴は手掌中を尋ね、手全体にデキモノができて、痛くてたまらないとき使う。心胸の病には大陵を瀉す。気が胸腹を攻めたときも同じく鍼をする。

喘息の症状は、最も難しい。夜間に眠れず、気がゼイゼイする。天突の妙穴を尋ねるとよい。膻中のモグサで、すぐ安泰。

鳩尾だけは、五種の癲癇を治す。この穴を仔細に観察し、もし灸ならば七壮がよい。多ければ人を傷付ける。鍼も難しい」

上手でなければ、軽々しく鍼してはならない。

＊前の注は、鳩尾のこと。鳩尾を上に向けて深刺すれば、心臓に当たる可能性がある。

「喘息でゼイゼイして眠れない。どうして日夜苦労する。もし璇璣へ刺鍼して、瀉で動かし、さらに気海を取れば自然に落ち着く」

気海は補法したあと瀉す。

「腎強疝気の発作が頻繁に起こり、気が上がって心を攻め、死人のように失神する。関元と大敦穴を刺す。この方法は、自分が伝えて始めて本当になる。

水腫の疾病は最も難儀する。腹満して虚脹し、消えようとしない。まず水分と水道へ施灸し、そのあと足三里および三陰交へ刺鍼する。

腎気衝心、いつ起きる？　金鍼使えば、疾病は自然に除かれる。もし関元と帯脈を得れば、全国で誰しも名医と仰ぐ。

赤白、婦人の帯下の難。ただ虚のために安らげぬ。中極に補法を多くして、瀉を少なくする。灸では注意して見る」

赤なら瀉、白は補。

＊腎強疝気は不明だが、解説書によると腎気が乱れて起こる下腹部痛で、臍が出る。その支えが心窩部を圧迫して、痛みで失神する。三里と陰交は、足三里と三陰交のこと。三陰交でなければ水腫の主治がない。腎気衝心は、黒龍江の解説書と林昭庚の解説書で違う。黒龍江は「真気が衰弱し、腎気が心に上がり、命門の真火が定位置を離れて戻らないもの」とある。林昭庚は「水気凌心」と言う。水気凌心は、腎陽虚のため尿が排出できず、胸に水が溢れて、浮腫、心悸、喘息症状の現れるものだが「衝心」とは掛け離れている。衝気というのがあり、それは腎陽虚により、衝脈の気が下腹から胸に上衝し、手足が冷たくなって、小便が出にくく、顔が熱くなる。だから林昭庚の説を誤りとし、黒龍江を正しいとして、これは衝気とする。関元は腎陽虚に施灸し、帯脈は下腹部の治療に使うので、使用穴でも林昭庚説は誤り。四海は、東西南北の海。西には大きな湖があった。つまり天下で誰もが名医と仰ぐの意味。赤白とは、血の混じった膣からの分泌物、白は膿の混じった膣からの分泌物。

「喘息で、咳と痰が多い。もし金鍼を使えば、疾病は自然と和らぐ。兪府と乳根を同じように刺せば、呼吸困難と痰は、徐々に消える。

傷寒が伝変して、まだ解けず。期門穴へ鍼をする。急に気喘が胸膈を攻める。足三里に瀉を多くして用心する」

期門は補法したあと瀉法する。

＊兪府や乳根は危険であり、あまり刺鍼する部位でないので、背部へ施灸したほうがよい。円皮針ならよい。気喘は呼吸困難。「胸膈を攻める」とは、胸郭がゼイゼイ上下すること。

「脾による下痢は、他にいらない。天枢二穴を刺せば治まる。これは五臓の脾虚の疾、灸を多くすれば、病気がひどくならない」

灸をたくさんすえて、補法がよい。

「口臭の病は最もにくい。気を使っても、苦労が多い。大陵穴へ刺して人中を瀉す。心は清涼、気は穏やか」

「取穴の深さは指の中。病気の治療で、瞬時に著効。君に勧める多種の病を治すとき、どうして最初に玉龍を覚えない」

＊最初に「扁鵲が私に授けた玉龍歌」とあるが、元代の王国瑞が作った『扁鵲神応鍼灸玉龍歌』のこと。

この中から抜粋したのが玉龍賦。

勝玉歌　楊氏

「勝玉歌は、嘘をつかない。これこそ楊家の真の秘伝。鍼でも灸でも法に基づいて語り、補瀉迎随も、手で捻る。頭痛、めまいは百会がよい。心痛や脾痛は、まず上脘。後谿、鳩尾、神門は、五種の癲癇を直ちに治す」

鳩尾穴は禁灸穴。鍼は三分刺入、家伝では灸七壮。

＊脾痛は胃痛。心痛も一般には胃痛。どちらも胃袋の痛み。五種の癲癇とは、癲癇発作時の悲鳴により五畜に分ける。馬とか牛とか、特に意味はない。

「髀痛には肩井穴へ鍼。突発性難聴には聴会、手遅れにする事なかれ」

鍼は一寸半刺入し、止めるのはよくない。書物には禁灸とあるが、家伝では灸七壮。

＊髀とは大腿のことだが、あるいは膊の誤字で、上腕のことを指しているのかも。玉龍歌では上肢の

痛みを主治した。聴会なら一寸ぐらいしか刺せないと思う。肩井にも一寸半直刺すれば、肺を傷付ける人もあるかも。止めるのはよくないとは、常に運鍼しろという意味。


「胃の冷えには下脘がよい。

眼痛には清冷淵を捜す。

霍乱して心窩部が疼き、痰涎を吐けば、巨闕へ施灸して安泰。

胃痛が背まで痛むときは、中渚を瀉す。

慢性頭痛や眼痛は、上星が専門」

＊霍乱はコレラに限らず、吐いて下す症状。心とは胃袋を指す。

「後頚部がこわばって引きつれば、承漿が保つ。歯やエラが痛んで食い縛れば、大迎が全て。

行間は、膝の腫れを治す。尺沢は、上肢の筋肉が引きつるものを治せる」

「もし歩くのが苦痛なら、中封と太衝の鍼で治る。

足背が痛めば商丘を刺す。

リンパ結核は、少海と天井あたり。

前腕の筋肉が痛む腱鞘炎、そして大便の詰まりには支溝穴。

顎の腫れやアデノイドには少商が先。

心窩部の痛みや引きつりは公孫を尋ねる。

委中は、脚風がまとわりつくものを駆逐する」

＊脚風は、風がジンマシンのようなものなので、腿遊風のこと。腎遊風とか腎気遊風とも呼び、下肢の皮膚が赤く腫れて痛むもの。

「人中と頬車を瀉して、脳卒中で口から沫を吐くものを治療する。

五種類のマラリアで寒気が多く、さらに熱感が多いものは、間使と大杼が本当の妙穴。

慢性化したり、過労で衰弱し、心窩部が支えれば、臍の傍ら章門が解決する。

喉が詰まった感じや、胃液が込み上げて、食べ物が胃に入らねば、膻中へ七壮すえて横隔膜の熱が除かれる。

眼頭が赤く痛み、苦痛で眉にシワが寄る。絲竹空と攢竹が医療に耐える。

もし痰涎と咳があれば、治療は肺兪へ灸をする。さらには天突と筋縮がある。小児の喘息も自然に通る。

両手が痛怠くて物が持てない。曲池と合谷、そして肩髃。

上腕が痛くて背も痛む。手三里に鍼をする。

慢性頭痛に風池の灸。

腸鳴して大便するとき下痢をする。臍の傍ら二寸の天枢へ灸。

さまざまな気の病は、どうやって治す？　気海に鍼する。灸でもよい。

小腸気痛は帰来が治す。

腰痛には中空穴で奇効がある」

中空穴は、腎兪穴の下三寸。さらに外方へ二寸。灸なら十四壮、鍼は外へ向けて一寸半、
これは膀胱経の中髎である。

＊小腸気は狐疝のこと。つまり陰嚢へ小腸が入り、膨れたり縮んだりする痛み。中空穴の原文は「従腎兪穴、量下三寸、各開三寸是穴」だが、中空穴は背骨から三寸半が定説。そこで「各開二寸」と改めた。それなら腎兪が背骨から一寸半なので、二寸を足して三寸半になる。中髎の部位ではなく、腰眼の部位に近い。

「股関節を回すと怠くて歩きにくい。妙穴を言えば、後の人が知る。環跳、風市、そして陰市。

金鍼で瀉せば、病は自然に除かれる」

陰市は禁灸というが、家伝では灸七壮という。

「毎年、脛内側に潰瘍ができる。血海を尋ねれば治療できる。

両膝が原因もなく一斗升のように腫れる。膝眼と足三里に施灸する。

両足のコムラガエリに承山を刺す。

脚気は復溜で疑いなし。

足跟骨の痛みは崑崙の灸、さらには絶骨と丘墟がある。

大敦の灸が終われば、疝気が消える。

三陰交へ刺鍼すれば、胎盤が出る。

遺精や尿の白濁は、心兪が治す。

心熱による口臭は、大陵が駆逐する。

腹脹は、水分が腕利き。

黄疸は、至陽で離れる。

肝血盛なら、肝兪を瀉す。

痔や腸風は、長強がしいたげる。

腎虚腰痛で、頻尿ならば、督脈両側の腎兪が除く。
六十六穴、施術すれば必ず効果がある。だから歌訣として鍼の効果を顕にする」
＊肝血盛とは、肝陽の熱気が盛んなこと。腸風は下血のこと。切れ痔を含む。
勝玉歌とは、玉龍歌より勝るという意味。

雑病穴法歌『医学入門』

「雑病は、症に合わせて種々の穴を選ぶ。やはり原穴と合穴を、鍼の八法と組み合わせ、経絡の原穴と八会穴を詳しく論じて分け、臓腑の兪募穴を慎重にし、根結と標本の原理に奥深い。四関三部を見分けられる」

＊雑病というのは、傷寒以外の種々の病気。根結と標本は、根と本が四肢、結と標が体幹。四関は、四肢の肘膝関節以下の穴位。三部は、天地人の三部の刺入深度。

「傷寒一日目は風府を刺す。陰陽の経に分けて、順を追って取る」

傷寒の初めは、足太陽膀胱経の風府を取る。進行して発熱したら足陽明胃経の榮穴を取る。さらに進行して発熱したり寒気がしたりすれば、少陽の輸穴を取る。さらに進行して下痢すれば、足太陰脾経の井穴を取る。さらに進行して横たわりたがれば、足少陰腎経の輸穴を取る。さらに進行して陰陽が尽きれば足厥陰肝経の経穴を取る。邪が表にあれば三陽経穴を刺し、裏にあれば三陰経穴を刺す。最後の厥陰経に伝変して汗をかかなければ、期門と足三里を刺すのが古法である。ただ陰症なら関元の灸が妙である。

「発汗、嘔吐、排便の法は、他にない。合谷、内関、三陰交に鍼」

発汗させたければ合谷へ二分刺入し、九×九の陽数で運鍼し、数十回捻る。男は左に回し、女は右に回す。汗が出たら瀉法し、汗が止まって体が温かくなれば抜鍼する。もし汗が止まらねば、陰市へ刺鍼して、合谷に補法する。

吐かせるには内関へ三分刺入し、先ず六の陰数で補法し、三回瀉法して、子午搗臼法を三回し、気を引き上げて上行させ、また鍼を押し込んで一回震わせ、患者に三回で吐いて一回吸う呼吸を何回かさせれば吐く。嘔吐が止まらねば、九の陽数で補法し、呼吸を均一に調えて、三十六度すれば嘔吐が止まるので、徐々に抜鍼し、急いで鍼孔を塞ぐ。嘔吐が止まらねば足三里へ補法する。

排便させるには三陰交へ三分刺入し、男は左、女は右に鍼柄を大きく旋回させる。右転では六の陰数で終わる。鼻からでなく口で呼吸し、空気を口から飲み込んで腹中を膨らませる。

そして瀉で鍼を押せば排便する。鼻から息を吸わせて、手で瀉法を三十六回したあと、やっと口鼻の息を吐けば、鍼で押して排便する。もし排便が止まらねば、合谷へ刺鍼して九の陽数にて気を昇らせる。

発汗、嘔吐、排便では、やはり陰陽に分けて補瀉するが、それが流注穴で一番の妙味。


「すべての風寒暑湿の邪で、頭痛発熱は外関で消す。

顔面の耳目口鼻の病は、曲池と合谷が主治する。

片頭痛と全頭痛は、左右に鍼する(左が痛ければ右へ鍼)。列缺、太淵は補法するな。

慢性頭痛、目まい、寝違いは、申脈、金門、手の三里。

結膜炎は、内迎香から出血させると奇効がある。頭臨泣、太衝、合谷を伴う(眼が腫れて血で爛れれば、足臨泣を瀉す)。

難聴は、臨泣(足に補法)、金門と合谷(いずれも瀉)。鍼のあと人の言葉が聞こえる。

鼻詰まりや鼻茸、そして蓄膿症は、合谷と太衝(ともに瀉)を即座に取る。

歯を食い締め、口眼歪斜となり、涎が流れるものは、地倉と頬車で挙げられる。

口舌のアフタ性口内炎は、舌下にツボがある。三稜鍼で刺血するが、乱暴にしない(舌下の両側にある紫色の血管)。

舌が裂けて出血すれば内関を尋ねる。太衝と三陰交は、上部へ走る。

舌上の味蕾が膨らんで痛ければ、合谷が当たる。

手三里は、舌が振るえるのを治す。

歯茎が腫れて痛んだり、顔の腫れには頬車に神効がある。合谷と足臨泣を瀉すが、瀉の数は数えない。

陰陵泉と陽陵泉、照海と申脈、三陰交と陽交、頭、後頚部、手足は互いに関係する。

肩井と天井、少商と商陽、二間と三間は、諸風に、手上のそれを使う。

手指から肩まで痛むとき、合谷と太衝が苦しみから救う。

手三里は、肩から臍までを治す。

背中で心臓後ろの痛みは、中渚で叶う。

咳して無色透明な痰が出れば、合谷に補法して三陰交へ瀉法するだけで即時に治まる。

霍乱では中脘へ深く入れ、足三里と内庭を幾らか瀉す。

心窩部が痛くて嘔吐すれば労宮を刺す(熱)。寒ならば少沢へ細かく指(補)。

心痛して、手が震えれば少海を求め、もし根絶したければ陰市を見る。

太淵と列缺を透刺すれば、気痛による両乳の刺すような痛みを取り除く。

脇痛は陽陵泉。腹痛は、公孫と内関。

瘧疾［寒熱往来］は『素問』で各経に分けている。危亦林は指と舌の赤紫脈を刺す」

＊危亦林は『世医得効方』の著者。

足太陽の瘧［マラリア］は、寒気がしたあと熱くなり、汗が止まらない。金門を刺す。

足少陽の瘧は、寒熱して心臓がドキドキし、汗が多い。侠谿を刺す。

足陽明の瘧は、寒気が永くて熱くなり、汗が出て火や光を欲しがる。衝陽を刺す。

足太陰の瘧は、寒熱して吐き気がし、吐くとすっきりする。公孫を刺す。

足少陰の瘧は、嘔吐して、ひどければ部屋に閉じこもりたがる。大鐘を刺す。

足厥陰の瘧は、下腹が膨れ、小便が出ない。太衝を刺す。

心瘧は神門、肝瘧は中封、脾瘧は商丘、肺瘧は列缺、腎瘧は太谿、胃瘧は厲兌を刺す。危亦林は、手の十指および舌下の紫に腫れた静脈から出血させる。


「細菌性下痢には合谷と足三里を瀉す。重症なら中膂内俞も取る（白痢は合谷、赤痢は小腸兪、赤白は足三里と中膂内兪)。

心胸のつかえには陰陵泉、鍼が承山へ入れば飲食がおいしくなる。

下痢や腹の疾患には、(足)三里と内庭の効果が天下無双。

水腫は水分と復溜」

すべて瀉法。水分は最初に小さな鍼を使い、次に大きな鍼を使う。そしてニワトリの羽をストローとして刺し、腹中の水が出たとき、濁っていれば死に、きれいなら生きる。すぐに緊皮丸を飲ませて腹皮を収斂させる。もし農村で薬がなければ、粗野で身体が丈夫ならば刺鍼する。人格者ならば禁鍼。

取血法は、先ず鍼を補法で地部に入れ、少し停止させて瀉法して人部に出し、少し停止させて再び補法で地部に入れ、しばらく停止させて瀉法したあと抜鍼すれば、その瘀血は自然に出る。虚ならば、ただ黄水が出るだけである。もし足が腫れており、水を出したければ、やはりこの方法を使って、復溜穴の上を取る。
＊白痢は膿便。赤痢は血便。赤白は血と膿の混じった便。
「腹の脹満ならば、中脘と足三里を押す」

『内経』の腹の鍼は、刺鍼して穴を開けたあと、腹に布を巻き付けた。鍼では、ほかにも盤法がある。それは、まず鍼を二寸五分刺入し、二寸引き出して五分残し、盤法を使う。もし上焦は心包絡の病を取るならば、鍼先を上に向けて二分刺入して補法し、得気で上を攻める。もし臍下に病があれば、鍼尖を下へ向け、二分引き出して瀉法する。これは特別に備えた古法だから、初心者は軽々しく使わないように。

＊盤法は、鍼柄をトンビが輪を描くようにグルグル旋回させる方法。

「腰痛には環跳と委中が神のよう。

腰痛から背まで痛ければ、崑崙が勇ましい。

腰から腿が痛むなら、腕骨の得気を昇らせ、足三里の鍼感が降りれば、それに従ってひざまずける（腕骨は補法、足三里は瀉法）。

腰から脚の痛みは、どうやって治す？　環跳（補法）、行間と風市（瀉法）。

脚膝の諸痛は、行間が欲しい。足三里、申脈、金門も贅沢。

脚のコムラガエリで、目がかすむ。然谷と承山が昔から。

両足が移動できねば、まず懸鐘、後で条口へ刺鍼し、歩けるようになる。

両足が怠くて痺れれば、太谿に補法、僕参と内庭は、足関節を回したときの痛み(足を回したときの痛みは内庭を瀉、足跟痛には僕参を瀉)」

「足から脇腋までが痛くて触れない。環跳と陽陵泉に鍼。冷風湿痺に、環跳、陽陵泉、足三里に灸頭鍼する(三〜五壮焼いて、痛くなったら終える)。七種の鼠径ヘルニアに、大敦と太衝。五種の尿液異常に、血海が男女ともに通じる。大便の脾気虚の便秘は、支溝に補法して、足三里を瀉せば、効果は計画通り。

＊熱秘は、熱で津液がなくなり、便が固まって出ないもの。気秘は、脾気虚で便を肛門へ押す力のないもの。

熱秘と気秘に、まず長強、大敦と陽陵泉で養生する」

「小便が出なければ陰陵泉、足三里を瀉せば、尿は注ぐが如く出る。内傷による食積は三里へ鍼(手足)、璇璣が応じて、塊も消える。脾病の気血は、まず合谷。後で三陰交へ灸頭鍼する」

＊内傷食積は、心配などで胃に食物が滞ったもの。脾病は、消化機能が衰えたもので、出血したり、元気がなくなったりする。

「すべての内傷に内関穴、痰火や積塊、煩悶や潮熱」
＊痰火は、熱が水液を煮詰めて作った痰。積塊はシコリや塊り。

「吐血は、尺沢の効果が無比。

鼻血には上星と禾髎。

喘息による呼吸切迫は、列缺と足三里。

嘔吐と噎膈は、三陰交が許さない。

労宮は五種の癲癇を治し、さらに湧泉を刺せば、疾病を突き殺すが如し。

神門は、心による痴呆を専門に治す。

人中と間使は、鬱状態の精神病妖怪を追い払う。

仮死には、百会の一穴がすばらしい。さらには隠白の鍼で効果が明らか(筆の竹で、耳の穴へ息を吹き込む)。

女性の月経を通じさせるには合谷を瀉す。

足三里と至陰は、妊娠させる(虚なら合谷に補法)。

死産児には三陰交を緩める事なかれ」

＊噎膈は、食道が閉塞して呑み込めないもの。原文は「陰交」だが、陰交の主治は「臍下の痛み、臍周囲の冷痛、疝気、過多月経、帯下、生理不順、陰部の痒み、産後の出血」で、上のような主治はない。これらは三陰交の主治。

「胎盤が降りなければ照海と内関を尋ねる(ともに瀉)。

小児のヒキツケには少商穴、人中と湧泉を瀉すが、深刺することなかれ。

瘰疽［腫れもの］の初期には、その穴を調べ、陽経だけに刺鍼して陰経は刺さない」

陽経とは、瘰が背中に出るもので、太陽経の至陰、通谷、束骨、崑崙、委中の五穴から選穴する。耳のモミアゲに出たら、少陽経の足竅陰、侠谿、足臨泣、陽輔、陽陵泉の五穴から選穴する。口ヒゲに出たものは、陽明経の厲兌、内庭、陥谷、衝陽、解谿の五穴から選穴する。胸に出たものは絶骨一穴で治療する。瘰疽が潰れてしまったら、尻神の一日と十五日でも刺鍼してよい。

＊癰疽の初期には、デキモノの上には刺鍼しないで、デキモノのある経絡を調べて遠隔取穴しろということ。

「傷寒流注は手足に分け、太衝と内関で浮沈する。この道具をよく知って、手は鋭敏に動かす。これを得て、初めて金鍼の標準になる。また一言、本当の秘訣がある。それは上半身で補法し、下半身に瀉法すれば千金の価値がある」

＊傷寒流注は、流注傷寒のこと。走散流注とか瓜藤と呼ばれ、全身にできる多発性のデキモノ。道具の原文は、魚を取ったりウサギを取るワナのこと。道具とは、おそらく歌賦を指す。

雑病十一歌『聚英』

「攅竹と絲竹空は頭痛を主治、片頭痛も全頭痛も、すべてそこに刺鍼する。さらには大都へ行き、瀉で動かして痛みを除く。風池の刺鍼は三分の深さ。曲池と合谷へ、まず鍼して瀉せば、持病は永く除かれて侵されることなし。この刺鍼では必ず反応する。きっとすぐに楽になる」

「慢性頭痛と頭痛、そして歯痛には、合谷と三間の両穴を尋ねる。さらに大都は麦粒腫、太淵穴内に運鍼する。

歯痛に三分、呂細の鍼。奥歯痛も前述した通り、上に明碓。さらには大都を推すが左なら右。交互に迎えて、仔細に究める」

＊原文では、最初の歯痛は牙痛。中国では門歯から犬歯までを牙、臼歯を歯と呼ぶ。呂細は太谿と解

説してある。内踝尖端にも呂細があって、上歯痛を主治する。恐らく、ここの歯痛は、腎陰虚により火が歯茎を焼いた痛みなので、太谿と思う。大都は上半身と下半身で、反対側を取れとの意味。

「聴会と聴宮に七分鍼し、耳中の難聴を瀉す。耳門も三分入れて瀉す。さらには聴宮へ灸七壮加える。大腸経内を鍼で瀉し、曲池と合谷へ七分刺入、医者は、この道理を明らかにし、刺鍼をすれば、速効性がある」

「肩背と肩腕の痛み、曲池と合谷へ七分の深さ、治らねば尺沢の一寸を加え、さらには三間と次第に進める。それぞれ七分を穴位に入れ、少府と風府で心経を刺す。穴内深度は基準通り、すぐに疾病を除去して、両方が軽くなる」

「咽喉下から臍までは、胃袋に百病があたって危ない。心気痛で、胸が詰まったようになる、傷寒の嘔吐や吐き気、ミゾオチが不快で液を吐く。列缺に鍼を三分ほど、三分の深さで風池を瀉す。二指の三間と足三里、中衝はさらに五分刺して頼る」

＊心気痛とは胃痛のこと。心痛は、真心痛を除いて胃袋の痛み。

「汗が出にくければ腕骨に到る。五分鍼して瀉法することを君は知らねばならない。魚際と経渠、そして通里、一分鍼して瀉せば、汗がダラダラ。二指の三間と手三里、親指をそれぞれ五分の刺入、汗が身体中に出て、人は、これが良医だと知る」

＊三里は、手三里にも足三里にも汗を出す主治がない。だが手陽明の合谷や曲池を風邪の発汗に使うことから、手三里と推測した。

「四肢が無力で、邪風にあたる。目がショボショボして開けず、百病が攻める。精神が疲労して喋らない。風池と合谷の鍼で通じる。両手の三間へ刺鍼して瀉す。足三里と太衝へ各五分刺入する。迎随の補瀉にて奇効がある」

＊四肢無力で邪風に中るのは、恐らく脳卒中。足三里や太衝は脳卒中に使う。迎随補瀉は、経脈方向と逆や順に刺鍼する方法を指す。

「風池、そして手足の指間、右半身麻痺が痪で、左半身麻痺が癱。それぞれ五分刺したあとで瀉す。さらに灸七壮で身体は安泰。足三里と三陰交で行気して瀉法し、一寸三分刺入して病気を量る。各穴へ灸を三七壮加えれば、自然と半身不随が、じきによくなる」

＊「手足指諸間」とは、恐らく合谷と太衝。行気とは、足三里と三陰交へ刺鍼して、鍼感を伝わらせること。三七壮とは、三壮ずつ七日すえること。

「肘の痛みに曲池へ刺鍼、経渠と合谷も一緒に刺す。この二穴には五分刺入、マラリアが身体についていても、すぐに離れる。まだ治らねば、三間を刺す。五分に深刺すれば疑いなし。また気痛もあって、マラリアの寒熱が嫌なとき、間使の運鍼が遅くなる事なかれ」

＊気痛とは、経脈が滞って、痛みが起きたり治まったりするもの。

「腿、股、腰が痛み、胃が支える。髖骨穴に七分刺入、さらには風市と足三里へ鍼、一寸三分刺入して補瀉は同じ。また三陰交へ一寸入れて瀉し、行間も五分刺す。硬軟進退は呼吸に合わせ、疾病を追い出すのは指を捻る効果」

＊痞は胃のシコリ。髖骨穴を林昭庚は「環跳」としているが、環跳へ七分刺入したところで効果はない。髖骨は梁丘穴の外側一寸。

「肘や膝が疼くとき曲池を刺す。一寸刺入するのがよい。左半身に病があれば右へ刺鍼し、右身に病があれば左へ刺鍼する。これを三分刺入して瀉せば奇効がある。膝痛には犢鼻へ二寸の鍼、足三里と三陰交も七度刺す。但し仔細に道理を尋ね、病気を追い出す効果は、すぐ現れる」

＊肘は曲池、膝には犢鼻を使う。曲池は一寸刺入して三分へ引き上げ、そこで瀉法する。膝痛は犢鼻だけではダメで、足三里とか三陰交も必要である。

長桑君天星秘訣歌　『乾坤生意』

天星の秘訣は、限られた人が知る。この方法は、前後に分けて施す。
もし胃の中に、食べたものが停滞したら、後で足三里を尋ねて、璇璣を起こす。
脾病で気血が不足すれば、先ず合谷、後で三陰交を刺す。遅くなることなかれ。
もし鬼邪にあたったら、まず間使。

＊「鬼邪にあたる」の原文、「中鬼邪」とは精神状態がおかしくなること。ヒステリーや分裂病など。また鬼邪は足三里の別名でもある。精神疾患だから心に関係する間使を取る。鬼は幽霊のこと。邪は悪い。悪い霊が乗り移って、精神状態がおかしくなったもの。詳しくは『簡明中医古病名辞典』(河南科学技術出版社)百四十一頁を参照。

上肢が痙攣して痛むなら肩髃を取る。
足がコムラガエリして、眼がかすむ。まず承山へ鍼、次に太谿。

脚気で痛怠ければ肩井が先、次に足三里と陽陵泉を尋ねる。
＊脚気は、足が痺れて痛み、軟弱になって引きつったり、腫れたり、肉が落ちたりし、徐々に胸へ症状が上がってゆく。

小腸から臍が痛めば、先ず陰陵泉を刺し、あと湧泉。
耳鳴腰痛には、まず地五会、次に耳門と足三里内へ鍼。
＊三里は、手足の三里とも、こうした主治はなし。腰痛だから足三里にした。

小腸気痛は、まず長強、あとで大敦を刺す。急がない。
＊小腸気痛は、疝痛のこと。鼠径ヘルニアで、狐疝。

足が緩んで歩けなければ、まず絶骨、次に条口と衝陽を尋ねる。
歯痛と頭痛、それに喉の痛み、まず二間へ刺し、あと手三里。
胸膈痞満は、まず三陰交、鍼が承山に到れば飲食を好む。
＊胸膈痞満は、胃のもたれ。胸は心窩部で、膈は横隔膜のこと。つまり食べ物が横隔膜で支えて、滞

って脹ったもの。

腹の浮腫でパンパンに膨れる。まず鍼を水分、建里に瀉法。

＊昔は、水分へ刺鍼して、そこから腹水を出していたようだ。

傷寒が伝変して汗が出ない。期門と通里を相次いで見る。

寒瘧で顔が腫れ、腸鳴する。まず合谷を取り、あとで内庭。

＊寒瘧は、マラリア症状で、寒気の強いもの。

坐骨神経痛の鍼はどこ？　まず環跳を取り、次に陽陵泉。

指が痛くて引きつれば、少商がよい。法に従って施術すれば、必ず霊験あらたか。

これは桑君の真の口伝、繁盛する医者は、軽んじることなかれ。

＊長桑君は、秦越人である扁鵲の医学師匠。

馬丹陽天星十二穴治雑病歌

足三里、内庭穴、曲池、合谷と繋ぎ、委中と承山を組み合わせ、太衝と崑崙穴、環跳と陽陵泉、通里と列缺。

担に合えば担法を使い、截に合えば截法を使う。三百六十穴は、十二訣に納まる。治病の効果は神霊の如し。すべてが雪に湯をかけるかの如し。北斗七星の真のメカニズムが降りる。金鎖の教えが開かれわたる。至徳の人には教えてよいが、悪人には喋るなかれ。

＊金鎖は、金鎖片というのがあり、長命鎖とも呼ばれる首飾りと思われる。子供の首にかけて邪を防ぐと信じられている。この部分は誇張だけで、特に意味はない。

その一：足三里は膝眼の下、三寸で両筋の間。心腹脹を通じさせ、胃中の冷えをよく治し、腸鳴と下痢、足の腫れ、膝や脛が痛怠い、傷寒で痩せ細る虚損、気蠱および各種疾患を治す。

年齢も三十を過ぎたら、足三里に鍼灸すれば視野が広がる。取穴では良く調べる。鍼は八分、灸は三壮で安らぐ。

*気蠱とは、腹が膨らんで、叩くと太鼓のような音がする。三旬の旬は十のこと。一般には十日だが、ここでは十年。

その二：内庭は、第二趾の外側。本経は足陽明に属し、手足の冷えを治す。静かを好んで音を嫌う、ジンマシン、咽喉の痛み、何度もアクビする、そして歯痛、マラリアで食べられない症状は、内庭の鍼でスッキリする(鍼三分、灸三壮)。

*マラリアで食べられない「瘧疾不能食」の原文は「虚疾不能食」、『千金方』に基づいて改変。

その三：曲池は、腕組みして取る。人差指を曲げて、骨の辺りに求める。肘の痛みを良く治し、半身不随、手が動かない、弓を引けない、筋肉が緩んで髪をとかせない、アデノイドで喉が閉じて死にそう、発熱が治まらない、全身の風癬や癩に、鍼をすれば即刻癒える(鍼五分、灸三壮)。

*風癬は皮膚が痒くなり、皮膚が厚くなって、表面が白くフケになる。乾癬と思う。癩はハンセン氏病。

その四：合谷は虎口で、分かれた骨の間にある。頭痛と顔の腫れ、マラリアで熱く、さらに寒気が来る、虫歯、鼻血、歯を食い締めて開けないとき、鍼を五分の深さに入れ、人はすぐに安らぐ(灸三壮)。

その五：委中は、膝の裏、横紋脈の中央。腰痛で尻が上がらない、ズッシリと背骨を引く、怠痛くて筋肉が伸ばせない、風痺が時々再発する、膝頭が屈伸できないとき、鍼を入れれば、すぐに安泰(鍼五分、禁灸)。

＊風痺とは行痺のことで、痛む部位が移動するもの。

その六：承山の名は魚腹、腓腹筋の分かれ目にある。よく腰痛を治し、痔疾患で排便できない、脚気と膝の腫れ、寝返りを打つと震えて痛怠い、霍乱とコムラガエリ、穴中を刺せば、すぐ安らぐ(鍼七分、灸五壮)。

＊霍乱はコレラなど吐いて下痢する病気。

その七：太衝は足第一趾、中足指節関節の後ろ二寸。動脈で生死が分かる。ヒキツケや癲癎、咽喉、心脹、両足で歩けない、七種の疝気と偏墜腫、目にかすみがかかったようなものを治し、また腰痛も治療して、鍼すれば神のような効果がある(鍼三分、灸三壮)。

＊疝気は鼠径ヘルニアや下腹部の激痛、偏墜腫は片側だけの睾丸に小腸が入ったなどで腫れるもの。

その八：崑崙は足外踝、踵骨の上辺を尋ねる。コムラガエリや坐骨神経痛、暴喘で胸が満ちて、胸に気が込み上げる。足を上げて歩行できない、動くごとに呻吟する。もし安楽が欲しいなら、この穴位に鍼をする(鍼五分、灸三壮)。

＊暴喘は馬脾風とも呼び、気管支喘息などのこと。

その九：環跳は、大転子にあり、側臥位にて足を屈して取る。ギックリ痛でひねれない、冷風と湿痺、大腿からフクラハギまでの痛み［坐骨神経痛］、腰をひねると息ができない。もし鍼灸をすれば、しばらくして病が消える(鍼二寸、灸五壮)。

＊折腰は、腰が折れ曲がったようになる大腰筋痙攣。冷風と湿痺は、湿痺については着痺で、治りにくい痛みのこと。冷風は調べてもないが、足が冷えるものと思う。

その十：陽陵泉は膝の下、外縁一寸の中。膝の腫れと麻木、冷痺と偏風、足を上げられない、座ったり寝て衰弱した老人のようである。鍼を六分入れて止めれば、神効があって妙味が違う(灸三壮)。

＊麻木は感覚が鈍くなるもの。冷痺とは寒痺、つまり痛痺や骨痺のこと。冷と寒は同じ意味。偏風は半身不随だが、ここでは恐らく片足が動きにくいこと。

その十一：通里は、手首の横後ろ、手首を去ること一寸の中。喋りたいようだが声が出ない、悩み、そして心悸。実ならば手足が重く、頭やエラ、顔や頬が赤い。虚では食べられず、急に声が出なくなり、表情が冴えない。毫鍼を少し刺し、神功があると信ずる(鍼三分、灸三壮)。

その十二：列缺は、手首の横上、人差指を交叉させたところ。片頭痛、全身のリウマチ、痰涎が頻繁に喉を塞ぐ、歯を食い締めて開かない、もし補瀉をはっきりさせれば、手に応えて、すぐ取れる(鍼三分、灸五壮)。

四総穴歌

肚腹は足三里に留め、
腰背は委中を求める。
頭や後頚部は列缺を尋ね、
顔と口は合谷に収める。

肘後歌

頭顔の疾患は至陰へ鍼、足の疾患は風府を尋ねる。
心胸の病気は少府を瀉し、臍腹の病気は曲泉に鍼。
肩背の諸疾患に中渚へ鍼、腰膝のこわばった痛みは交信に頼る。
脇肋腿の痛みは後谿が妙、股膝が腫れたら太衝を瀉す。

＊脇肋腿の痛み「脇肋腿痛、後谿妙」の原文は「脇肋腿叉、後谿妙」、『鍼灸聚英』に基づいて変更。

陰核ができて升のように膨れたら百会が妙穴、びっくりする。
頭頂痛で、目が開けられなければ、湧泉の鍼で安泰。

＊陰核とは頚の甲状腺腫。

鶴膝風で歩きにくければ、尺沢が筋骨の痛みを緩める。さらには一穴、曲池が妙、病の源流の根を尋ねれば調停できる。その病を、もし安らかに癒したければ、風府を加えて鍼をする。

＊鶴膝風とは大腿の筋肉が細り、膝関節だけが目立つ足。鶴やフラミンゴのような足。

さらに前腕が引きつりれば、尺沢へ深刺して痺れを取る。

外感風寒により、腰背が引きつって痛めば、曲池を一寸五分攻める。

五種の痔の原因は、熱で出血する。承山に刺せば、病の影が消える。

喘息発作で寝てられない。豊隆へ三寸の深さに刺す。

幽霊が見えているかのように狂言を喋って寝汗をかけば、キッパリと間使へ鍼。

＊狂言はウワゴトのこと。高熱で、うなされた状態。

深部の冷えには、火にて焼く。霊道の妙穴、はっきり覚える。

瘧疾による寒熱は恐ろしい。虚実を調べて注意する。間使から支溝へ透刺して、大椎に七壮が聖人の治療。

［瘧疾発作が］連日起こって休みなくば、金門へ七分の深さに刺す。

瘧疾発作が三日に一度あり、寒気がしてから熱くなれば他になし。寒気が多くて熱が少なければ復溜を使い、熱が多くて寒気が少なければ間使を取る。

＊瘧疾はマラリア症状。

傷寒になって熱が退かず、歯を食い締めて薬を飲ませられない。後頚部がこわばって、背骨を突っ張らせ、目は直視する。金鍼を使って列缺を求める。

傷寒で手足が冷たくなり、脈のないとき仔細に尋ねる。不思議な妙穴が二つある。復溜へ半寸入れ、骨に沿わせて運鍼する。四肢に脈気が戻って浮となり、陰証が陽証へと変化したと分かる。寒なら絶骨へ補法し、熱なら絶骨を瀉して憂いなし。脈が浮洪なら瀉して解表し、沈細では補法で癒える。

＊手足が冷たくなり「四肢厥逆冷」は少陰病。脈のないとき［脈気無時］とは、脈が沈伏微細などの陰証。それに復溜へ刺鍼することによって、はっきり脈が拍動し始めて、陽証の浮脈になる。浮洪脈は陽証なので、表にある邪を発汗により、汗とともに追い出して解表する。

百合傷寒は治しにくい。妙法の神鍼は注意して入れる。口を閉じて、目も閉じ、薬を飲まない。合谷の一鍼、効果ばつぐん。

*百合は一般にヒステリーと訳されているが、百合傷寒とは、心肺陰虚で内熱が生じたもの。落ち着かず、喋らず、眠れず、行動できず、食べられずといった症状。

狐惑傷寒により口内炎だらけ、黄連犀角湯を飲む。虫が臓腑にいて肌肉を食う。それには地倉へ神鍼を刺す。

*狐惑傷寒は『金匱要略・百合狐惑陰陽毒病脈証治』に記載され、傷寒のようで、眠りたがり、目が閉じない。惑は喉が白くなる、狐は生殖器の下疳。つまり風邪のような症状で、喉が痛くて口内炎のできるもの。虫が臓腑にいて肌肉を食う「虫在臓腑、食肌肉」は、回虫のため太れないこと。

傷寒腹痛により、回虫が這い回る。生きた回虫を吐き出して、烏梅丸では攻めにくい。十日か九日で必ず死ぬ。中脘にて胃気を帰らせて通じさせる。

*傷寒腹痛とは、寒邪の直中により三陰症状が現れ、腹部の冷え、下痢、寝る、手足が冷たい、陰嚢が縮む、回虫を吐くなど危険な症状が現れたもの。烏梅丸は、華佗が胆道に寄生虫が入ったショック症状に使った薬。回虫を収縮させる作用がある。「寒邪の直中」とは、一般に傷寒は、太陽から入ったのち陽証

を経過して陰証へと進むが、不潔なものを食べたりなどで、下痢とか、いきなり太陰脾経の症状が現れるもの。経を跳び越えて伝変したもの。

傷寒の痞気が胸中に結び、両目の視野が薄暗くて、汗が出ない。湧泉が妙穴、三分ほど、すぐに全身に汗をかく。

＊「傷寒の痞気」は、傷寒の太陽病に下法［下剤を使うこと］したため、邪熱が気分に残り、心窩部が支えたもの。

傷寒によって、脇に痞気が結んで積となり痛む。期門を使うと効果が深い。汗をかくべきなのに汗が出なければ合谷を瀉し、自汗が出て黄疸になれば復溜に頼る。支溝一穴で、痞気が通じ、風邪を追い出し、気を引いて安寧にする。

剛痙と柔痙は、ひねくれている。口と目を閉じ、頬紅を塗ったように顔が赤い。熱血が心肺の腑に流入している。金鍼で少商を刺さねばならぬ。

＊剛痙は、発熱悪寒して汗が出ず、口噤して角弓反張するもの。汗が出て口噤し、角弓反張すれば柔痙。

中満は、どうやって根を除く？　陰包を刺せば、効果は神の如し。老人も子供も、これを使う。患者に教えれば、身体が起こせる。

＊中満は、中焦胃袋の腫れぼったい感じ。

打撲損傷の破傷風、まず痛む部分を鍼で攻め、そのあと承山で即効あり。甄権が残した意義尽きぬ。

坐骨神経十年目、鍼が終わらぬうちに応えて、すぐスッキリ。大都で気を引き、根本を探る。飲み薬を捜しても無駄に金を使うだけ。

足や膝の痛みが長年止まらず。内外の踝を注意して求める。穴の名前は崑崙と太谿、すぐに痛みが消散して癒える。

風痺や痿厥は、どう治療する。大杼と曲泉が本当に妙。

両足と両脇が脹って伸ばしにくい。支溝へ神鍼を七分入れる。

腰に力が入らねば、どうやって根治さす？　優れた委中に著効あり。

＊甄権は唐代の名医。風痺は、行痺とも呼び、痛みが動き回るもの。痿厥は、手足が冷たくなり、力がなくなって萎えるもの。主に足。

回陽九鍼歌

瘂門、労宮、三陰交、
湧泉、太谿、中脘、
環跳、足三里、合谷、
これこそ回陽九鍼穴。

＊回陽とは、脳卒中など、危篤状態で意識不明なときの救急穴。

鍼内障秘歌

内障の原因は十八種。
医に精通して理に明るく、注意して見る。
一つ一つをはっきり分け、形状を知ってから手を下し、
刺鍼操作すれば、自然に奥深くなる。

＊内障とは水晶体の混濁。一般には白内障の治療で、虫取り網やコーンアイスクリームを入れるスプーンのような形状の鍼を使って、水晶体にある白濁した蛋白質を取り出す。それを撥針療法と呼ぶ。

彼の寒熱と虚実を観察し、恐がっていれば先に鎮心丸を呑ませ、
軽い白内障なら細い針で白い固まりを取り除く。針の形は一般ではない。
慢性で虚した病気や、急病が治ったばかり、

妊娠している患者では、針の後で休まなければ難儀になる。
雨も降らず、風も吹かない吉日に施術し、針する三日前から肉類を断つ。
心が安らいで、意識が定まり、真気が充実している。
念仏を唱えて、夫婦で親しくし、騒がしくしてはならない。
患者は明かりに向かってアグラをかき、治療家は精神を集中する。

＊これは虹彩を切り、瞳孔に針を入れて白濁物を抜く方法なので、雨天や曇っていると薄暗く、細かい部分が見えないため失敗するかもしれない。また患者が動くと、やはり細かい作業なので失敗するかもしれない。だから患者を落ち着かせ、術者は意識を集中し、明るくて、よく見えるところで施術する。

血が出ても、びっくりして手を停めるなかれ。
白濁物を取り出したら目を包帯で被い、以前のように頻繁に見る事なかれ。
もし頭痛がして耐えられなければ、熱い茶と、草烏の薫製を呑む。
術後七日で包帯を外し、やっと見えるようになる。
花は生き生きとし、水は動き、口には表せない。
還睛圓散を呑み続ける。

百日後には視力が戻り、月が見えて、淵の底まで見通せる。

＊この白内障治療は、水晶体から白濁したゼリー状の物質を取り出して、視力を回復させるが、細かい作業なので、最初は山羊の目玉を使って練習するらしい。昔は消毒の観念がなかったので、手術したあと感染し、治癒率は二分の一だったと言われる。李白なども白内障で撥針治療を受け、彼は成功して、目がはっきり見えるようになったと喜んだ。日本の鍼灸では禁止されている。

鍼内障要歌

白内障の金鍼治療が終わったら、医師は細かく治療法する。
綿で黒豆を包んで、お手玉のようにし、目に載せて、ゆっくりと暖める。
頭の枕は平穏で、仰向けに寝て三日、遅いと嫌うなかれ。
包帯したあと、少し痛むかもしれぬ。
脳風に影響されても疑う事なかれ、鍼したり、温湿布したり、前述したようにする。
ひどく痛ければ、火で暖めるとよい。塩白梅を口に含めば嘔吐が止まる。
大小便には介護される。大声で欲求を叫んで、振動させると、
視力が回復したときに、目に雪が舞っているような白い斑点ができる。
三×七＝二十一日は顔を洗うな。鍼痕が湿って少し痛む。
一年間は五辛と酒麹を慎む。玄関を出て登庁するときは、ゆっくり歩く。

両目がはっきり、安楽日。勝手気ままに怒り、聖人のメカニズムを排出する。

＊白内障手術したあとの養生が書かれている。脳風とは風邪が入り、脳戸が冷えて痛むもの。塩白梅とは、青梅を塩漬けしたもの。梅干しのこと。「睛輪見雪飛」とは、角膜に白い潰瘍が多く現れること。五辛とは、ネギやニラ、ニンニクなど臭みのある野菜。酒は酒。麹は、原文では「麺」だが、小麦は主食であり、文意と合わない。「五辛酒麺」の麺以外は、熱が溜って潰瘍を作る食べ物だから、やはり熱の溜る麹がふさわしい。麹の誤字。そうしたものを食べると、傷口が化膿するから食べるなとのこと。そうして一年ほど辛抱したら、自由に行動してうっぷんを晴らす。

補瀉雪心歌『聚英』

補瀉の運鍼では寒熱に分ける。瀉して冷やすことと、補法で暖めることは別物である。外に向けて捻鍼すれば瀉法、内に向けて捻鍼すれば補法である。左半身の瀉法は、親指を前に推す。右半身の瀉法は、親指を手前に引く。左半身の補法は、人差指を前に捻る。右半身の補法は、人差指を手前に引く。

＊「補右次指往上」の原文は「補右大指往上」だが、前が大指なら、次は次指で統一されてないとおかしいので改めた。

補瀉の方法に二つある。経脈は身体の左右にあり、補瀉では迎随を知らねばならぬ。随が補なら、迎は瀉。古人は補瀉を左右に分けた。今は男女にも分ける。男女の経脈は同じように生じ、昼夜に循環して休むことなし。

両手の陽経は頭へ走り、陰経は胸から手指で止まる。
両足の陽経は頭から足、陰経は足から上がって腹中へ結ぶ。
＊原文は「両手陽経、従上頭」だが、『鍼灸聚英』に基づいて改めた。

随では、鍼尖が経脈走行と同じ向き。迎では、鍼尖を経脈に向かわせて奪う。
さらには呼吸の補瀉もある。吸えば瀉、吐けば補は、本当にすばらしい。
補法は呼気で鍼を入れ、鍼を使った三飛法を知らねばならぬ。
気が至れば、吸気で抜鍼し、早く一気に抜いて鍼孔を押さえる。
瀉法は吸気で鍼を入れ、滞っていた気が、身体中に流れ始めたのを知らねばならない。
気が至れば、呼気で抜鍼し、ゆっくり三回で後退させて鍼孔は開いたままにする。
＊「要知、鍼用三飛法」の原文は「囫声、鍼用三飛法」。「要知、阻気、通身達」の原文は「囫声、祖気、通身達」。囫は「トゥ」と読み、力を入れるときの掛け声。だから元の文は「トゥ！と三飛の法を使い」と「トゥ！と滞った気を全身に通じさせ」という文。『鍼灸聚英』に基づいて改めた。飛法は、捻鍼したあと手を放す運鍼操作で、補は一退三進。

この歌訣は、梓桑君が作ったもの。

私が今授ける君の心は、すでに雪。この補瀉は秘中の秘、人に安易に漏らすなかれ。

＊梓桑君は、席宏達のこと。

行鍼総要歌

黄帝の金鍼法は一番すばらしい。身長や太り具合に際して、患者の手の横紋を使って穴位の寸法を求める。

身体の胸郭が短かったり、身体の胸郭が長くても、取穴のとき、手の横紋で測るのは、やはり理があり、この理を術者は究明せねばならぬ。

＊ノッポとチビでは位置がずれる。等間隔に印を付けたゴム紐を使えば、同じ割合で伸び縮みするので取穴に便利。

取穴と運鍼を詳しく知る。痩せとデブ、ノッポとチビ、一律な筈がない。デブで鍼が三分半なら、痩せでは二分にせにゃならん。中肉中背、また違う。そんな人なら中を取り、ただ二～三分の内を取る。そのようにすれば失敗がなく、成功だけが待っている。

＊これは一例を挙げただけで、筋肉の厚い腰や尻では、三寸半が二寸になる。

空腹や満腹の患者に治療するな。大風や大雨も避けたほうがよい。空腹は栄気を傷め、満腹は胃腑を傷める。人神も避けねばならぬ。

＊空腹の患者に刺鍼すると失神する。満腹の患者に刺鍼すると嘔吐する。大風や大雨だと気温が低いので、刺鍼しても思うほど血行が回復せず、効果が劣る。人神は、尻神と人神が体内を移動するので、その部分へ刺鍼してはならないとするもの。恐らく深さを誤って事故が起きたものを人神や尻神のせいにしたもので、これには根拠がない。

上手な鍼は世間でも稀れ、多くの鍼灸師は知る由もない。一寸一寸、人体みな穴。ただ筋骨を開けば、疑う事なかれ。筋があり、骨があれば、傍らの鍼を抜き去る。骨もなく筋もなければ刺入する。

＊原文の「妙鍼之法」とは上手な鍼のこと。昔から鍼灸師は、勉強する人が少なかったことを意味している。筋骨の隙間が穴位であることは間違いないという意味。だが筋肉上の穴位も多くあるので、必ずしも正しくない。骨に当たれば鍼を抜き去る意味だが、背中では背骨に当てないと、勝手に深く入って肺に刺さることもあるので、やはり必ずしも正しくない。「骨もなく筋もない」だが、昔は筋肉のことが筋だった。また血管のことも筋と呼んだ。現在は腱を筋と呼ぶ。昔の鍼が太かったことを考

えると、勢いをつけて刺さねばならず、骨に当たれば鍼が欠けるし、血管に当たれば内出血するので、「骨もなく筋もなければ刺入する」は「骨や動脈がなければ刺鍼する」と解釈するほうがよい。

刺鍼では病人を細かく見る。必ず経脈の昇降および穴位の開闔をはっきりさせ、邪が臓へ入らないよう早目に阻止する。邪が六脈へ侵入すれば、脈が波立って翻り、飛ぶ。

＊原文の「昇降、闔開時」は、昇降を鍼の上下、闔開を鍼孔の圧迫と放置のように解釈している書もある。また昇降を気の昇降、闔開を六経の伝変と解釈したものもある。ただ闔開時とあるので、これは穴位に気血が流れてくる時を指している。すると昇降も身体に関係していることだから、気血の昇降と考えるのが妥当。六脈は、恐らく六部定位の脈。邪が血に入ったので、気血と邪が争って、平穏だった脈に波乱が起きたもの。

烏烏稷稷、空中に降りる。精神をじっくり落ち着けて、鍼を放つ。

＊この部分は『素問・宝命全形論』の「静意視義、観適之変、是謂冥冥、莫知其形、見其烏烏、見其稷稷、従見其飛、不知其誰、伏如横弩、起如発機」という文の一節。烏は闇夜のカラス、稷はキビ。「伏如横弩、起如発機」が「起発機」と省略されているが、これは読者が『素問』を読んでいると前提しての話。読んでなければ「烏烏稷稷、空中堕、静意冥冥、起発機」の意味は分からない。この文は、刺鍼して気を得るのは、闇夜のカラス、あるいは水田を歩く合ガモのようなもので、見ることができないが、

カラスが木に降り立ったざわめきだとか、穂の揺れ動くようすで知ることができる。だから意識を集中して、気が至ったことを感じ取り、鍼を動かすという意味。機というのは『素問』にあるとおり大型弓の引き金のこと。敵が来た瞬間に射るが、タイミングを外すと当たらない。つまり刺鍼したら患者に注意を払い、気を得たと思ったら運鍼操作すること。

まず真陽を補って元気を充足させ、次に残った邪を九度で瀉す。

＊九は陽数。

徐氏子午流注逐日按時定穴歌から同身寸で取穴し、捷法は明らかで、道に迷いがない。

＊捷法は速効性のある方法で、一般に鍼を意味する。

百会、三陽は頭頂の中、五会と天満も名前は同じ。前頂の上一寸五分を取れば、百病を追い出し、脳卒中を正す。施灸したあと火で乾燥すれば両目を衝く。四神総を刺せば血を循環させる。さらに井穴へ刺鍼して、百会の鍼穴を洗い流す。刺鍼には灸ほどの効果がない。

＊三陽や五会、天満は、百会の別名。「灸後火燥、衝双目」の「衝目」は一般に視力が悪くなることだが、これは百会の灸が熱すぎて陰が乾燥し、不眠症になることと解釈できる。百会に直接灸して不眠症に

なることがよくある。『鍼灸大成校釈』によると「脳卒中で百会に施灸したあと、乾燥が目を衝くようならば、百会の四辺を瀉血し、井泉から水を汲んで火を洗い流す」とある。文字通りに、池から水を汲んで刺鍼部位を洗い流すのは変なので、井泉を井穴と解釈した。脳卒中では井穴を使う。

前頂は百会の前一寸五分、むかし甄権は一寸と言った。三稜鍼で出血させれば慢性頭痛が癒え、塩と油を塗っておけば根治する。

顖会は前頂の前一寸五分、八歳以下の児童は鍼できない。大泉門が閉じなくて、どうして灸にも耐えられよう。この二つは固く心に刻む。

上星は［顖会の］前一寸と見積り、神庭は上星の前で髪際に尋ねる。風の症状は神庭が効く。神庭と上星は灸がよく、鍼はしない。

印堂穴は両眉の攅竹と並ぶ。素髎は顔面正中、鼻柱の端、動脈の中なので絶対禁灸、もし素髎を燃やせばイビキをかいて怠くなる。

水溝は鼻の下で、名を人中。兌端は口を開けて、上唇の上端。齦交は、左右の歯槽の中間を取る。承漿は下唇で凹みの内痕。艾炷は一分半の懸漿灸、大きすぎると陽明脈を傷付ける。

＊温灸のなかった昔は、顔にも灸をしたようだ。懸漿灸は不明だが、承漿にモグサをぶら下げて施灸しろという意味ではなかろうか？　承漿など口周りは陽明経が通っているので、傷付けるとヒゲが生

えないという。

廉泉は喉仏上の凹み、別名が舌本で、隆起した上。同身寸の鍼法を暗記すれば、他日に名声が全国に広まる。

＊原文「立重楼」の意味が不明だが、立は作る意味、重は二重、楼は二階以上の建物。だから文字通りに訳せば「ビルが建つ」だが、そぐわない。廉泉は喉仏の上なので、ビルを骨の隆起と解釈した。

行鍼指要歌

風邪の鍼、まず風府と百会。
水腫の鍼、水分、臍を挟む上辺を取る。
便秘の鍼、大腸兪と大腸経の水穴の二間。
慢性結核の鍼、膏肓と百労。
虚証の鍼、気海、丹田、委中が奇効。
気の鍼は、膻中一穴をはっきり覚える。
咳の鍼は、肺兪、風門に灸。
痰の鍼は、まず中脘と足三里。
嘔吐の鍼、中脘、気海、膻中へ補法。
嘔吐して吐き出すのも同じ治療、

鍼の妙法は、限られた人だけ知る。

＊膏盲は刺鍼すると気胸を起こす。灸でなければならない。百労は大椎の別名。丹田は石門。

刺法啓玄歌（六言）

十二陰陽経の気血が滞ったら、すべては鍼灸に頼る。
十干と五行を細かく推測し、四季と節句に基づいて、
刺鍼と抜鍼では前後を知り、開闔は慎重にして、いい加減にするな。
左手は明確に取穴し、右手でしっかり鍼を持つ。
栄血に刺すときは衛気を傷めず、衛気に刺すときは栄血を傷めない。
刺鍼したら循法や捫法にて、鍼感を伝導させ、
呼吸補瀉を使って、寒熱を調和する。
補法は、ゆっくり抜鍼する。瀉法は、鍼孔を閉じない。
『難経』や『素問』の深淵なメカニズムを明らかにし、岐伯や黄帝の秘訣を研究する。
志があって労力を惜しまねば、必ず徐々に鍼灸が理解できてくる。

喩えれば門を閉めて車を造るが如し、正しく門を出たとき轍と一致する。
もし志を抱く人に会えば細かく調べ、精通したものにでなければ喋るなかれ。
こうした道理が分かるようになれば、医療に傑出した人である。

*これは鍼の精神が述べられており、あまり実用的ではない。八節は、春分とか秋分とか一年を八つに区切ったもの。「出入要知先後、開闔」を「刺鍼する穴位の順序」そして「鍼孔の開闔」と解釈したが、あるいは穴位に気血が流入したり流出する時刻、穴の開闔を知ることとも解釈できる。あとは『素問』の言葉、循法と捫法は、刺鍼したあと撫でたり押したりして鍼感を伝わらせる技術。あとの精神論の部分は、勉強していれば徐々に分かってきて、人前に出て治療するときは、自然と正しい治療法をやっているという意味。轍は、昔の道路は土の上に、線路のような凹があり、それと車輪幅が一致しなければ、片輪だけ填り込んで動けなかった。そして鍼術を教えるときは、それなりの人を選んで教えろと言っている。

鍼法歌

まず一般的な刺鍼方法。鍼を口に含んで温め、穴位を揉捏して衛気を散らし、指先で押さえれば深いと分かる。

鍼を持って穴に当て、患者に「ゴホン」と咳させる。咳した瞬間に天部へ入れ、そこで鍼を停めたあと人部へ刺入する。さらに停めたあと地部へ刺入し、気をうかがって鍼が重く沈むのを待つ。

もし気が至らず、鍼がスカスカならば、経脈に沿って爪でなぞる。

気が至って鍼が渋ったら、鍼を天部へ引き上げて病巣へ鍼尖を向け、鍼を天人地と退かす。

補法では経脈走行に刺入して、患者に頻繁に呼気させる。呼気と同時に左転させ、徐々に天人地へ帰す。気が至るまで久しく置鍼し、天地人の三部で鍼柄を指で弾けば、さらに熱で温まる。口で吸気させながら抜鍼し、いそいで鍼孔を押さえる。

瀉法では経脈と衝突させて刺入し、患者の吸気で鍼を入れる。吸気と同時に右転させ、天人と進める。鍼を右転させるのは、やはり吸気時で、マニュアル通りに鍼を停める。口から息を吐くときに抜鍼し、大きく揺らせて鍼孔を広げる。

＊昔は口に鍼を含んで温めたが、冷たい鍼では違和感があり、得気しにくいから。

問題集　楊氏の試験問題

各専門家の長所と短所

問題：人の身体は、天地のようである。天地の気は不変ではなく、一定の範囲内で変化している。人身の陰陽の気も不変ではなく、調節の方法が必要である。そのため発病に違いがあるが、その治療法も一律ではない。だから薬と鍼灸は、両方とも必要である。そして鍼灸の技は、以前は専門家がおり、それぞれの医学書、例えば『素問』、『鍼灸図』、『千金方』、『外台秘要』などがあり、補瀉や刺灸方法が記載され、後世に示していた。そのなかで、どれが大本になるのか？　また長所と短所がないのか？　あるならどのように選択するのか？　諸君は名医なので、詳しく答えよ。

回答：天地の法則は、陰陽の法則である。人の身体も、また陰陽である。陰陽とは、万物を生み出す自然［造化］であり、人類生存の基盤である。陰陽の法則に従うだけで陰陽の気が調和し、陰陽の気が調和していれば、身体も健やかである。もし陰陽の法則に反すれば、災厄となる。そこで調整の方法に賛同しなければ治らない。そうでなければ自然は、天地の中心となれず、万物の生長も終わってしまう。人においては、民が生きて命を得ることができなくなるのに、どうして寿命の永遠を考えることができよう。これは聖人が、自然の法則に賛同する一端である。なのに医者が軽んじる方向へ流されようか？

　私が読んだ『易経』は「大いなる乾元［天］は、万物を発生させる。極まった坤元［地］は、万物を生長させる。それは一元の気が天地の間を流れ、一つは開いて一つは閉じ、常に循環し、運行して陰陽となり、分布して五行となり、流れて四季となる。そして万物は、それによって誕生する」という。それが天地の隠れた仁徳の表れであり、それは常に使われているので、はなから賛同する必要はない。だが陰陽の施しが間違ってはならず、雨や晴天、寒暑が季節と一致しなければ、許容範囲に調整するには聖人を待たねばならない。それで『易経』は「太極ができた後、それが別れて天地となった。互いに助け合うのが天地の定めであり、民を助ける。それによって人は早死にすることもなく、物が不足することもなく生活できる。そして我々も天地の法則を人の法則になぞらえ、天地の気を人の気になぞらえたのが元気であり、元気は全身を流れていて、一元の気が天地の間を流れているのと何ら変わりがない。ところが喜怒哀楽、思いや嗜好欲が心中を流れ、寒暑、風雨、涼燥湿が体外を侵すと、そこで疾病が皮膚にあるものや血管にあるもの、胃腸にあるものが発生する。しかし胃腸の病んだものは、薬でないと救えない。血管にあれば、刺鍼でないと達しない。皮膚にあれば、熱でなければ治療できない。だから鍼灸と薬は、医家にとって欠かすことができない。ところが治療家諸君の医術は、ただ薬を使うのみで、鍼灸は共に破棄している。これでは、どうやって患者の元気を保たせ、民の寿命を守る聖人の仁愛の心を収められようか？　それに鍼と灸も、簡単に解説できるものではない。孟子は「離婁のような建築家でも、コンパスや定規がなければ四角や円が描けない。師曠のような音楽家でも、楽器がなければ五音を出せない」という。古い医学書は、離婁の定規であり、師曠の楽器である。だから源を逆上らねば、古人が確立した治療法の意味が分からず、その源流を究めなければ、後世の変法［バリエーション］のインチキが分からない。ここで古代の医学書を挙げれば、『素問』と『難経』があり、『霊枢』と『銅人図』があり、『千金方』、『外台秘要』、『金蘭循経』、『鍼灸雑集』などがある。だが『霊枢』の意図は繁雑すぎ、『金蘭循経』は簡略すぎ、『千金方』は傷寒の法則が完備してないと罵る。『外台秘要』は医療のニセモノと議論され、『鍼灸雑集』は鍼灸の妙味が尽くされていないと論じられる。元をたどれば『素問』と『難経』だけが重要である。『素問』と『難経』は、医学の開祖であり、人を救う精神であって、いつの時代にも弊害がない。『素問』と『難経』にて医学のオリジナルへたどり着き、専門家達は、その流れを究め、経絡や栄衛を探索し、表裏を診察して「虚なら補い、実なら瀉し、熱なら冷やし、冷えなら温める」。また気血を循環させたり、真元を保護したりする。そして天の時に合わせて、春夏なら浅刺し、秋冬には深刺する。また環境に合わせ、高原なら湿を多く、風で涼しければ熱を多くする。さまざまな人であれば、太っていれば深く刺し、痩せていれば浅く刺す。さらに刺鍼したうえで、鍼に動揺や進退、搓弾、摂按などの法を施す。そして患者には、治療後に喜んだり怒ったり、心配したり恐がったり、思い詰めたり、労働したり、酒に酔ったり、食べ過ぎたりしないよう注意する。そして井滎兪経合の意味を追求し、主客と標本の原理、および迎随と開闔のメカニズムを追求する。しかるのちに陰陽が調和し、五臓の気が順調に流れ、栄衛が防衛し、経絡が落ち着く。そして皮膚や血管、四肢百骸へ、一気が流通すれば、血液循環が悪くて筋肉がなくなったり痛む病気は消える。これは聖人が天地を分け、陰陽が互いに助け合って、一元の気が天地の間を循環しているようなものではなかろうか？　先儒は「わが心が正しければ、天地の心も正しい。わが気が順調ならば、天地の気も順調である」と言っている。これは陰陽が誕生と生長を賛助している最大の功績を述べたものである。そして私は、医療の鍼灸も全く同じだと言っている。

＊主客は「主が原穴、客が絡穴」と「主が正気で、客が邪気」の二つの意味に取れるので、そのままにした。標本も「標が症状で、本が病気」とか「標が体幹で、本が手足」の二つの意味に取れるので、そのままにした。迎随と開闔は補瀉だが、迎随は方向補瀉なのか、補瀉全体を意味するか不明。開闔は鍼孔を塞ぐか放置するかだと思うが、気血が流れてくる時間も開闔なので、どちらを意味しているか不明。

頭に多く施灸するな

質問：灸穴を経絡から取穴すると、灸の気が伝わりやすく、病気が治りやすい。人体には三百六十五絡あり、すべて頭に達している。頭に沢山すえてもいいのか？　灸が終わっても、水疱ができない患者もあるが、どうやって発疱させる？

人体にはツボがあり、その名は一つではない。そして施灸は、会穴にする。その名前を知らなければ、どうしてよいか分からず、全身の穴の効能も分からない。会穴を知らなければ、まとまりなく無駄に取穴し、どうして経気を病巣へ貫通させることができよう。だからツボの名前は、全身の経穴を表しているのであり、繁雑すぎるとは言えない。会穴とは、全身の経穴を貫いているので、単純ではない。人が、この原理を知っていれば、繁雑なものを明解にでき、会穴によってポイントを掴み、経絡に基づいて治療できる。どんな病気であろうと治らねば、天寿を生きることはできない。

回答：試験官の設問は、取穴では経絡に基づき、頭は諸陽の集まる部分なので、たくさん灸ができない。だから灸で発疱させる技術を聞いているわけだ。それは本当に民の病気を研究することになる。

私は愚かだけど、聞かれたことに正しく回答します。私が読んだところでは、人の身体の気は、四肢百骸の間を循環しており、管理者がいるように統制され、あたかも万物を生み出す一元の気が、天地の間にみなぎっているのと同じです。そして会穴は、そのポイントです。だから空を仰ぎ見ると、その星達のきらめきは、幾つあるか分かりません。しかしポイントは七宿が縦［経］となり、二十四曜が横［緯］になる。俯して地を見れば、山や川があって、幾つあるのか分かりません。しかしポイントは、五嶽が中心で、四河川に委ねられていて、そのほかは、どれもたいしたことない。天地がそうならば、人体は？　内には五臓六腑、外には四肢百骸があって、表裏で対応し、脈絡で連絡しているので、いつまでも生きられ、身体は天地に似ており、その間は統一された法則で繫がれている。だから三百六十五絡は、繁雑だけれどポイントではない。十二経穴は、法ではあるけれど会穴ではない。総べるものが会穴である。つまり人身の気には陰陽があり、陰陽の気が運行するために経絡がある。その経脈に沿って圧迫してゆけば、気が往来して、必ず正しく取穴でき、疾病は必ず除かれる。喩えれば、料理の鉄人である庖丁さんが牛を解体するが如く、骨の関節に刃を入れれば、斧で骨を断ち切ることもなく、しばらくすると牛は全く姿を消してしまう。どうしてか？彼はポイントを知っているからだ。つまりポイントを知らなければ、取穴が多くとも人を救えない。だがポイントを知っていれば、簡単な会穴で成功させられるが、ただ施灸の上手なものが、注意を払っているだけである。今思えば、例えば風邪の灸ならば、風池と百会を取り、慢性結核の灸ならば膏肓と百労［大椎］を取る。気病の灸ならば気海を取り、水腫の灸ならば水分を取り、腹中の病を治したければ足三里に施灸する。顔や目の疾患なら合谷へ施灸し、坐骨神経痛を治したければ環跳と風市を取る。上肢を救いたければ肩髃と曲池を取る。ほかにも病気は人によっても違い、治療も疾病によって異なる。だから知識があって、思い通り手に応えれば、必ずはっきり効果があるが、それは経絡に基づいている。つまり経絡を知っていれば名人であり、知らなければ腕の悪い鍼灸師である。すべては経絡を知るか知らないかによって違ってくる。頭は陽経の集まるところで、百脈が交わる。だから人が頭に受ける病は多いので、私は施灸を調整する。もし発病メカニズムを突き止めずに灸を沢山すえれば、患者の頭や目がクラクラし、さらに視力が悪くなる事故を避けられない。施灸部位の違いを調べないで同じように施灸すれば、患者の気血が滞って絶え、筋肉が細くなる恐れがある。百脈は、すべて頭へ上っており、頭には多く施灸できない。特に経絡を押さえて取穴している人は、注意しなければならない。

灸して水疱ができるとよい。水疱にも速いものと遅いものがあり、それは人の体質の強弱に関係している。私が治療した患者で発疱しなければ、発疱しない部位なのだろうか？　李東垣を見るに、足三里へ灸を七壮すえて発疱しなければ、さらに五壮すえると発疱するという。徐秋夫が中脘へ九壮すえて発疱しなかったとき、灸のあとで露に浸し、スリッパを熱してホットパックし、赤ネギを焙って乗せれば、絶対に発疱する理屈だ。これらは『図経』や『玉枢』などの書物に、はっきりと掲載されており、考証すれば分かることだ。私は、経脈に基づいて病気の原因を求め、さまざまな方法で灸瘡を発疱させる。それによって患部に経気が伝わり、病気は治る。焼灼灸のメカニズムは、これがほとんどである。

＊会穴とは、交会穴の会穴のこと。例えば地五会や百会のように、陽経が交わった部分が会穴。また三陰交や陰交など、陰経が交わった部分は交穴。二つを一緒にして交会穴と呼ぶ。ただし、ここで述

べている会穴は、治療のポイント穴のようである。宿は中国の星座。東西南北に七宿ずつあり、七×四＝二十八曜の星座になる。五嶽は、泰山、華山、嵩山、恒山、衡山。四河川は長江、黄河、淮水、済水。原文の「自無患乎気之不連、疾之不療」は、否定の連続なので分かりにくいため肯定文で訳した。「患部に気が繋がらず、疾病は治らないことがない」という文だが、否定の連続は強調するときに使う。

私に言わせれば、経絡に基づくのは法であり、精神は心である。蘇子は「ある人が、飲食や起居において正常人と同じである。だが心配して楽しくない。何が苦しいのか問うても、答えられない。これはヤブ医者に言わせると、心配するに足りない。しかし扁鵲や倉公が見れば、びっくりする」という。彼らは、なぜ驚くのか？　病気には情況が表れてないが、心では分かっている。本当に常人では考えても推測できないことが見えているからだ。今の人は「私は経絡に基づいて取穴できる」というだけで、本当に病因を追求する心がない。喩えれば、船を刻んで剣を捜し、琴柱を膠で接着して弾くようなもので、そんな人が治療しても治癒せず、私の見るところ、治る人も珍しい。

＊名医は、名探偵のようなもので一般人が思いもよらないことを考えている意味。刻舟求剣は、川中で剣を落とし、船に印を付けて、川岸に着いたときに船の印の下を捜すこと。船が移動しているのだから、船の下を捜しても意味がない。膠柱鼓瑟は、音階を決める琴の柱を接着したら、音楽が弾けな

いこと。両方とも杓子定規で、実際に合わないこと。

では灸の上手な人は、どうなのか？　静養して心を空にし、患者の変化を見て融通を利かせる。各方面から広く採用して自分の知識を広げ、自分の考えを自然の節理と一致させれば、病気が隠れていようが顕であろうが、情況が逃げようなく明らかになる。それによって経穴の開闔を求め、気の至る速さを察知し、呼吸補瀉を明らかにする。それによって迎随、および穴位へ気血が出入する時機を掴み、それによって衛気を取って補うか、栄血を捨てるかというポイントを考慮する。技術に知識が伴えば「魚や兎を捕まえて道具を忘れる」となる。これが岐伯や黄帝の秘術である。それが「百尺の竿の先を一歩進める」ことである。試験官は、どう考えますか？

＊原文の「得魚兎、而忘筌蹄」は「目的を達成すれば道具のことを忘れる」という意味。魚や兎が取れたのだから、目的が達成できる意味。「百尺竿頭、進一歩」とは、百尺竿頭ほど程度が高い。それを高めること。だから「問題を出した試験官は、先端技術を高めることをしていますか？」と尋ねている。

穴有奇正策

問題：九鍼の方法は、岐伯が発明した。九の数は、必要があって取った。しかし灸法には「数」がなく、穴を定めることも、すべて慎重にせねばならぬ。いわゆる奇穴は、すべて知る必要がある。鍼灸専門の立場から述べて欲しい。

鍼灸治療は、数があって法がある。そして数と法の原点に精通した者は、古代の聖人の意味を覗き見できる。聖人が定めた穴位に奇穴と正穴があり、奇穴と正穴だけでなく他にも精通した者だけが、神のような治療技術に足りる。なぜか？ 法は鍼灸の規範であり、数は秩序であり法であって、それらは無限に運用できる。正穴は、鍼灸で定める位置であり、奇穴は正穴を助け、傍らに通じて測れないものである。数と法は、聖人が始めたもので、エッセンスの宝庫である。そして穴位には正穴と奇穴があり、知恵と技術の部分である。優れた医者は、法に則り、数に詳しく、正穴に基づいて奇穴にも精通しているが、それが聖人の学問のポイントである。だから数と法、奇穴と正穴を黙って蓄積しているものは、神のような効果を上げ、よく分かっている。まだ鍼灸技術も精通しておらず、不足しているのに、どうして民を救って健康にできるのか？

回答：試験官の問題は、鍼灸の数と法、奇穴を尋ねるものです。医業を専門にしているものは、見たところ大勢います。そして私も、そのうちの一人でしょうか？　確かに私は一介の人間ですが、いやしくとも物を愛する心を持ち、人を必ず救おうとします。断じて私は医業を専門にしているものではないのですが、助けようとの一念は持ち続けています。ましてや明らかにする質問には、一言では答えられません。鍼灸の法は、いつから始まったのでしょう。調べると古代の民は、素朴で、いろいろなことを考えず、原酒は蒸留されず、草木は生い茂り、鹿や猪が駆け回っていた。人々は無邪気で、何も考えない生活をしており、何が疾病で、何が鍼灸の施術か分からなかった。伏義や神農の時代から、人は徐々に古代から離れ、素朴さが消え、原酒が蒸留されるようになった。体内では七情に傷付いて動じ、体外からは六気が侵入して、さまざまな病気が発生するようになった。

岐伯は病気を心配し、病気の虚実を量り、寒熱を見て、補瀉を考慮して、刺鍼法を作り上げ、続いて施灸法をあみだした。また穴位では、正穴だけでなく奇穴も補足した。複雑にしようとしたわけでなく、民の受ける病の違いによって施術も変えたのである。必要に迫られて、そうせざるを得なかった。そうした傾向は勢いの赴くところで、聖人でも見守るしかなかった。しかし鍼は、きちんと法があって、数があり、必ず九を取る。

なぜか？

それは天地の数であり、陽は生み出し、陰は殺す。そして九は老陽の数であり、それによって人は生まれ、死には至らない。それが聖人が九の数を取った理由である。

＊老陽の数が終われば〇に戻る。つまり生み出す陽の極まった数なので老陽。

ここで九鍼について語ると、燥熱の邪が頭身を侵したときは、陽邪が体表にあるので天の法に基づいて鑱鍼を使うが、それは頭がでかくて鍼尖が鋭いからである。邪気が肉分に満ちていれば、地の法に基づいて圓鍼を使うが、鍼体が丸くて鍼尖が鋭利だからである。鍼尖がキビ粒のように丸いのは鍉鍼で、経脈を按圧して皮膚の邪気を取るが、それが人の法に基づいている。三隅に刃があるのは鋒鍼で、デキモノの血を出し、四季の法に基づいている。鈹鍼は五音の法に基づいており、鍼尖が剣のようで、デキモノを破って膿を出したのではなかろうか？　圓利鍼は六律の法に基づいており、鍼が毫鍼と似ているので、陰陽を調節するのに使ったのではなかろうか？　星の法に基づくのが毫鍼で、鍼尖は蚊や虻のようで、経絡を調和させ、さまざまな疾病を治療できる。風の法に基づいたのが長鍼で、鋭利な形をしており、深部の邪気を取り去って、痛みや弛緩性麻痺を治療した。燔鍼の刺鍼法は、鍼尖が棒のようで、大邪の気が関節から出ないものを主治し、野の法に基づいている。だから九鍼の数は、考証できるものである。

＊解説すると、天の卦は一、地の卦は二、人は一と二で三、季節は四季、音は五音、リズムは六律、星は北斗七星、風は東西南北と中間で八風、野は九野なので、それぞれ数を合わせている。

そして灸にも法があるが、その数は分からない。なぜか？　人の皮膚には、厚い薄いがあり、深浅があって、一律に施灸するわけに行かず、常に変えねばならないので、数にこだわれない。だから聖人は、人を見て推測した。今の灸法でいえば、手太陰経の少商は多く施灸できず、多ければ筋肉が細くなる恐れがある。足厥陰経の章門は沢山施灸せねばならず、沢山施灸しなければ気血が滞る嫌いがある。任脈の承漿、督脈の脊中、手の少衝、足の湧泉は、いずれも少商と同じで、灸が多すぎれば傷付く。背中の膏肓、腹の中脘、足の三里、手の曲池は、いずれも章門と同じで、灸が多いほど治りもよい。つまり灸法の数は、どうやら鍼とは違うようだ。鍼灸では、必ず数と法が完備しているはずで、数と法があれば、必ず所定の穴位がある。そして奇穴は、正穴のない場所に通じているだけでなく、随時に治療するために使う。その数は幾つあるか？　私が『図経』を考証したときには七十九あった。鼻孔の傍らには迎香、鼻柱には鼻準があり、耳の上には耳尖があり、舌下には金津と玉液、眉中間には魚腰、手の親指には骨空、手の中指には中魁がある。八邪、八風の穴、十宣、五虎、二白、肘尖、独陰、嚢底、鬼眼、髖骨、四縫、中泉、四関など、これらが奇穴の存在する部位であり、九鍼では刺鍼の奇穴があり、灸法では施灸する奇穴がある。それらを慎重に取れば、臨床での取穴、その他の面で、それぞれ正しくできるのではなかろうか？　それらは先人の遺産と言えども、数と法、奇穴と正穴を論じたものに他ならない。聖人の思いは、数によって示され、数で捉えることができなければ、法によって明らかにし、法で捉えられなければ、穴を定めることで伝授し、奇穴と正穴で尽くされなければ、精神によって明らかにするが、それも人次第である。だから優れた鍼灸師は、その数や法のオリジナルにも通じ、奇穴と正穴の奥深さを理解し、鍼が必要ならば鍼し、灸が必要ならば灸し、補法が必要ならば補法し、瀉法が必要ならば瀉法する。鍼灸ともに必要ならば鍼灸し、補瀉ともに必要ならば兼施する。治療方法は、人に応じて変え、数にはこだわらない。またバリエーションは症によって変え、固定された法には捕らわれない。取穴は自分の認識で決定し、奇穴や正穴の決められた取穴法に頼らない。喩えれば、老獪な将軍が兵を動かすのと同じで、攻守を計画し、腰掛けて進退を図るが、それは全身の精神を傾けての行為である。すべての鳥、占い、雲、不吉な気、金版六韜の書、それに記載された策略を全て学び、それに捕らわれない。むだに兵を動かさず、動かせば必ず敵を倒す。医療も無駄には施さず、施術すれば必ず疾病を治す。このようなものは法がなく、数がなく、奇穴も正穴もないと言ってもよい。それは天下の神医と呼ぶに足る。私の見解は、こんなものです。どうか試験官、さらに教えてください。

＊定跡を知って、それに捕らわれるなということ。鳥とは、鳥が飛び立つのを見て、そこに敵が隠れていることを知るというもの。占は、占いと思う。雲とは、土煙が舞い上がるのを見て、その下に敵がいることを知るというもの。不吉な気は不明。『六韜』は昔の兵書。この意味は、昔の兵法書には、炊事跡が少なくなっていれば逃亡兵が多くなっている証拠とし、敵が減っているから食事量も少なくなると考えたが、それを逆手に取り、敢えて焚火跡の数を減らして味方の逃亡兵が多いと見せかけ、油断して攻めてきたときに一気に叩くということが行われた。つまり、そうしたことを全て学んだ上でないと、敵の裏はかけないことになる。書物の内容の裏をかくわけだ。しかし裏をかくためには、それまでの知識を学ばねばならない。その上で裏をかく。学んだことを応用しているだけなら勝負がつかない。鍼灸も同じで、今まで学んだことより一歩上を行く。だから基本もなく、経穴も無視していると言えるが、実際は過去から現在までの鍼灸書を学び、その上をやっているから書物の内容から外れているということ。それを非常に分かりにくく、まどろっこしい表現方法で説明している。

鍼有浅深策

問題：病気には、悪寒してから発熱するものと、発熱してから悪寒するものがある。病気がもとより同じでないならば、刺鍼の方法も異なるのか？　答えてみよ。

回答：病は人にある。寒熱の後先に違いがあるが、治療は私にあり、寒熱の違いと後先を分類せねばならない。寒熱の後先を分類しなければ間違うので処置できず、発病した原因も突き止められない。寒熱の違いと後先が分からねば、取り留めがなくてポイントが掴めず、どうしたって病因を治療できない。寒熱の症状は、先か後の違いがあるが、いずれにせよ不正の気を感受したもので、邪がチャンスを得て皮膚の中に入ったものである。寒熱の症状を治すには、発病に後先があれば、邪がチャンスに乗じて発病した原因により、それに合わせて補瀉法する。そして寒ならば、それをひどくさせず、熱ならば焼き焦がし過ぎないようにすれば、疾病は治ってゆく。人においても、救えぬことがあろうか？　私の考えを聞き、回答の一つとしては如何かな？

人と物の誕生を究明したところ、元は太極である。それが陰陽の二気に分かれ、静かなるものは陰となり、さらに陽があって、陰の中に陽が隠れている。その動くものが陽であり、さらに陰があって、陽の中に陰が根付いている。陰は陽に根付いているために、陰陽が絶えず往来し、物体が発生した。また陽が陰に根付いているために、隠れた根源が顕になり、機能が発生した。そして陰陽の二気が運行して、調和と差異の間違いが生じ、人が罹患するようになり、寒熱の違いができた。そのため寒気がして発熱する場合と、発熱して寒気がする場合がある。寒気がして発熱するときは、陽［熱］が陰［寒］に隠れているのであり、ただ陰［寒］を治療するだけならば、陰［寒］に偏る治療なので、寒だけが瀉され、ますます熱が熾烈になる。発熱して寒気がするときは、陰［寒］が陽［熱］に隠れており、一律に陽［熱］の治療をすれば、陽［熱］に偏る治療なので、熱だけが瀉され、ますます寒がひどくなる。ますます熱が熾烈になれば、伝変して三陽症状になるかも知れない。ますます寒がひどくなれば、伝変して三陰症状となるかも知れない。

それでは治療方法は、どうするのか？　私が『図経』を考察し、父の経験を受け継いだところ、寒気がして発熱するときは、陽中隠陰の法を使わねばならない。刺鍼では、まず五分ほど刺入して、九の陽数で運鍼し、患者が少し熱感を覚えたら、さらに一寸へ刺入して六の陰数で運鍼し、得気したら応える。これが寒気がしてから発熱する病の治療法である。また発熱して寒気がするときは、陰中隠陽の法を使う。刺鍼では、まず一寸ほど刺入して、六の陰数で運鍼し、患者が少し涼感を覚えたら、すぐに鍼を五分の位置へゆっくりと引き出して九の陽数で運鍼し、やはり得気したら応える。もし発熱してから寒気がする疾病ならば治る。先とか後とか言うのは、邪気が栄血に入ったか、衛気に入ったかの違いである。寒とか熱とか言うのは、邪気を陽経が感受したか、陰経が感受したかの違いである。

発熱したあと寒気がするのに、陰中隠陽の方法を使わねば、病気の原因を見逃すことになる。それで寒熱の後先に応じられるだろうか？　また寒気がしたあと発熱するのに、陽中隠陰の方法を使わねば、発病した部分に達しない。それで病気に合わせてアレンジしたことになるだろうか？　寒熱の原因を論じれば、天が人を傷付けたのではなく、人の抵抗力が傷付いているのだ。『内経』は「邪が集まるところは、そこの気が必ず虚している」という。自分が放蕩して、性欲のままに行動すれば、本当に危険だ。志を失って、外見だけ華やかになり、酒を流し込む。物欲に心を奪われ、やつれて散り散りになる。食欲や色欲に流されれば、完全な体力が欠乏する。精神を疲労させて身体を酷使すると、堅い身体に傷ができる。元陽を喪失し、正気が亡くなれば、寒毒の気が、正気の虚に乗じて襲来する。もし霊泉を山裾で養うことができれば、泉が出るとき、ちょうど道で日が落ち、多くの川の中で、嗜好欲は浅く、そして天意は深く、太極の自然は身体を作る。そうなれば寒熱の毒が強力であっても、隙がないので入り込めない。喩えて言えば、壁が堅固ならば、盗賊や烏が、したい放題に狼藉を働くことができようか？　だから古代の賢人は「人の病気を治すのに、病気になってから治療をどうするかよりも、病気にならないほうが先であろう」という。寒熱の病に対しても、同じことが言えるのではなかろうか？

＊「もし霊泉を…」の部分。ここでは原文通り訳したが、黒龍江省祖国医薬研究所の『針灸大成校釈』では、「もし丹田の下で気を練ることができれば、真気が旺盛になり、活発になって愉快になり、丹田に水の珠を含んでいるようで、百会に月影が出現する。すると外界に対する欲望が少なくなり、ますます真気が充足する」と解説してある。

あまりにも意訳にすぎるので採用しなかったが、霊泉を養って、それから水が出るというのは、そうした仙人修行を指しているのかもしれない。山裾で霊泉を掘るというのは、若いころから健康に気を配る。泉が出るというのは、健康を養ったこと。日が落ちるとは、老年になったことであろう。川の中とは、人の一生を川の流れに喩えていると思われる。この部分は、比喩と考えられるので意味の捉え方は、各人によって異なる。

完訳

鍼灸大成

第四巻

完訳 鍼灸大成 第四巻 目次

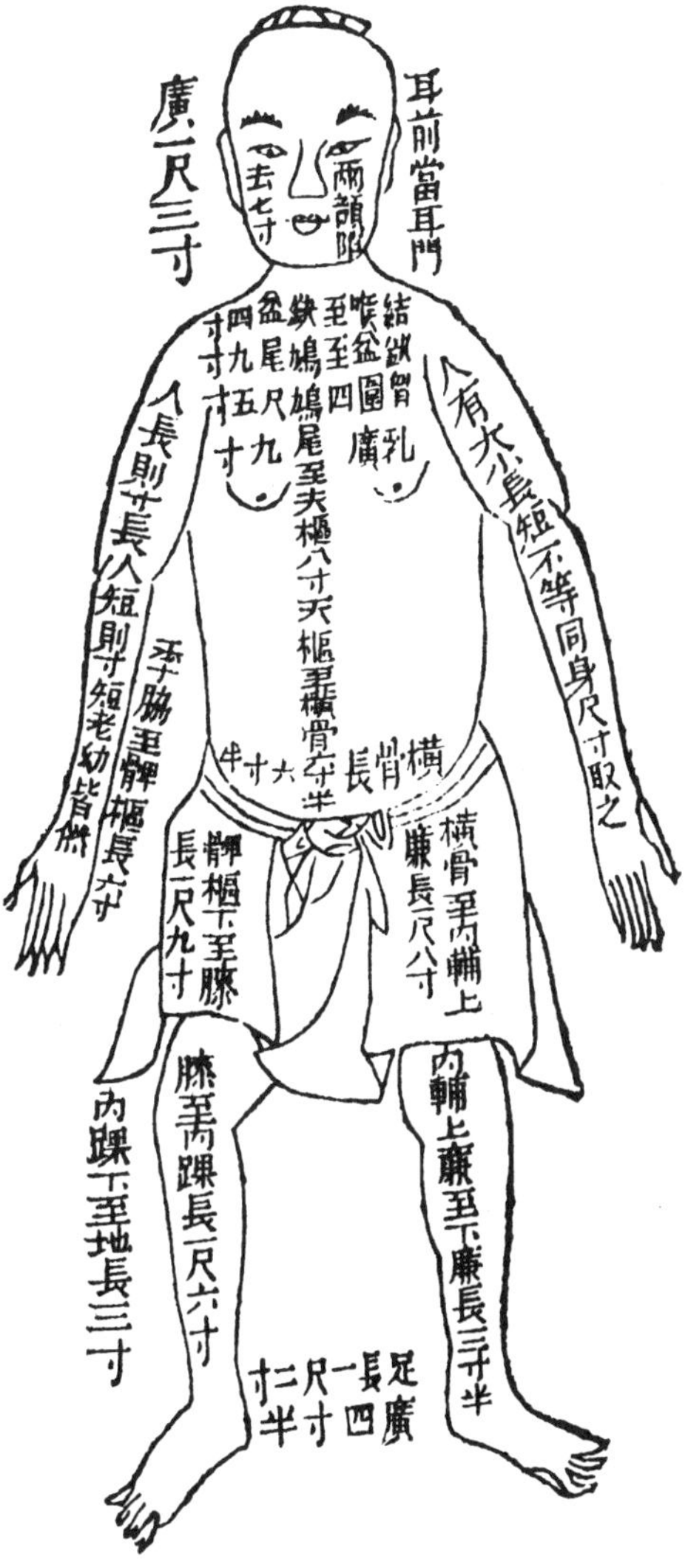

耳前當耳門
廣一尺三寸
兩顴
去七寸
結喉至缺盆四寸
缺盆至鳩尾九寸
胸圍四尺五寸
乳廣九寸
鳩尾至天樞八寸天樞至橫骨六寸半
橫骨長六寸半
人有大小長短不等同身尺寸取之
人長則寸長人短則寸短老幼皆然
季脇至髀樞長六寸
髀樞下至膝長一尺九寸
橫骨至內輔上廉長尺八寸
內輔上廉至下廉長三寸半
膝至內踝長一尺六寸
內踝下至地長三寸
足長一尺二寸廣四寸半

仰人尺寸図

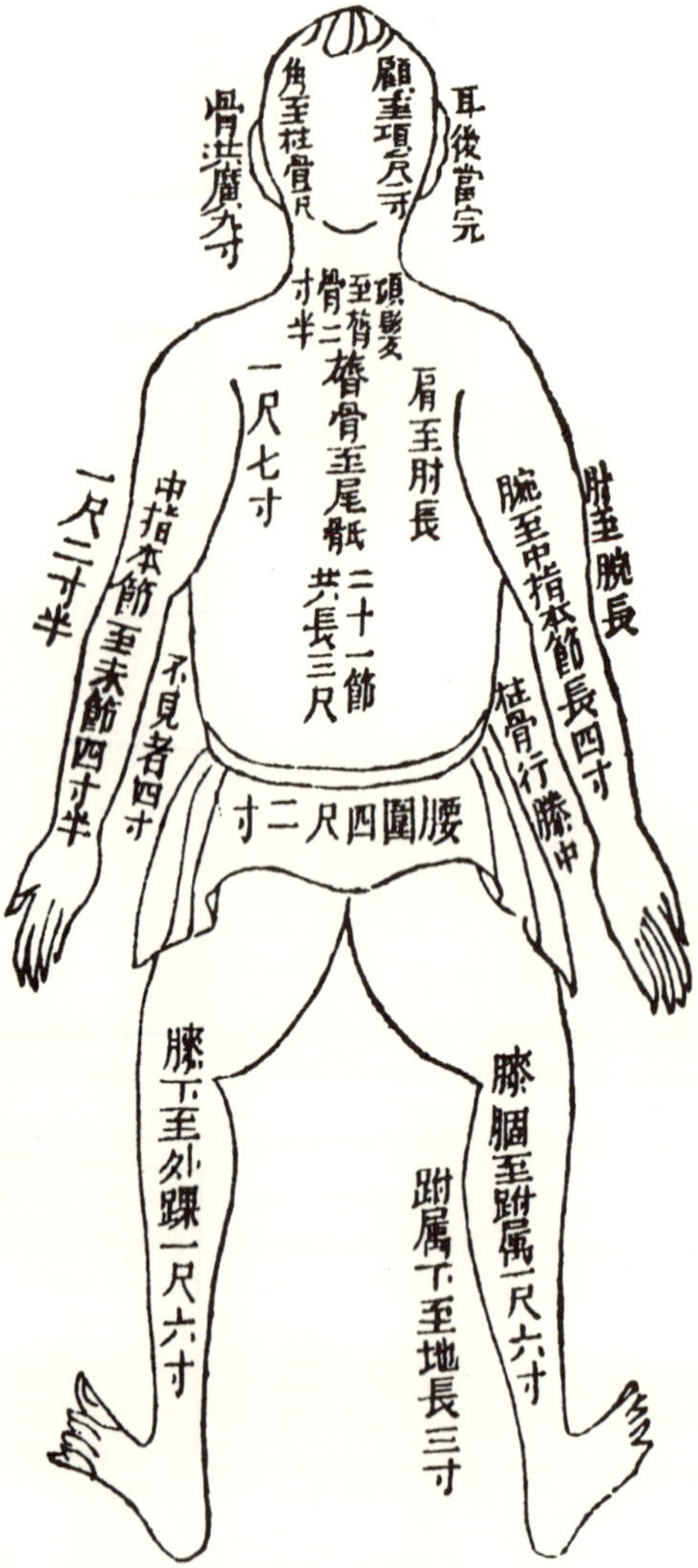
耳後當完
骨共廣九寸
角至柱骨一尺
顱至項尺二寸
項髮至背骨二寸半
膂骨至尾骶二十一節共長三尺
一尺七寸
肩至肘長
肘至腕長
一尺二寸半
腕至中指本節長四寸
中指本節至末節四寸半
不見者四寸
柱骨行腋中
腰圍四尺二寸
膝下至外踝一尺六寸
膝膕至跗屬一尺六寸
跗屬下至地長三寸

伏人尺寸図

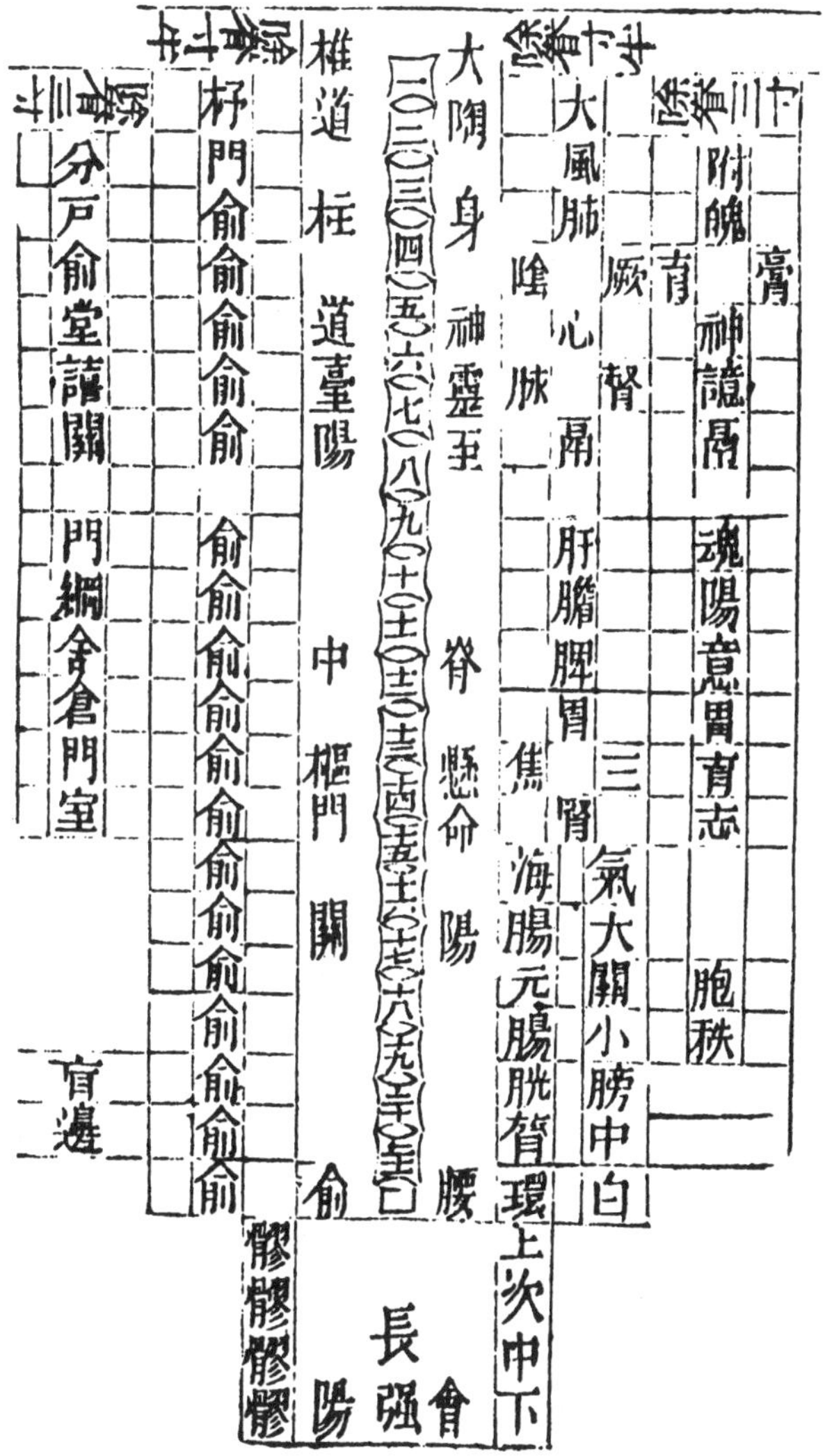

背部穴図

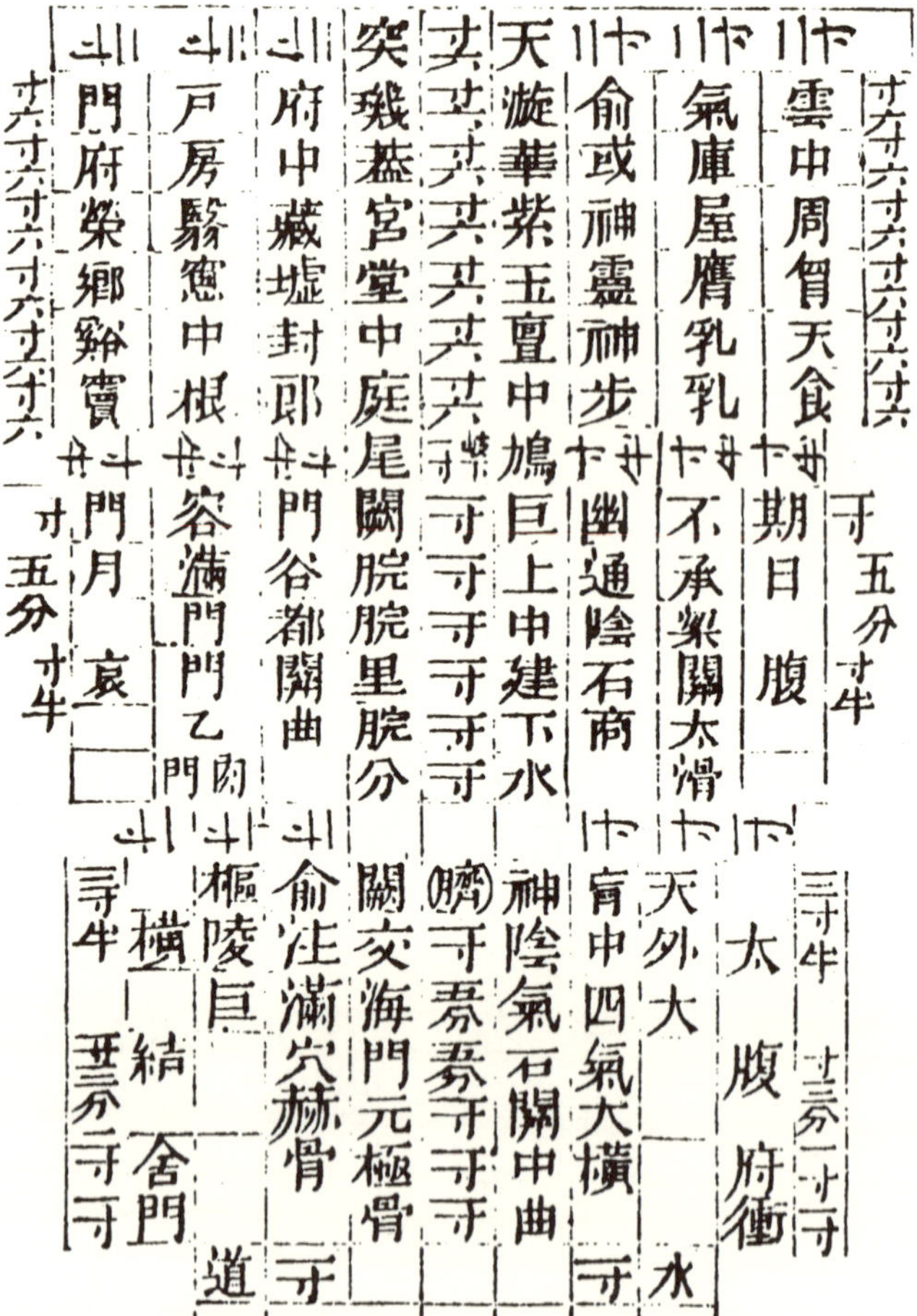
雲中周胃天食
期日腹
太腹府衝
氣庫屋膺乳乳
不承梁關太滑
天外大
水
歸氣
俞彧神靈神步
幽通陰石商
肓中四氣大橫
天璇華紫玉亶中鳩巨上中建下水
神陰氣石關中曲
臍
會陰
突璣蓋宮堂中庭尾闕脘脘里脘分
關交海門元極骨
府中藏墟封郎
門谷都關曲
俞注滿穴赫骨
戸房翳窗中根
容滿門門乙
樞陵巨
道
來衝
門府榮鄉谿竇
門月哀
橫結舍門

腹部穴図

背部兪穴歌『医統』

二椎は大椎から風門、肺兪、厥陰兪、心兪、督兪、肝兪、膈兪、胆兪、脾兪、胃兪、三焦兪、腎兪、気海兪、大腸兪、関元兪、小腸兪、膀胱兪、中膂内兪、白環兪、上髎、次髎、中髎、下髎、膏肓、患門、四花六穴、腰兪、命門、穴はすべて突き通す。

＊大椎と命門だけが督脈。そのあと風門から白環兪までは一行線。膏肓は施灸穴で、刺鍼できない。患門は第五胸椎棘突起の外側一・五寸。四花は膈兪と胆兪の四穴。四花六穴とは四花と患門を合わせたもの。徐鳳の『鍼灸大全』を参照。

腹部中穴歌

天突、璇璣、華蓋、紫宮、玉堂、膻中、中庭、鳩尾、巨闕、上脘、中脘、建里、下脘、水分、神闕、陰交、気海、石門、関元、中極、曲骨、膀門二寸、臍を挟む天枢、期門と章門を知らぬわけにゆかぬ。

＊膀門二寸だが、中極は膀胱の募穴なので、その両側二寸は帰来。

頭部

前髪際から後髪際までを十二等分し、それを一尺二寸とする。前髪際が不明ならば、眉間の上三寸を前髪際とする。後髪際が不明ならば、大椎の上三寸を後髪際とする。前髪際も後髪際も不明ならば、眉間から大椎までを一尺八寸とする。頭部の正中線は、この方法で取穴する。目頭から目尻までを一寸とする。頭部横の穴は、この穴寸法によって取る。

神庭穴から曲差穴、曲差穴から本神穴、本神から頭維穴を、それぞれ一寸半とし、神庭から頭維までを四寸半とする。

背部

大椎から尾骨までが二十一椎、これを三尺とする。「人は三尺の身体」というのは、このことである。

大椎から第七胸椎までは、各椎が一寸四分一厘、七椎で九寸八分七厘。第八胸椎から第二腰椎までは、各椎が一寸六分一厘で、合計一尺一寸二分七厘。第三腰椎から仙骨裂孔までは、各椎が一寸二分六厘で、全部で八寸八分二厘。

二行線は、背骨を挟んで一寸半。背骨の一寸を除くので、全部で四寸を両側に分ける。

三行線は、背骨を挟んで三寸。背骨の一寸を除くので、全部で七寸を両側に分ける。

＊この取り方では、背兪穴の取り方が現在より五分外側になるので、脊柱に向けて斜刺しなければ肺に刺さる。三行線は、胸椎では施灸する。刺鍼すれば危険。

腹部

前胸部と腹部の横寸は、すべて両乳間の横幅を八寸とする。前胸部と腹部の横寸の取穴では、すべてこの方法に基づく。縦寸の取穴は、正中線に基づき、剣状突起の下から臍までを八寸とする。剣状突起が引っ込んでいれば、肋骨の分かれ目から臍までを九寸とする。臍から陰毛際の恥骨までを五寸とする。天突から膻中までを八寸とし、その下一寸六分を中庭として、天突から中庭までを九寸六分とする。

手足の部は、背部の横寸に習い、中指の寸法で取穴する。

中指同身寸図

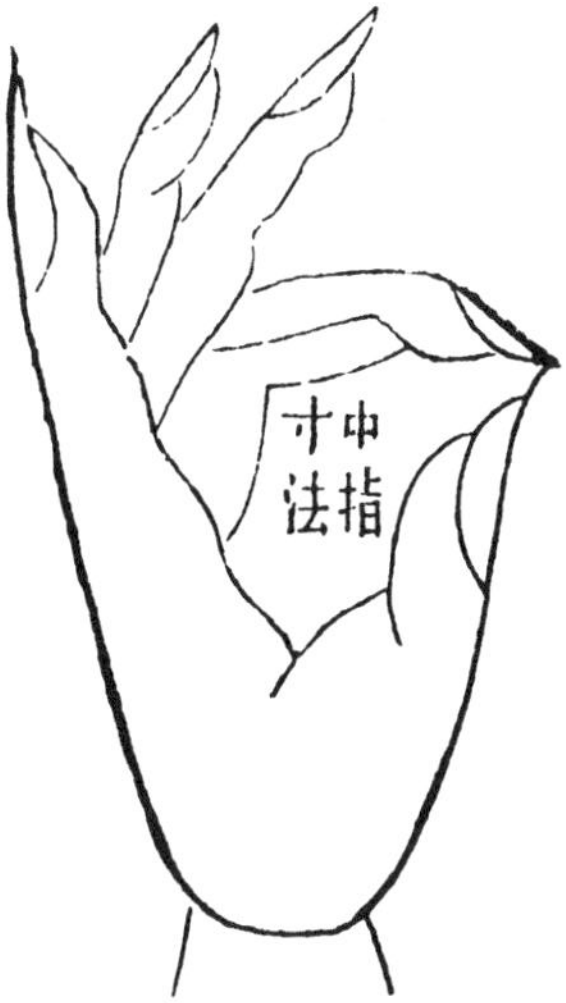

中指同身寸図

男は左、女は右手の中指で、指節関節間の内側で、前後の横紋端の距離を一寸とする。稲の芯、および竹箔などで量るが、いずれも折れやすいもので伸び縮みしないので基準となる。紐を使うと伸び縮みするので、あまり基準とならない。

『素問』九鍼論

岐伯「聖人は、天地の数に基づいて、一から九までの数字で、九野に分けた。九が九つあるので九×九＝八十一。それは黄鐘の数である。鍼も九の数に対応している。

＊九野は、領土を九の地域に分けた。それが東西南北と、その中間の八方向、それに中央を併せて九になる。九州とも呼ぶ。黄鐘とは六律の音律を調音する楽器。竹製で、長さ九寸。その一寸は、黍九粒の長さなので、九×九＝八十一粒の長さになる。

その根拠は？　一とは天である。天は陽であり、五臓で天に相当するのは肺である。肺は五臓六腑の華蓋である。皮は、肺の合であり、人の陽部である。だから治療する鍼は、頭が大きくなければならず、その先端は鋭く、深く刺さずに刺入して、陽気を出す。

＊華蓋とは、日傘のこと。鑱鍼は、矢印のような鍼で、たぶん接触鍼と思う。現在の小児鍼だろう。

二は地である。人で土に相応するのは肉である。だから治療する鍼は、筒のような鍼でなければならず、その先端は丸い。肉分を傷付けてはならない。傷付ければ気が尽きる。

＊大型鍉鍼。

三は人である。人は血管に頼って生きている。だから治療する鍼は、鍼体が大きくなければならず、その先端は丸い。経脈を押して皮内に入れず、気を至らせて邪気だけを出す。

＊現在の鍉鍼。

四は四季である。四季により八方向の風が吹き、風邪が経絡に入って発病する。だから治療する鍼は、鍼体が筒のようでなければならず、先端が剣となる。出血させて熱を瀉せば、病気が尽きる。

＊現在の三稜鍼。

五は音調である。五は、九の中央に位置し、冬至や夏至の境、子午線の境に相当し、陰と陽の違い、寒と熱の争いで、二つの気が攻撃し合い、それらが一緒になるとオデキに膿ができる。だから治療する鍼は、先端が剣のようでなければならず、排膿に使う。

＊九州の図では、五という数字が中央になる。五は、九の真中だから。

六は六律である。律は、陰陽を調えて四季に合わせ、十二経脈に適合させる。虚邪が経絡に入り、急に痛み出す。だから治療する鍼は、先端が細く、鍼体が少し太くなければならず、それで急襲した邪気を取る。

＊虚邪とは、外邪のこと。

七は星である。星とは、人の七竅である。邪が経脈に入ると痛く痺れる。邪が経絡に入ったものである。だから治療する鍼は、先端を蚊や虻の口のようにし、静かに刺入して、細い鍼体で、永く置鍼する。それによって正気は充実し、邪が追い出される。抜鍼すると引き続いて回復する。

＊星とは、天空で動かない北斗七星のこと。

八は風である。風は、人の手足の八節である。八方向の虚風は、八風となって人を傷付け、関節や腰背、皮膚の間に侵入し、深部の痛みとなる。だから治療する鍼は、鍼体が長くなければならず、先端がするどい。深部の邪による奥の痛みを取る。

＊八節は、肩と肘、股と膝。

九は野である。野は、人の関節と皮膚の部位である。淫邪が全身へ流れ、風水病のように、関節が腫れて水が溜る。だから治療する鍼は、先端がピンと立ち、刃を少し丸くする。大気が関節を通り過ぎないものを取る。

＊九野は、九州と呼んだほうが分かりやすい。国を八方向と中央に分けたもの。関節に水が滞って流れないものを治療する。大気とは、邪気のこと。ここでは水邪。

一天、二地、三人、四時、五音、六律、七星、八風、九野に身体は対応している。鍼には、それぞれ長所があるので、九鍼である。皮膚は天に相応し、皮下脂肪は地に対応し、血管は人に相応し、筋肉は四季に相応し、声は五音に相応し、陰陽の気は調律され、顔面の五官は星に相応し、呼吸する息は風に相応し、九竅と三百六十五穴は野に相応する。それで、一鍼は皮膚、二鍼は皮下脂肪、三鍼は血管、四鍼は筋肉、五鍼は骨、六鍼は陰陽の調整、七鍼は精に益し、八鍼は風を除く、九鍼は九竅を通じさせて三百六十五穴の邪気を追い出す。それが九鍼の主治である」

＊五官は、目耳鼻口だが、二＋二＋二＋一＝七で、七竅と呼ぶ。七竅だから、北斗七星と対応する。九竅は全身で、大小便の竅を加えるから九になる。

九鍼式

黄帝「鍼の長さに数があるのか？」
岐伯「一に鑱鍼。巾針を型どり、頭が大きくて先端が鋭くて平たく、半寸が急に鋭くなっている。長さ一寸六分。
＊数は規則。巾針は不明だが、巾は布の意味なので、布を留める針だと思う。これによると先端の五分が急に鋭くなっている。つまり先端に〇・五寸の矢印をつけた鍼。
二に円鍼、木綿針を型どり、鍼体が筒のようで、先端は玉子のようで、鍼は玉子形に先端が丸くなっている。長さ一寸六分。
＊この記述によると、玉子に棒を刺したような不細工な鍼である。

三に鍉鍼。先端を黍粟のように型どり、長さは三寸半。

＊現在の鍉鍼と同じだが、長さが長い。中国の耳穴探索鍼のよう。

四に鋒鍼、木綿針を型どり、鍼体は筒のようで先端が鋭く、三隅に刃があり、長さ一寸六分。

＊現在の三稜鍼。

五に鈹鍼、剣に型どり、先端が剣のようで、幅が二寸半、長さ四寸。

＊現代の小寛鍼のようだが、幅が二寸半では四寸の長さが必要ない。二分半の間違いだろう。

六に円利鍼、牛のシッポ針に型どり、丸くて鋭く、その末端は少し大きく、逆に鍼体が小さい。また中央部分が少し太いという説もある。長さ一寸六分。

＊牛のシッポという意味で、筆型の鍼。

七に毫鍼、毫毛に型どり、先端が蚊や虻の口のようである。長さ三寸六分。

＊長さ一寸六分の誤り。

八に長鍼、長い畳針に型どり、鋭利で細く、長さは七寸。

＊現在の芒鍼。

九に大鍼、鋒鍼に型どり、先端は真っ直で、鍼尖は少し丸く、長さ四寸。

＊原文は「火鍼」。『霊枢・九鍼論』に基づいて改正。現在では、蟒鍼とか巨鍼と呼ばれているが、それらは四寸より長く、やはり大鍼は現在の火鍼のほうがふさわしい。

九鍼図

鑱鍼：平たい半寸、長さ一寸六分。頭が大きくて鍼尖が鋭い。病が皮膚にあり、熱を刺すとき使う。現在の名前は、箭頭鍼である［矢尻の意味］。

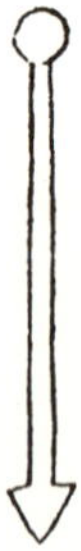

円鍼：鍼体は丸く、鍼体が玉子型、長さ一寸六分。肉の分かれ目をこするのに使う。

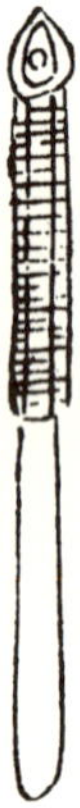

鍉鍼：鍼尖が黍粟のように丸く、長さ三寸五分。脈気が虚して弱いときに使う。

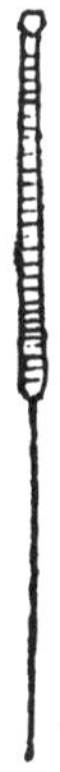

鋒鍼：三隅に刃があり、長さ一寸六分。病気が起きて、症状の激しいものに使う。現在の三稜鍼である。

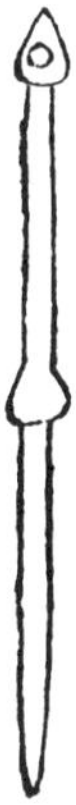

鈹鍼：鈹鍼とも呼ぶ。先端が剣の刃のようで、幅が二寸半、長さ四寸。デキモノを破って膿を出す。現在の剣鍼である。

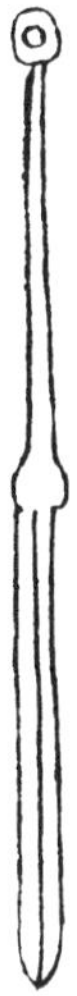

円利鍼：鍼尖が牛のシッポのようで、丸くて鋭く、鍼尖が少し大きい。長さ一寸六分。狭い範囲を刺して、急な痛みを取るときに使う。

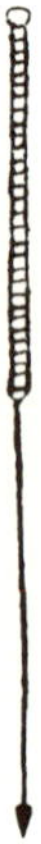

毫鍼：馬のシッポの毛に型どり、鍼尖は蚊や虻の口喙のようで、長さ三寸六分。寒に刺して痛痺を取るのに使う。

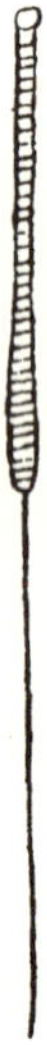

長鍼：鍼尖が鋭利で、長さ七寸。関節、腰背の椎体間、皮膚の深部が痛むものに使う。現在は環跳鍼と呼ぶものである。

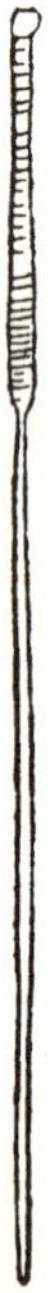

大鍼：燔鍼とも呼び、長さ四寸。風で血が虚したことによる腫れもの、体表の風邪を追い出したり、排毒するのに使う。

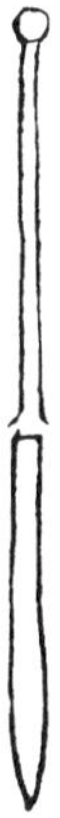

＊やはり原文では、大鍼が火鍼となっている。明代には、大鍼は、火鍼としてしか使われなかったことを示している。

製鍼法

『本草』に「馬にくわえさせた鉄は無毒」とある。『日華子』は「古い地金ならばよく、医者の鍼になる」と言う。

備考：『本草』の鍛えた鉄とは、錬鉄である。有毒だが、馬にくわえさせれば無毒となる。馬は午であり、火［丙午］であるが、火は金を尅すので、鉄の毒を解く。だから鍼を作れる。古くは、金鍼は貴重なものであった。また金は総称で、銅や鉄、金や銀をすべて金と呼んだ。

金鍼ならば、さらに良い。

＊原文は「馬啣鉄」。啣は銜の文字で、くわえる意味。馬銜鉄というのを捜しても見あたらなかったが、この説明では馬の銜にした鉄という意味。銑鉄や鋳鉄ではないようだ。鍼の製造法は『鍼灸聚英』に詳しい。だがステンレス鍼の登場した現在となっては無意味。

煮鍼法

まず針金を、火の中で赤くし、次に二寸、三寸、五寸と長さにこだわらずに切る。次にガマの油を鍼に塗って、やはり火に入れて少し熱するが赤くはしない。それを取り出して前のようにガマの油を二回塗り、三回目は熱いうちに干し肉の皮と肉の間に入れ、薬を三碗の水で煎じて沸騰させ、鍼を刺したまま肉を入れたら、水がなくなるまで煮る。それを水中に入れ、冷えたら鍼を取り出す。そして鍼を黄土に百回あまり刺して磨き、白く光ればよい。これによって火毒が消える。次に銅線を巻きつけ、鍼尖を丸く磨く。鋭利に尖らせてはならない。

麝香五分、胆礬と石斛を一銭ずつ、川山甲、当帰のヒゲ根、朱砂、没薬、鬱金、川芎、細辛を三銭ずつ、甘草節と沈香を五銭ずつ、磁石を一両加えることによって諸薬を鉄内に入れる。

もう一法：烏頭と巴豆を一両ずつ、硫黄と麻黄を五銭ずつ、木鼈子と烏梅を十個ずつ。これを鍼とともに水へ入れ、磁器の罐内で一日煮て、洗って選り分ける。さらに止痛没薬、乳香、当帰、花乳石を半両ずつ、やはり前のように一日水煮して取り出し、皂角を使って水洗いし、さらに犬肉に入れて一日煮る。そして瓦屑で磨いて先端を真っ直にし、松子油を塗る。常に人気に近付けると良い。

暖鍼

『素問』遺篇注には「円利鍼や長鍼を刺す前に、まず口の中で鍼を温め、暖かくなってから使う」とある。また「毫鍼は、身体に密着させて鍼を暖め、暖まってから刺す」ともいう。

備考：口や身体で鍼を暖めるのは、鍼を経絡に入れたとき、気が温められて伝導しやすくするためだ。現在は、鍼を熱湯に入れることがあるが、同じ意味である。口に含んで温めたものは、鍼尖は熱くなっていても鍼柄は冷たいので、身に着けていたものに及ばない。身体に密着させておけば鍼全体が熱い。

火鍼

火鍼とは焠鍼である。頻繁に胡麻油を鍼に塗り、灯りの上で焼いて赤くして使えば効果がある。赤くせねば病気が治らないばかりか、かえって人を損なう。鍼を焼くときは鍼尖を低くするが、熱い油で手を火傷しないためである。誰かに鍼を焼かせておき、治療家が治療時に使えば、手を火傷しない。まず墨で、穴位をマーキングしておけば、鍼したときに間違いない。火鍼は難しいので、戦闘に臨んだ将軍の心がないと使えない。まず左手で穴位を圧し、右手で鍼を使う。深すぎれば経絡を傷付けるし、浅すぎれば病気が治らない。ただ浅くも深くもなく中を取る。火鍼では、まず病人を慰めて、恐怖感を抱かせないようにする。灸と比較すると、灸は痛みが久しいが、鍼では痛みが一瞬で、一鍼したら即時に抜鍼し、久しく留めない。そして左手で鍼孔を押さえれば痛みが止まる。人体はどこでも火鍼ができるが、顔だけは避ける。火鍼は、脚気には悪い。かえって腫痛が悪化する。背中のデキモノを破るにはよい。潰れて膿が内部にあり、外面の皮に黄色い点がなければ、ただ毒の上を圧し、柔らかければ潰れて膿ができている。デキモノが大きければ、両端と中央を墨でマーキングし、三回刺鍼して、破って膿を出す。腫れの上に一鍼し、押さえてはならない。指で傍らを強く押さえる。膿は、手に応じて出る。腫れが大きければ膿も多い。刺鍼するときは、身体を捻って避けないと、膿が噴射して身体が汚れる恐れがある。

温鍼

王節齋が言うには「最近は温鍼がある。楚人のやり方である。その方法は、鍼穴の上に、香白芷で団子を作り、それを鍼に被せて施灸すると、多くは効果がある。古くには、鍼すれば灸をせず、灸をすれば鍼をしなかった。これは鍼に灸を加え、灸して鍼をする。後世の俗法である。この方法は、山野を行く、貧しく卑しい人が、経絡に風寒を受けて発病したときに有効である。ただ鍼を温めて、気を通じさせているだけである。血が行き渡れば、疾病が消える。古い鍼法が、最も優れている。但し、今は伝わっていない。恐らく優れた人がいなかったからであろう。これを誤って使えば、たちまち危険になる。灸だけならば有益無害で、やってもよい。最近は衰弱している人を見るので、鍼灸併用しても差しつかえない。

折鍼の治療

一、磁石（吸鉄石）を使って、肉の中から引き寄せれば、鍼が出る。

一、象牙クズを粉にし、水で練って塗れば出る。

一、車脂を膏薬にして、紙にコイン大に塗る。一日三〜五回貼り替えれば出る。

一、鳥羽三〜五本、火で焙って焦がして粉にし、酢で調えて膏薬にし、紙に塗って貼れば一〜二回で鍼が出る。

一、螻蛄脳子をつついてペースト状にし、それを塗れば出る。

一、硫黄を細かくし、水で溶かして塗り、紙切れを貼れば、痒みを覚えたときに鍼が出る。

一、双杏仁をつついてペースト状にし、新鮮な豚のラードで均一に調えて、鍼孔へ貼れば、鍼は自然に出る。

もし経絡が傷付いて膿血が止まらねば、黄耆、当帰、肉桂、木香、乳香、沈香を粉にし、緑豆の粉を混ぜ、小麦を煮たものを入れて丸薬を作る。これを五十丸ずつ熱湯にて服用する。

＊このなかで効果があると思えるのは、磁石を使って出すというもの。当時の鍼は、鉄でできていたので、あるいは出たかもしれない。しかし、そのような強力磁石があったかどうかは不明。

#『内経』補瀉

黄帝「私の聞いた刺鍼法は、あり余っていれば瀉し、不足は補うというものだ」

岐伯「すべての病気の発生には、みな虚実があり、補瀉をおこなう。虚を瀉して、実を補えば、身体から意識がなくなり、邪が入って正気を失うので、真気が定まらない。ヤブ医者による失敗で、これを若死にという。虚を補って、実を瀉せば、意識が身体へ戻り、意識を失った身体を久しくふさぐ。それを名医という。

鍼の使いかたは、沿わせれば助け、迎えれば奪う。虚では実にし、充ちていれば瀉し、滞った血があれば除き、邪が盛んであれば追い出す。ゆっくり刺入して、勢いよく抜鍼すれば実にし、勢いよく刺入して、ゆっくり抜鍼すれば虚にする。実と虚は、鍼下に気があるかないかの違いである。発病してから経過しているか間がないか、正気があるのかないのかを観察する。虚にするか実にするかは、患者に何かを得たような感覚にさせるか、何かを失ったような感覚にさせるかである。虚実のポイントは、九鍼で最も重要である。補瀉は、鍼でおこなう。

瀉とは迎であり、鍼で向かわせる意味である。強く鍼を持って刺入し、鍼を放ったら抜鍼するが、陽部の鍼を動かして鍼孔を広げ、邪気が出るようにする。だが指で圧して鍼を引けば、内温と呼び、血は散らず、邪気も出ない。

補とは随であり、従わせる意味である。鍼を忘れたようにする。刺鍼や刺入は、蚊や虻が止まるようにおこない、留めてから鍼を還らせるときは、弦が切れるように勢いよく抜く。左手の押手を、右の刺手と協力させて、体内の気が出ようとするのを止める。外の鍼孔が閉じれば、体内の気が実となる。血が留まらないように、欝血したら急いで瀉血する。

刺鍼しても得気しなければ、刺鍼する回数にこだわらない。刺鍼して得気したら抜鍼し、それ以上は刺鍼しない。

＊実は痛みなので、筋肉が緊張して固くなっていることが多く、しっかりと鍼を持って入れる。原文瀉法の最後の「按而引鍼」以降は、それまでの記述で瀉法を説明しているのだから「もし間違って抜鍼したあと押さえれば、補法になってしまう」という意味。

「鍼を忘れたようにする」とは、瀉法が鍼を強く持って速抜するのに対し、鍼を忘れたように放置して置鍼する意味。そして操作は「蚊や虻が止まる如く」静かに操作する。そして勢いよく抜く。実際は、深く刺入して速抜すると、痛いし出血するので、深部ではゆっくりと引き抜く。浅層では速抜する。最後に、いずれにせよ病巣部へ鍼感を伝導させることが重要だと述べている。

鍼で天下に公言していることは五つある。一に精神統一、二に養生、三に薬物、四に鍼の製作、五に五臓や血気の診察である。この五法を知って、どれを先に使うか決める。現在は末世の刺鍼である。虚なら実にさせ、邪に満ちていれば排出させることは、どの鍼灸師でも知っている。しかし天に応じて地が動き、それと調和して鍼は響き、影のように従う。誰にも理解不能な神秘は鍼になく、ただ気の往来があるだけである。

＊鍼は客観的で、筋道の通った医療技術である。しかし、この時代にはマジナイや祈祷も治療法の一つとされ、お符を貼ったり、祈祷したりなどの迷信が流行していた。なかには鍼の聖書である『素問』や『難経』を無視し、自分だけに特殊な才能があると言って民衆を惑わせた人物もあり、治療の名目で暗殺した人物もいた。『鍼灸大成』の中でも迷信を利用している。

黄帝「その方法を知りたい」

岐伯「刺鍼の真実は、まず精神を治めることである。そして五臓の状態を把握し、三部九候で脈を調べ、そのあとに鍼が来る。真臓の死脈が現れてないか調べ、五臓の気が絶えていないことを確認し、外に現れた状況と体内の状態が一致しているかどうか見る。外観に基づいて治療してはならず、経気の往来に基づいて施術する。人には虚実があって、五虚なら刺鍼を避け、五実なら避けてはならぬ。刺鍼する時期が至ったら、間髪を入れずに刺鍼する。手を務めて動かし、鍼を均一に輝かせる。刺鍼したら、静かに鍼へ意識を注ぎ、その変化を観察する。それを冥冥と呼び、その形は見えない。それはキビ畑を潜って飛ぶ鳥のように、飛んでいるのは分かるけれど、それが何なのかは分からない。弓を構えるように伏せて、弓を射るように起きる」

＊五虚は、脈が細弱、皮膚が冷たい、呼吸が弱い、下痢して尿が無色、食べられないなどの虚証。五実は、脈が洪盛、皮膚が熱い、腹が膨れる、大小便が出ない、高熱で意識が乱れているなどの実証。
「よく調べて、助からないような患者には刺鍼するな」と述べている。助からない患者の見分け方を長々と述べている。患者を治療して死ねば、鍼灸師として信用されなくなるからだ。そして、重症そうにみえても助かる患者だけ治療する。刺鍼は、刺鍼する前にマッサージのようなことをして、刺鍼部位が脈打つような感じになったら刺鍼するという。切皮は一瞬きらめくようにして入れ、静かに得気するのを待つ。

「虚を刺すものは実にし、実に刺すものは虚にする。経気が得られたら、それを守って逃さないようにし、浅く入れたり深く入れたりする。これは遠隔取穴でも局部取穴でも同じである。深淵に臨むように、また手は虎を握るように、精神は何も考えない」。鍼下に邪がなくなれば、必ず意識が回復する意味である。

毫鍼のポイントは、陳述するのは容易だが、究めることは難しい。ヤブ医者は機械的な刺鍼手法にこだわるが、名医は気血の虚実に注意して補瀉をする。神とは正気であり、経穴に宿る。まだ疾病も見ないのに、どうして発病原因が分かるのか？　刺鍼の微妙さは、操作の速度にある。ヤブ医者は関節以下の五輸穴を使うことは知っているが、血気や正邪の往来は知らない。名医は気血盛衰のメカニズムを把握する。気の虚実を知って、経穴で鍼の徐疾を使う。鍼で気を得たら、注意して気を守り、失うなかれ。邪気が盛んならば補法してはならず、正気が虚していれば瀉法してはならない。気のメカニズムを知るものは、間髪を入れずに気を逃さない。気のメカニズムを知らぬものは、補瀉するタイミングが分からない。気の順逆と盛虚を知って、補瀉するタイミングを把握する。ヤブ医者は、得気したのが分からない。名医なら刺鍼して得気したことが分かる。正気が虚し、脈が空虚なら逆証であり、身体の状態と気が釣りあっていれば順証である。病気の順逆を知っていれば、正しい治療ができる。邪を迎えて奪えば、虚にならないことがあろうか？　正に随って助ければ、実とならないことがあろうか？　迎や随で、バランスを整えれば、鍼の目的は終わる。

＊この部分は「何で、そんな訳になるの？」と疑問が湧くだろう。
この部分は『霊枢・九鍼十二原』の一節だが、まともに訳していても意味が分からない。この部分は『霊枢』でも難しい文とみえて、たしか『小鍼解』に解説があったが、と思い出し、『霊枢・小鍼解』を開いて、その解説に従ったところ、こうした訳になった。解説は当分続くので、次の文も『霊枢・小鍼解』を頼りに翻訳する。

鍼をするものは、太淵脈が虚していたら補法し、太淵脈が実していたら瀉法し、浮絡があれば瀉血し、経脈が盛んならば、その経の邪を瀉す。『大要』は「鍼を持つ時は、しっかり持つ。正確に持って、経穴へ垂直に刺し、斜めに刺さないようにする。精神を鍼に注ぎ、意識を患者に置く。患者の血脈を調べて刺鍼すれば、間違いない。運鍼するときは、鍼下の気、そして眉間に注意する。精神を集中させて、他に注意を取られなければ、治療後の予後が分かる。浮絡が経穴の横にあれば、血が満ちて見え、触れば固い。

＊これも『霊枢・九鍼十二原』の内容。原文は「必在懸陽、及与両衛」だが、それでは意味が通じないので、必と衛を『甲乙経』に基づいて心と衡に改めた。「心を懸陽と両眉に置く」の意味。懸陽には目とか鼻とか諸説あるが、臨床では患者の表情を見ることと、鍼の渋りぐあいに注意することが重要

なので、目や鼻では顔ばかり見ていることになり、臨床と合わないので、楊継洲の「経絡迎随設為問答」の解釈に従った。「視之独満」の原文は「視之独登」、『霊枢』は「視之独澄」だが、やはり『甲乙経』により満に改めた。

虚を刺して実にすれば、鍼下が熱くなる。衛気が実となったので、衛は陽気だから熱が発生した。邪実を瀉せば、鍼下が冷える。邪気が衰え、衛とバトルしなくなったので熱が冷めた。浮絡があれば除くとは、悪血を出すことである。邪が盛んなら虚にするとは、抜鍼して鍼孔を押さえないことである。ゆっくり、そして速くすれば実とは、徐々に抜鍼して、すばやく鍼孔を押さえれば実になることである。速く、そしてゆっくりすれば虚とは、速く抜鍼して、しばらくしてから鍼孔を押さえれば虚になることである。虚と実は、血気の量を観察する。鍼下に気があるかないかが判断できねば、疾病が分からない。原発病か続発病かが分かれば、原因と症状が知れる。気があるかないかとは、脈が強いか弱いかである。虚と実にするとき、術者は方法を誤るなかれ。得たようなのと失ったようなのとは、方法と関係なく、補法では何かが補充されたような感じに患者をさせ、瀉法では症状を失ったような感じに患者をさせる。虚実のポイントは、九鍼がもっとも優れているとは、それぞれの鍼に用途があること。補瀉のときは、気の開闔に合わせ、鍼下に気が来たら開なので迎えて瀉し、鍼下の気が去れば闔なので随って補う。九鍼の名前によって形が異なるとは、九鍼は補瀉が決まっていることである。実に刺すときは、実邪を虚にする必要があり、置鍼して陰気が至り、冷える感じがしてから鍼を抜く。正気の虚に刺鍼するときは、正気を充実させる必要があり、陽気が至って盛んになり、鍼下が熱くなってから抜鍼する。経気が鍼下に至ったら、慎重に守って逃さないようにし、手法を変更してはならない。病巣の深さを知れば、病が深部にあるか表層にあるか分かる。遠近が同じようだとは、深刺して得気するものや浅刺して得気するものがあるが、気を待つことには変わりないこと。深淵に望めば落ちないようにするとは、刺鍼では崖っぷちに立っているように注意しろという意味。手は虎を握るごとくとは、しっかりと鍼を持つこと。精神を他のものに置くなとは、心を静めて患者を観察し、よそ見をするなということ。正しくして斜めに刺入するなとは、正確に持って直刺すること。その精神を必ず正しくするとは、刺鍼したあと患者の目を見て、精神を誘導すれば、気が伝わりやすいことである。

*この内容は『素問・鍼解』。

「易陳」とは、言うのはたやすいこと。「難入」は、実際に操作するのが難しいこと。「粗守形」

とは、悪い鍼灸師は機械的な刺鍼法と穴位のみを守って運鍼すること。「上守神」とは、上手な鍼灸師なら人の気血の過不足に基づいて補瀉をすること。「神客」とは、正気と邪気が共にあること。「神」とは正気である。「客」とは邪気である。「在門」とは、邪が正気に伴って出入する部位である。「未観其疾」とは、どの経絡の疾患であるか事前に知ることである。「悪知其原」とは、何経の発病か分からねば取穴できないことである。「刺之微、在速遅」とは、刺鍼の微妙さが徐疾の手法にあることである。「粗守関」は、悪い鍼灸師は手足の関節の五輸穴を使うことは知っているが、気血や正邪が鍼下に来たことが感じ取れない。「上守機」は、上手な鍼灸師なら鍼下で得気したことを感じ取れる。「機之動、不離其空中」とは、鍼下の気の虚実を把握し、徐疾補瀉をすること。「空中之機、清浄而微」とは、刺鍼して得気があれば、その気を注意して逃さないようにすること。「其来、不可逢」とは、邪気が盛んならば補法してはならない。「其往、不可追」とは、正気が虚していれば瀉法してはならない。「不可掛以髪」とは、鍼下の得気が失われやすいことをいう。「扣之不発」とは、手法の意味を知らないため、得気しても運鍼せず、補瀉のチャンスを逃してしまい、気血が尽きて、病邪が瀉されないこと。「知其往来」とは、気の順逆や虚実を知ること。「要与之期」とは、鍼で気の取れるタイミングを把握すること。「粗之闇」とは、悪い鍼灸師は、鍼下にて気の変化が読み取れないこと。「妙哉、工独有之」とは、上手な鍼灸師は、得気した瞬間を捉えて補瀉し、鍼の意味を分かっていること。「往者為逆」とは、経気が虚して脈が小さくなっているもので、脈が小さければ逆という。「来者為順」とは、身体と気が釣り合っているもので、釣り合っていれば順という。「明知逆順、正行無問」とは、逆と順を分かっていれば、正しい治療が問題なくでき、どう取穴したらよいか分かっていること。「逆而奪之」とは、経脈に逆らって刺入する瀉法。「随而済之」とは、経脈に沿って刺入する補法。「所謂、虚則実之」とは、太淵脈が虚していれば補法すること。「満則泄之」とは、太淵脈が実していれば瀉法すること。「菀陳則除之」とは、浮絡に邪が蓄積していれば、瀉血して除くこと。「邪盛則虚之」とは、各経脈が盛んならば邪を瀉すこと。「徐而疾、則実」とは、ゆっくり刺入し、すばやく抜鍼すれば補法であること。「疾而徐、則虚」とは、すばやく刺入し、ゆっくり抜鍼すれば瀉法であること。「言実与虚、若有若無」とは、実は正気があり、虚は正気がない。「察後与先、若存若亡」とは、まず気の虚実を調べ、補法を先にするか瀉法を先にするか決め、すでに邪気が去ったのか、留まっているのかを把握する。「為虚与実、若得若失」とは、補法では患者に元気が出たような感じがあり、瀉法では急に症状がなくなったような感じがする。

＊この部分は『霊枢・小鍼解』。「言実与虚、若有若無」とは、実は補法で正気を充実させたあと、虚

は瀉法で邪気を除くと解釈されているが、私は原文通りに訳した。それは相当に虚した患者に対する漢方治療なので、薬を使わない鍼に当てはまるのか疑問だから。「察後与先、若存若亡」の部分で、下は降りた意味なので、去ったということ。常存は、常に存在するという意味で残っていること。

それゆえ鍼灸師が鍼を使うときは、気のありかを知り、気のある経穴に刺鍼して守気する。目的は気を調えることが明らかで、穴位は補瀉をする部位である。徐疾の意味で、取る部位である。瀉では円を使い、押して切皮したら捻転し、鍼感を病巣部へと伝わらせる。速く刺入して徐々に抜鍼すれば、邪気も鍼穴から出る。抜鍼では経脈に逆らい、揺らして鍼孔を大きくし、気とともに疾病を出す。補では方を使い、皮膚を引っ張って経穴へ鍼尖を当てる。左手を中心にし、右手で皮膚を押し、小刻みに捻鍼しながら徐々に刺入する。鍼を正しく持って垂直に入れ、静かに心を落ち着けて、しっかり鍼を持って待つ。気が至ったら少し置鍼し、気が鍼下に至って緊張が解れたら速く抜鍼し、皮膚を押して鍼孔を塞ぎ、正気を残す。鍼のポイントは、神を忘れないことである。

＊これは『霊枢・官能』の内容。ここで神と呼んでいるのは、鍼下の状態の変化を意味する。変化は神と考える。方と円は、方はぎこちなく操作し、円は円滑に操作するとか、方は四角を描き、円は円を描く操作するとか、方は正で、円は円滑とか、さまざまな解釈がある。次の『素問・八正神明論』

では、方と円が補瀉で全く逆。

瀉では必ず方に使う。気は方で盛んになり、月は方で円くなり、日は方で暖かくなり、身体は方で定まり、息は方で吸うときに刺入し、さらに方で吸うときに捻鍼し、さらに方で吐くときに抜鍼する。それで瀉では必ず方を使えば、鍼感が伝わるという。補では必ず円を使う。円とは鍼感が伝わることである。行は移動である。刺鍼では必ず営血を刺し、患者が息を吸うときに抜鍼する。だから円と方は、鍼の名称ではない。

＊この篇では、月の満ち欠けを喩えている。一般に方を正と解釈されているが、文意だと極まった地点と解釈できる。円は具体的に説明されているが、方は喩えばかりで、何とでも解釈できる。

実邪を瀉すには邪気が盛んなときに刺入し、鍼に邪気が寄ってきたとき経穴を開いて、邪の入ってきた門戸を通りやすくする。そして鍼と邪気を一緒に出せば、精気が傷付くことなく邪気が捨てられる。その鍼孔を閉めなければ、その実邪は出続ける。その路を揺らして大きくし、その路を通りやすくすることを大瀉という。抜鍼するとき周囲を押して出せば、大邪の気は尽きる。鍼を持って置くなかれ、患者の意識が安定したら、呼気で鍼を入れる。呼気が出るとき鍼を入れれば、鍼孔が四方から塞がれ、そこから精気が出ることはない。方で正気が充実したら、すばやく抜鍼する。吸気が入るとき鍼を抜けば、熱邪が再び入ることができず、鍼孔を塞げば邪気は外へ散らばり、精気は体内に残る。気が動くまで待てば、刺鍼部位の正気が失われず、遠くの正気がやってくる。これを追うので補法という。

＊『素問・調経論』の一節。

吸気で刺入し、鍼を経気に逆らわせない。静かに久しく留め、邪気を鍼に集めて拡散させない。吸気で捻鍼して得気する。呼気で抜鍼し、呼気が終わるときに体外へ出せば、大邪の気は、鍼と一緒に出る。それを瀉という。

指で押したり撫でた後、押手を使って衛気を散らし、押して按じ、弾いて努張させ、爪で押さえて、経絡が通じるようになったら、皮膚を穴位に引き寄せて、精神を鍼下に集中させ、呼気で鍼を入れる。静かに鍼を久しく留め、気が鍼下に至るまで待つ。偉い人を待つように、日が暮れるのも分からないほどに待ち、気が至ったら、その気を逃さないようにする。吸気で抜鍼すれば、正気が体外に漏れず、それぞれの部位に留まる。鍼孔を塞いで神気を残せば、大経の気も体内に留まる。それを補という。

＊『素問・離合真邪論』の一節。ここの大気は、明らかに邪気ではない。大経の気と解説されている。

補と瀉は両方とも大切で、天地が一つのようなものだ。鍼下に経気が至れば、慎重に守って逃がさないようにする。刺入深度は状態で決めるが、深くても浅くても得気しなければならない。深淵に臨むように、手は虎を握るように意識を集中し、精神が他の物に逸れないようにする。

＊『素問・宝命全形論』の一節。

鍼の持ち方は、正しく真っ直に持ち、静かに心を落ち着ける。まず虚実を調べ、そして徐疾補瀉をする。刺鍼するときは、左手で骨を押さえ、右手で皮膚を撫でて、筋肉が緊張しないようにする。瀉法では鍼を垂直にし、補法では鍼孔を閉じる。捻鍼して気を伝導させれば、邪は広がらずに、真気が残る。

黄帝「皮を広げて、皮膚を開くのには、どうするのか？」

岐伯「皮膚にある肉の分かれ目で、左手を皮膚に置いて指で広げ、わずかに切皮して、ゆっくりと直刺する。それが神を散らさず、邪気を追い出す方法に適合する」

＊『霊枢・邪客』の一節。原文は「輔鍼導気、邪得淫泆」だが、それでは「鍼を助けて気を導き」という文になって意味不明。輔は轉の誤字。淫泆は浸す意味だから、原文通りでは「邪は満ちることができ、真気が居られる」となる。　？おかしい。そこで不を補った。いずれも『甲乙経』に基づいて訂正した。

気のありかを知り、まず経脈を得る。取穴は少なく、少し深く刺入して置鍼する。だから徐々に入れられる。上部に大熱があれば、鍼で押して下げる。下部から上に病が広がれば、病気を引いて追い出す。最初に痛くなったところは、そこから取る。表寒がひどければ、置鍼して陽気を補う。病邪が経脈に入れば合穴を取って瀉す。上の気が不足していれば、推して揚げる。下の気が不足していれば気を補って蓄積する。寒邪が経脈に入れば、鍼で散らせる。

＊『霊枢・官能』の一節。上の気とは、恐らく膻中。下の気とは、恐らく気海。

実とは邪気が入ったもの。虚とは正気が出たもの。邪気が実すれば熱になる。正気が虚せば冷える。実に刺鍼するときは、左手で鍼孔を広げる。虚に刺鍼するときは、左手で鍼孔を閉じる。

肉付きや呼吸が不足し、病状が激しければ、邪が盛んなので、すぐに瀉法する。肉付きや呼吸があり余り、病状がひどくなければ、陰陽ともに不足している。刺鍼してはならない。刺鍼すれば、さらに不足し、不足がひどければ陰陽ともに尽きて、血気ともに尽き、五臓の臓気が空虚になり、筋骨や髄が枯れ、老人ならば死に、若者は回復しない。肉付きや呼吸があり余り、病状もひどければ、陰陽ともにあり余っている。すぐに邪を瀉し、その虚実を調える。つまり「あり余っていれば瀉し、不足していれば補う」とは、これを言う。だから順逆を知らないのに、正気と邪気が争っていたとする。そのとき実なのに補法すれば、邪が手足の陰陽経に溢れ、胃腸は邪気に満ち、肝肺の内部が邪で膨らみ、陰陽の経脈が混乱する。そのとき虚なのに瀉法すれば、経脈が空虚となり、血気は尽きて枯れ、胃腸が弱って消化できず、痩せて皮膚が薄くなり、毛髪や皮膚が干乾びる。そうなると死期が予測できる。

＊原文は、かなり脱落がある。これは『霊枢・根結』の引用だが、それは「是邪盛也、急瀉之」のあと「形気有余、病気不足、急補之。形気不足、病気不足、此陰陽倶不足也、不可刺」と続いている。つまり「病気不足、急補之。形気不足」の部分が落ちている。

どう見ても『霊枢』の文が正しいので、それを補うと「肉付きや呼吸があり余り、病状がひどくなければ、すぐに補法する。肉付きや呼吸が不足し、病状がひどくなければ、陰陽ともに尽きている」となる。形気には、身体と呼吸、気血の状態、体質、血気、身体と気力などの意味があるが、身体の肉付きと呼吸と解釈した。

鍼を使うのは、気を調えるためである。地の陰気は、胃で消化されて蓄積し、営衛となって、それぞれの道を流れる。天の陽気は、宗気となって肺に溜る。下に行く宗気は、気衝へ入り、すぐに出るものは呼吸道に走る。だから足が冷えるものは宗気が降りず、脈中の血が冷え、凝固して留まる。だから火で調えねばならず、すぐに刺鍼してはならない。

＊『霊枢・刺節真邪』の一節。今までに、鍼は火も宿すとあったが、『内経』時代には鍼が金属なので冷やすと考えられており、冷えには火を使うとの考えがあった。宗気は天の陽気なので暖かく、それが流れないので冷える。

散った精気を収め、集まった邪気を散らすとき、鍼灸師は奥深く静かな部屋にいて、精神を往来させ、戸や窓を閉めて意識が散らないようにし、精神を集中させ、精気を一つにして、人の声に掻き乱されることなく、精神を収めて精神を統一し、意識を鍼に注ぐ。浅刺して置鍼するにせよ、わずかに浮刺するにせよ、患者の意識を鍼へ移動させ、気が至ったら終える。男は深部で得気し、女は浅層で得気する。堅く拒んで出す事なかれ、慎重に守って入れる事なかれ、これが得気である。

＊『霊枢・終始』の内容。原文は「精気之分」だが、意味がおかしいので『黄帝内経太素』に基づいて「精気不分」とした。この文意は、真剣に刺鍼しろということ。「堅拒勿出、謹守勿内」を「正気を出すな、邪気を入れるな」と解釈したものもあるが、男女による筋肉の厚さの違いで、男は深く刺して、女は浅く刺して得気すること。そして得気すると筋肉が締まって鍼を引き込むが、そこで鍼を抜いては効果がなく、また入ってしまうと安全深度を超えるかも知れない。

刺鍼して得気しなければ、刺鍼回数を問うな。刺鍼して得気したら抜鍼し、それ以上の刺鍼はするな。九鍼には、それぞれ適応症があり、それぞれ形状が違い、それぞれの用途がある。刺鍼のポイントは、得気すれば効果があるということだ。その効果は、風が雲を吹き飛ばし、すぐに晴天となるが如し。刺鍼の道は、これに尽きる。

＊『霊枢・九鍼十二原』の一節。「無問其数」を、現在は「得気があるまで候気操作する」とか「得気するまで待つ」と訳されている。後の解釈はともかく、『霊枢』時代は複雑な刺鍼操作がなかった。「その数」というからには刺鍼回数と解釈する。気が得られることが刺鍼に重要であることを述べている。

鍼を使うものは、必ず先に経絡の虚実を観察し、経絡を指圧したり撫でたり、圧したり弾いたりする。そして経絡が反応したら刺鍼する。六経が調っていれば病気とは言わず、仮に病気があったとしても自然に治る。一経で、上が実して下が虚して通じなければ、必ず横絡で邪が盛んになって経脈と繋がり、それが経脈を通じなくさせている。その場合は浮絡を瀉すが、それを解結と呼ぶ。上が冷えて下が熱ければ、まず後頚部を刺し、足太陽経脈に久しく置鍼する。刺鍼したあと後頚部と肩甲部にホットパックし、その熱が下半身の熱と合流したら終える。これを「推而上之」と呼ぶ。上が熱くて下が冷えれば、下部の経で、脈が虚して陥没している部位を見つけて、その経絡に刺鍼し、陽気が下がれば終える。これを「引而下之」と呼ぶ。全身が高熱のため意識が乱れ、幻覚や幻聴が現れ、意味不明のことを口走れば、足陽明および足陽明の大絡を取り、虚していれば補法し、血が実していれば瀉す。仰臥した患者の頭の前にいて、両手の親指と人差指で、患者の胸鎖乳突筋を挟み、長いこと揉む。そして缺盆中まで下がったら、また上から缺盆へと揉み解し、熱が下がったら止める。これを「推而散之」と呼ぶ。

＊『霊枢・刺節真邪』の一節。頚動脈が原文では「侠按頭動脈」となっている。『霊枢』に基づいて改めた。これは胸鎖乳突筋のこと。

黄帝「私が聞いた刺鍼法は『有余なら瀉し、不足なら補う』というものだ。何が有余で、何が不足なのか？」
岐伯「有余には五つあり、不足も五つある。黄帝が聞きたいのは、どれか？」
黄帝「全部聞きたい」
岐伯「神には有余と不足がある。気には有余と不足がある。血には有余と不足がある。形には有余と不足がある。志には有余と不足がある。この十種は、それぞれ気が異なる」

＊以下は『素問・調経論』の一節。神は生気のこと。形は身体。志は精神。

黄帝「人には精、気、津、液、四肢、九竅、五臓、十六部、三百六十五節があって、いずれもが発病し、発病には虚実がある。さっき先生は、有余には五つあり、不足も五つあると言ったが、それはどのように発生するのか？」
岐伯「それらは五臓に発生する。心には神があり、肺には気があり、肝には血があり、脾には肉があり、腎には志があって、人体を形成している。意識が通じれば、体内で骨髄と繋がって、身体五臓が一体となる。五臓の通路は、すべて経隧を流れる血気で連絡されている。血気が失調すれば、さまざまな病気が発生するので、経隧を中心にする」

＊十六部には諸説あるが、前後関係から十二経脈に督脈と任脈、陽蹻脈と陰蹻脈を加えたものでないかと思う。三百六十五節は全身の関節とする見方もあるが、経穴のこと。経隧は経脈に繋がる管。岐伯の答えより、五臓が経絡の通路によって全身と連絡しているが、連絡しているのは精神であり、それは気血によって運ばれていると考えていることが分かる。つまり五臓がパソコンとすれば、経絡はLAN、気血は電気信号となる。

黄帝「神の有余や不足では、どうなるのか？」

岐伯「神の有余では笑いが止まらず、不足すると悲しい。血気に邪が入らなければ五臓は安定している。邪が身体に宿ると、ゾクゾク寒気がして鳥膚が立つが、まだ邪が経絡には入っていない。それを神の微［軽症］と呼ぶ」

黄帝「どのように補瀉するのか？」

岐伯「神の有余では瀉す。小さな絡脈を出血させるが、深刺しなくてよい。経脈に当てなければ神気は平常になる。神の不足では、虚した絡脈を捜して指圧し、気を至らせたら刺鍼して気血を通じさせる。出血させず、気が漏れないようにし、経脈を通じさせれば神気は平常になる」

黄帝「軽症を刺すには、どうするのか？」

岐伯「長く按摩して、鍼は浅刺する。気を移動させて不足を補えば、神気は回復する」

黄帝「気の有余や不足では、どうなるのか？」

岐伯「気の有余では喘いで咳が出、不足すると呼吸が弱くなる。血気に邪が入らなければ五臓は安定しているが、邪が皮膚を犯せば、白気の微泄［軽症］と呼ぶ」

黄帝「どのように補瀉するのか？」

岐伯「気の有余では経隧を瀉すが、経脈は傷付けず、出血させずに正気も漏らさない。気の不足では経隧に補法し、気を出さない」

黄帝「軽症を刺すには、どうするのか？」

岐伯「長く按摩して、鍼を出して見せたとき、患者に『私は深く刺す』と告げる。すると患者は緊張して精神を集中するので、精気が刺鍼部位に集まり、邪気が散乱して居場所がなくなり、邪気は毛穴から排泄され、真気が回復する」

*白は肺の色なので、白気微泄は、肺気が少し虚したもの。

黄帝「血の有余や不足では、どうなるのか？」

岐伯「血の有余では怒り、血が不足すると恐がる。血気に邪が入らなければ五臓は安定しているが、孫絡外に溢れると、経脈が欝血する」

黄帝「どのように補瀉するのか？」

岐伯「血の有余では、邪血が充満した経脈を瀉して出血させる。血の不足では、正気が虚した経脈へ刺鍼し、久しく置鍼して、脈拍が大きくなったら、すばやく抜鍼して、血が漏れないようにする」

黄帝「刺鍼して内出血したら、どうするのか？」

岐伯「その血絡を捜して刺鍼し、その血を出して、悪血が経脈に入って疾病が起きないようにする」

黄帝「形［肉体］の有余や不足では、どうなるのか？」

岐伯「形の有余では腹が膨れ、大小便が出なくなる。不足すると手足が痩せて動かなくなる。血気に邪が入らなければ五臓は安定しているが、筋肉がピクピク動く。それを微風［軽症］と呼ぶ」

黄帝「どのように補瀉するのか？」

岐伯「形の有余では陽経を瀉し、形の不足では陽絡に補法する」
黄帝「軽症を刺すには、どうするのか？」
岐伯「分肉の間へ刺入し、その経に当てることなく、その絡を傷付けずにいれば、衛気が回復して邪気が散る」

＊この陽経は、陽明経と解釈されている。ここの分肉は、肉と肉の境目。

黄帝「志の有余や不足では、どうなるのか？」
岐伯「志の有余では腹が膨れて消化不良となる。不足すると手足が冷たくなる。血気に邪が入らなければ五臓は安定しているが、手足の関節がグラグラする」
黄帝「どのように補瀉するのか？」
岐伯「志の有余では、然谷の前を瀉して出血させる。志の不足では復溜に補法する」
黄帝「邪が血気に入っていなければ、どう刺すのか？」
岐伯「そこを取るが、経に当てずとも、すぐに邪が消える」

＊以上が『素問・調経論』の一節。

血がサラサラして気が伝わりやすければ、速い瀉法すると正気を消耗しやすい。血がネバネバして気が伝わりにくければ、速い瀉法で経脈が通じる。

＊以上が『霊枢・逆順肥痩』の一節。

『難経』補瀉

『内経』に「虚なら補い、実は瀉し、虚でも実でもなければ経を取る」とあるのは、どういう意味？

それは、虚なら母に補法し、実では子に瀉法する。補法をしてから瀉法をする。虚でも実でもなければ経を取るとは、その経が発病したもので、他経の邪による症状ではない。その経を取って治療するので、経を取るという。

＊『難経・六十九難』

『内経』に「春夏は浅刺し、秋冬は深刺する」とあるが、どういう意味か？

それは、春夏は陽気が大気にあり、人の気も表面にあるので浅刺する。秋冬は陽気が地下にあり、人の気も深部にあるので深く刺す。

春夏は一陰に至らせ、秋冬は一陽に至らせるとは何？

それは、春夏は温かいので一陰に至らせる。まず切皮し、鍼を沈めて筋骨の深部に至らせ、得気した陰気を表層まで引き揚げる。秋冬は寒いので一陽に至らせる。切皮し、浅い毛細血管や皮毛の部位に入れ、得気した陽気を深部へ入れる。それが「春夏必致一陰、秋冬必致一陽」の刺鍼操作である。

＊『難経・七十難』。陰気は体内に沈み、陽気は体表に浮く。

『内経』の「栄を刺すものは衛を傷付けず、衛を刺すものは栄を傷付けない」とは何か？

それは、陽部の衛気を刺すときは、鍼を寝かせて刺入する。陰部の栄気を刺すときは、左手で経穴を押し、衛気を押し退けてから切皮する。それが「刺栄、無傷衛。刺衛、無傷栄」の操作である。

＊『難経・七十一難』。沿皮刺と、深部への刺鍼の違いについて。

『内経』の「迎随の気を知って、それを調える。調気の方法は、陰陽にある」とは何？

迎随とは、栄衛の流れを知ることで、それが経脈の往来であり、経脈に沿って順を取ったり逆を取ったりするから迎随である。「調気の方法は、陰陽にある」とは、まず内外表裏を調べ、陰陽の状態に基づいて調えるから「調気の方法は、陰陽にある」という。

＊『難経・七十二難』

井穴は、肉が薄くて気が小さく、刺鍼しにくい。どのように刺すのか？

井穴は木であり、滎穴は火である。火は木の子だから、井を刺したければ滎を瀉す。それで『内経』は「補では瀉してはならず、瀉では補ってはならない」という。

＊『難経・七十三難』

『内経』の「東方が実で、西方が虚なら、南方を瀉して、北方を補う」とは、どういう意味？

金木水火土は、バランスがなければならない。東方は木で、西方は金であり、木が実なら金が抑える。また水が実なら土が抑える。文面から、東方は肝なので肝実と分かり、西方は肺なので肺虚と分かる。それに対し、南方の火を瀉して、北方の水を補う。南方の火は、木の子である。北方の水は、木の母である。水が火を尅すのは、子が母を実にし、母が子を虚にするからである。だから火を瀉して水を補えば、金が木を平らげなくする。『内経』は「虚を治せなくて、なぜ実を問う」とは、これを述べている。

金不得の「不」の字は、不要であろう。火を瀉して木を抑え、水を補って金を助けるのは、金で木を剋させるためだ。一説には「火を瀉して水を補うのは別の治療で、金で木を剋すことができない」という。

火は木の子である。子は母を実とさせる。子が実ならば、母を食わない。ここで南方を瀉し、子の気を奪えば、子は母の気を食う。金は水の母であり、母は子を虚にするので、母が虚していれば、子は助けられない。ここで北方を補えば、子の気を助けるので、母の気を食べなくなる。それが『八十一難』の意味を明らかにしている。それで「虚を治せなくて、なぜ実を問う」と言っているが、それは明らかに「実を実にし、虚を虚にする」意味である。

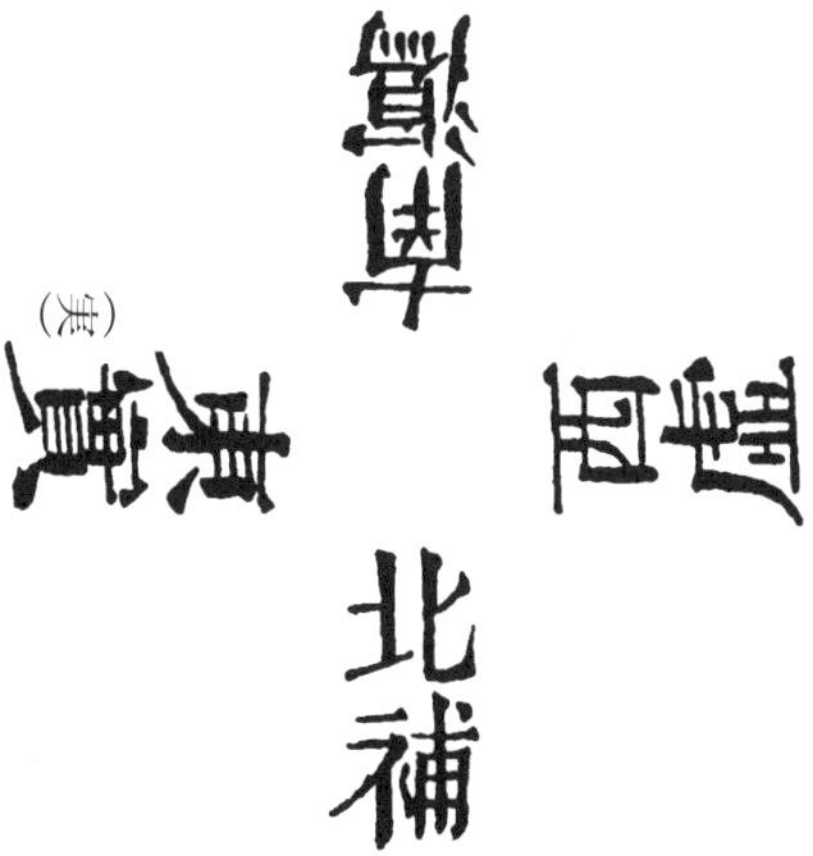

補水瀉火の図

＊『難経・七十五難』

『内経』の「上手は未病を治す。普通は病気を治す」とは？

「未病を治す」とは、例えば肝の病気を見て、それが脾に伝変すると予測されるので、あらかじめ脾気を強くしておき、肝の病邪が脾に伝変しないようにする。だから未病を治すという。普通は肝の病気を見ても、伝変すると知らないので、肝だけを治療する。だから病気を治すという」

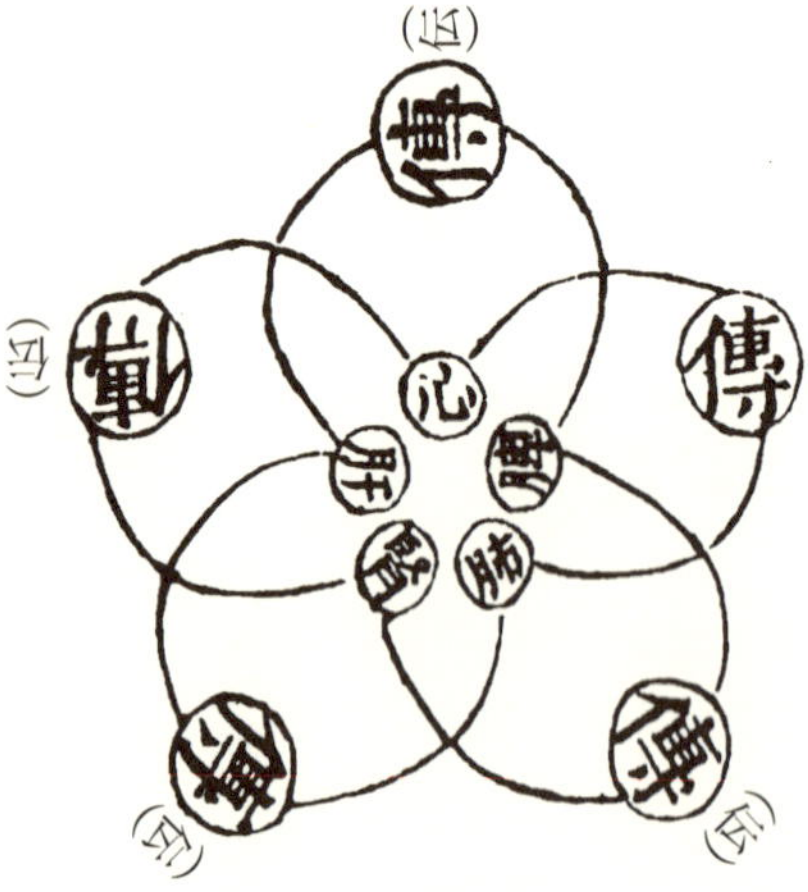

五臓伝病の図

心病は肺に伝わり、肺病は肝に伝わり、肝病は脾に伝わり、脾病は腎に伝わり、腎病は心に伝わり、心病は再び肺に伝わる。七回伝われば死ぬ。つまり尅している臓器に伝変するという。

心病が脾に伝わり、脾病が肺に伝わり、肺病が腎に伝わり、腎病が肝に伝わり、肝病が心に伝わるように、尅している臓の間に臓が入っていれば生きる。病が子に伝わるという。

＊『難経・七十七難』

補瀉とは何？　補法では、どこから気を取る？

瀉法では、どこから気を捨てる？

補法では、衛気から気を取る。瀉法では、栄気から気を捨てる。陽気が不足していて陰気が余分にあれば、陽気を補ってから陰気を瀉す。陰気が不足して陽気が余分にあれば、陰気を補ってから陽気を瀉す。栄衛の気を通行させることが、そのポイントである。

＊『難経・七十六難』

鍼には補瀉があるが、どういう意味？

補瀉の法とは、呼吸に伴う鍼の出し入れが全てではない。鍼を分かっているものは押手に注意し、鍼を知らないものは刺手に注意する。切皮するときは、まず左手で刺鍼する経穴を按圧し、そのあと指で弾いて穴位を怒張させたあと、爪尖を穴位に押し当てる。そして気が至り、刺鍼部位が動脈拍動部のように動いたら、刺鍼して得気させる。そのとき深部へ押せば補法であり、鍼を揺らして鍼尖を浅層へ引き揚げれば瀉である。得気しなければ、男は表層、女は深層にて得気を待つ。何をしても得気しなければ、それを十死と呼び、不治である。

「信其左」とは、鍼の上手なもので、左手を良く使う。鍼を知らない者は、右手から使う。

＊『難経・七十八難』

『内経』の「迎えて奪えば、どうして虚にできないことがあるだろう？　沿わせて助ければ、どうして実にならないことがあるだろう？　実にしたり虚にしたりとは、得たように感じることと失ったように感じさせること。実証と虚証は、術者が刺鍼したとき、何か鍼下にあるように思えるものと空虚なもの」とは、何を言っているのか？

迎えて奪うとは、子穴を瀉すこと。沿わせて助けるとは、母穴を補うこと。仮に心病ならば、手心包経の輸穴を瀉すことで、それを迎えて奪うと呼ぶ。心包経の井穴に補法すれば、沿わせて救うと呼ぶ。つまり実と虚とは、鍼下が堅いか柔らかいかの違いである。鍼下に気が至って堅くなれば得気と呼び、鍼下がスカスカしていれば失っている。だから補法では得たような感じになり、瀉法では失ったような感じになる。

＊『難経・七十九難』

『内経』の「見て入れるとか、見て出す」とは、どういう意味か？

見て入れるとは、左手で刺鍼部位を按圧し、気が至ったら刺鍼する。鍼を入れ、気が尽きたのが分かったら抜鍼する。それを「有見如入、有見如出」と呼ぶ。

＊『難経・八十難』

『内経』の「実に補法し、虚に瀉法する。不足を損ない、余分を増やす」とは、寸口脈の虚実を指しているのか？　それとも病気の虚実を指しているのか？　このような間違った補瀉をすると、どうなるのか？

これは寸口脈ではなく、病の虚実を指している。もし肝実肺虚だったとすれば、肝は木であり、肺は金だから、正常であれば金と木はバランスを保っている。それで金が木を剋していると分かる。仮に肺実肝虚ならば、肝気が衰えており、鍼をして肝を補わず、逆に肺を実にしてしまう。そうすると不足を損ない、有余に益する。これはヤブ医者の過ちである。

＊『難経・八十一難』

『神応経』の補瀉

瀉訣直説

宏綱陳氏は「正しく取穴し、左手親指は穴位を押し、右手は穴位上の鍼に置く。患者に咳をさせて、咳とともに鍼を適切な深度へ入れ、数穴で得気すれば鍼を終える。少し鍼を停めたとき、右手の親指と人差指で鍼を持ち、細かく揺らして、その鍼を上下させつつ捻鍼する。手を震わせるようにするが、それを催気［得気を促す］と呼ぶ。それを五〜六回おこなうと鍼下の気が締まってくる。そこで瀉法は、左側の鍼では、右手の親指と人差指で鍼を持ち、親指を前、人差指を後ろに向けて捻り、鍼柄を軽く引き揚げながら左転する。複数の鍼があっても、すべてこの方法を使う。すべて捻鍼が終わったら、やはり右手の親指と人差指で鍼を持ち、今度は人差指で連続三回捻る(飛という)。そして軽く引き揚げながら左転し、鍼を二ミリほど後退させる。これを三飛一退と呼ぶ。この方法で五〜六回運鍼すると、鍼下が沈んで締まり、気が至る。さらに軽く引き揚げながら一〜二回左転する。右側の鍼ならば、左手の親指と人差指で鍼を持ち、親指を前、人差指を後ろに向けて捻り、前の方法と同じく連続三回捻り、鍼柄を軽く引き揚げながら右転する。これが右半身での瀉法である。抜鍼するときは、患者に咳をさせ、咳と一緒に抜鍼する。これが瀉法である。

＊宏綱陳の方法は、左半身の鍼は右手、右半身の鍼は左手で操作することにより、左転と右転を使い分けて瀉法する。

補訣直説

人に疾病があれば、すべて邪気が集まっている。だから患者が痩せて弱っていても、補法のみはできない。『内経』は「邪の集まる部位は、そこの正気が必ず傷付いている」という。例えば目が赤いなどの疾患では、明らかに邪熱によるものなので瀉法だけする。そのほかの諸疾患では平補平瀉がよく、瀉法したあと補法する。つまり邪を追い出してから真気を補うが、それが先師の伝えなかった秘訣である。もし人が発病していれば、瀉訣直説の手法を使って得気を促し、邪気を取って瀉し終わったら、次に補法する。まず、患者に一口吸気させ、吸気時に捻鍼する。仮に左側の鍼ならば、鍼柄を右側へ捻鍼する。つまり自分の右手の親指と人差指で鍼を持ち、人差指を前、親指を後ろに向けて捻り、捻鍼しながら鍼を〇・一〜〇・二寸入れて、真気を筋肉の部へ深く入れる。もし右側の鍼ならば、鍼柄を左側へ捻鍼する。つまり自分の左手の親指と人差指で鍼を持ち、人差指を前、親指を後ろに向けて捻り、やはり捻鍼しながら鍼を〇・一〜〇・二寸入れる。複数の鍼があっても、この方法で運鍼する。全てが終われば、しばらく停め、次に指を鍼柄の上に乗せ、軽く三回ほど爪で鍼柄を弾く。これを三度おこなったら、やはり自分の左手の親指と人差指で鍼を持ち、親指で連続三回捻る(これを飛という)。鍼を〇・一〜〇・二寸入れ、鍼柄を左側に向けて回す。これを一進三飛と呼ぶ。この方法で五〜六回運鍼すると、鍼下が沈んで締まるか、鍼下が気で熱くなる。それは気が至ったということだ。患者に一口吸気させ、吸気とともに抜鍼し、いそいで鍼孔を塞ぐ。これを補法という。

背中や腹の両側の穴に刺鍼するときは、陰陽経に分けて補瀉する。男子で、背中の正中に鍼するときは、左転が補、右転が瀉。腹上の正中の運鍼では、右転が補、左転が瀉。女人の背中の正中は、右転が補、左転が瀉。腹上の正中の運鍼では、左転が補、右転が瀉。

男子では背が陽で、腹が陰。女子では、背が陰で、腹が陽だからである。

南豊李氏の補瀉

『図注難経』は「手の三陽経は、手から頭。鍼尖は外から上に向かえば随であり、鍼尖が内から下に向かえば迎である。足の三陽経は、頭から足。鍼尖が内から下に向かえば随であり、鍼尖が外から上に向かえば迎である。足の三陰経は、足から腹。鍼尖は外から上に向かえば随であり、鍼尖が内から下に向かえば迎である。手の三陰経は、胸から手。鍼尖が内から下に向かえば随であり、鍼尖が外から上に向かえば迎である。要点は子午を中心とし、左を陽(子から午へ、左転が補)、右を陰(午から子へ、右転が瀉。陽は進んで、陰は退く)、手は陽(左手は純陽)、足は陰(右足は純陰)。左手の陽経は陽中の陽、左手の陰経は陽中の陰。右手の陽経は陰中の陽、右手の陰経は陰中の陰。右足の陰経は陰中の陰、右足の陽経は陰中の陽、左足の陰経は陽中の陰、左足の陽経は陽中の陽。ここで細分すれば、患者の左手陽経では、術者が右手親指を前に進め(人差指を手前に引く)、これを呼気で行えば補(午後なら親指を手前に引くと補で、「前に進め」とは経を外回り、「後退」は経を内回り）、吸気で親指を手前に引けば瀉。患者の左手陰経では、術者が右手親指を手前に引くが、それを吸気で行えば補、呼気で前に推せば瀉。患者の右手陽経では、術者が右手親指を手前に引き、これを吸気で行えば補、呼気で親指を前に推せば瀉。患者の右手陰経では、術者が右手親指を前に推すが、それを呼気で行えば補、吸気で手前に引けば瀉。患者の右足陽経では、術者が右手親指を前に推すが、それを呼気で行えば補、吸気で手前に引けば瀉。患者の右足陰経では、術者が右手親指を手前に引くが、それを吸気で行えば補、呼気で前に推せば瀉。患者の左足陽経では、術者が右手親指を手前に引き、これを吸気で行えば補、呼気で親指を前に推せば瀉。患者の左足陰経では、術者が右手親指を前に推すが、それを呼気で行えば補、吸気で手前に引けば瀉。これは男子の午前中であるが、午後と女人は逆にする。

手では陽が進んで陰が退く。足では陽が退いて陰が進む。六経の起止が繋がっているからである。鍼で穴を起こし、鍼尖を上に向ければ、気の流れる道である。鍼で穴を止め、鍼尖を下に向ければ、気が止まる部位である。左は外で右が内なら気が上行し、右が外で左が内なら気が下行する。午前の補瀉を問えば午後と逆、男子の補瀉は女人と逆。男子の気は、朝は上、晩は下にある。女人の気は、朝は下、晩は上にある。男女の上下は、腰で分割する。

呼吸は男女とも同じなのに、どうして陰陽に分かれるのか？　自然な呼吸、そして意識的な呼吸があるが、刺入したり抜鍼したりは意識した呼吸で行う。捻鍼は高貴な人に仕えるように、鍼柄は虎の尾を握るように、自然な呼吸に注意する。もし左手足ならば呼気の前に捻鍼し、右手足では吸気の後で捻鍼する。もし右手足ならば吸気の前に捻鍼し、左手足では呼気の後で捻鍼する。真陰陽が一昇一降するシステムである。だから男子の陽経は、午前が呼気で補、吸気で瀉となる。陰経は、吸気が補で、呼気が瀉であり、午後は逆になる。女人の陽経は、午前が吸気で補、呼気で瀉となる。陰経は、呼気が補で、吸気が瀉であり、午後は逆になる。また「補瀉では必ず呼吸に基づいているが、もし失神や脳卒中で、呼吸をコントロールできなければどうするのか？」という問いには、「自然な呼吸を伺って捻鍼する。もし吸気すれば捻鍼せず、助手の手で患者の口鼻を押さえてもらい、その気を鼓動させればよい」。ああ、補瀉提插は、男女や朝晩に分けるが、その理論は微妙で奥深い。それは奇経のものなので、十二経の規則には捕らわれない。だから互いに入り乱れて、こうなった。もし流注穴ならば、左右と陰陽に分けるだけでよい。しばしば試す『雪心歌』は「補瀉の方法に二つある。経脈は身体の両端から起こる。古人は補瀉を左右に分けた。今の人は男女に分ける。男女の経脈は同じように生まれ、昼夜に循環して少しも休まない。この秘訣は、梓桑君が作った。我が授ける汝の心は、すでに雪」と述べているが、これは子午流注と奇経八法を含めており、それからあと全てである。

＊「それは奇経のものなので」というのは、陰蹻脈と陽蹻脈が、男女で経脈としたり絡脈としたりすることを意味したものと思う。

だが補瀉の法は、必ずしも呼吸に基づいて鍼を出し入れするとは限らない。深さを言うものもあり、『内経』は「春夏は浅刺がよく、秋冬は深刺がよい」という。栄衛を言うものもあり、『難経』は「衛から気を取り、栄から気を捨てる」という。

補では衛［表層の陽部］から気を取るので、軽く浅く刺鍼し、鍼で衛気が得られたら、その気を虚した体内へ送り込んで助ける。瀉では、その気［深層の陰部］を捨てるので、重く深く刺鍼し、栄気を前で迎え討って取るが、それが実を瀉して奪うことである。だが補法して実にさせ過ぎてもならず、瀉して虚にし過ぎても悪く、みなバランスが重要である。また男子では、穴位を軽く圧して浅刺し、衛気の層にて候気する。女子では穴位を強く圧し、深刺して栄気の層にて候気する。

＊候気は、得気できるように、気のようすを見ること。

虚実は、『難経』に「虚では母を補い、実では子を瀉せ」とある。これは迎随のポイントである。

鍼が逆ならば迎えて奪い、子を瀉す。例えば心の熱病ならば、必ず脾胃の部位で瀉法したあと、鍼を経脈と同方向にして助け、母を補う。心の虚病であれば、必ず肝胆の部位で補法する。

＊一般に「虚では母を補い、実では子を瀉せ」を五輸穴の補瀉と理解しているが、ここでは深さの補瀉だと解説し、心は血脈で火だが、火が生むのは土だから、脾胃の肌肉［脂肪層］で瀉法したあと補法している。これは邪気を追い出した後、正気を助ける意味。そして正気の虚では、火の母は木だから肝胆の筋［筋肉層］で補法をする。正気が弱ったものが虚だから瀉法をしない。「虚では母を補い、実では子を瀉せ」を単なる五輸穴の補瀉に限らないと考えると、もっと発想が広がるかも。

得気を経脈に沿って病巣部まで伝わらせるには、子午迎随よりほかにない。

九は子《ね》陽であり、六は午《うま》陰である。ただし九六の数には多少の違いがあるが、補瀉提插も同じである。初九数とは一×九である。少し留めて再び一×九、少し留めて再び一×九、三回で二十七回、あるいは四×九＝三十六回となる。少陽の数とは七×七＝四十九で、七回ごとに少し運鍼を停める。老陽の数は九×九＝八十一で、二十七回ごとに少し運鍼を停め、それを三度おこなう。初六数とは一×六である。少し留めて再び一×六、少し留めて再び一×六、三回で十八回となる。少陰の数とは、六×六＝三十六で、十八回ごとに少し運鍼を停める。老陰の数は八×八＝六十四で、八回ごとに運鍼を停める。また「子の後は九数で陽を補い、午の後は六数で陰を補う。陰日には陽経を刺し、六数を使って陰を補う。陽日には陰経を刺し、九数を使って陽を補う」というが、この理論は正しい。ただし熱症なら瀉し、寒症では補う。バランスであり、考えて応用する。

＊子は陰が極まって陽に移ろうとするもの。午は陽が極まって陰に移行するもの。山が一つなら陽で、二つなら谷ができるから陰となる。だから奇数が陽で、偶数は陰。三回というのは、穴位を心肺の表層、脾胃の中層、肝腎の深層に分けて運鍼するから。

『内経』「鍼を知るものは押手に注意し、知らぬものは刺手に注意する」刺鍼時。

まず同身寸にて穴位を測り、墨でマーキングする。そして患者に飲食させて、腰掛けさせるか寝かせる。慢性の病気なら、空が晴れて気温が暖まるまで待てば、気が伝わりやすい。急病でも、激しい雷雨ならば刺鍼しない。夜は急病でもない限り刺鍼しない。もし空腹ならば、鍼すると暈鍼する。

＊昔の鍼は、太くて滑らかでなく、力でグイグイ押し込まねばならなかった。だから押手による筋肉の反応で、得気したのを知った。現在の鍼は、細くて滑らかなので、押手でも刺手でも得気が把握でき、互いに確かめ合うために両手を使っている。得気は二十五度ぐらいの室温がないと起きにくいことが、実験で確かめられている。雷雨では気温もかなり低い。夜間も気温が低い。空腹では、気血が空虚になるので貧血しやすく、暈鍼する。患者が不眠でも暈鍼しやすい。だから空腹なら飲食させ、三十分経過してから刺鍼する。

刺鍼するときは、まず左手で刺鍼する穴位を按圧する。

陽経の穴位は、骨の縁で陥没する部位で、圧すると痺れる部位が穴位である。陰経の穴位は、圧して動脈拍動部が穴位である。

＊原文には「当刺之時」がないが、『難経・七十八難』から補った。この解説から陽経の気とは神経で、陰経の血とは動脈と分かる。

切って散らし、爪で刺鍼する。

切るとは、手の爪で穴位の上下四方を押し、気血を散らせること。爪とは、左手親指の爪で穴位を押し、十字形の痕をつけて気血を散らすこと。そして右手の人差指を鍼尾に乗せ、中指と親指で鍼体を挟み、薬指を鍼尖付近に添えて、患者に咳をさせた瞬間に皮下へ入れる。そして手を離して鍼を十息ほど停める。それを天才と呼ぶ。しばらくして再び鍼を押し、肉内に入れたら十息停める。それを人才と呼ぶ。しばらくして再び鍼を押し、筋肉と骨の間に入れて十息停める。それを地才と呼ぶ。これが最も深い層である。そこで長く留め、患者に一口吸気させ、吸気とともに鍼尖を人部へ後退させ、気が至るか調べる。そのとき鍼が沈んで重くなり、締めつけるようであれば気が至っている。そのとき患者が痛みを感じるようならば実で、怠さを感じれば虚である。鍼を引くと軽く浮き、スカスカ動くようならば、まだ気が至っていないので、弾努循捫などの方法で、気を引き寄せる。気を引き寄せようとしても、やはり気が至らず、鍼を豆腐に刺しているようならば効果がない。寒熱の病を除くには、天部で気を伝わらせるとよい。経絡病では、人部で気を伝わらせるとよい。痺れや痛みでは、地部で気を伝わらせるとよい。

*天部や天才は、表層のこと。人部や人才は、筋肉層のこと。地部や地才は、骨と筋肉の境目。寒熱の病気では、発汗させることが目的なので表皮を刺せばよい。経絡病は一般的な病で、筋肉層へ刺鍼する。痺れや痛みは骨痺に属するもので、骨に近い層の筋肉が拘縮し、骨付近を通る神経を圧迫して

いることが多いので、骨付近の筋肉へ刺鍼して緩める。これは下に骨があることが前提なので、肋間や腰のような下に骨がない部分では適用できない。詳しくは北京堂ホームページ、五大疾患を参照。

弾いて努める。捫でて循わせる。

弾は補法である。親指と人差指を合わせて輪っかを作る。病巣部が上にあれば、親指で鍼柄を上に向けて軽く弾く。病巣部が下にあれば、人差指で鍼柄を下に向けて軽く弾く。気の流れが速くなり、鍼感が病巣部へ伝わりやすくなる。

努は、親指と人差指で捻鍼する。連続三回捻るが、手を震わせるようにする。これを飛と呼ぶ。補では鍼を入れながら飛をし、患者に息を停めさせ、力を入れてイキマせる。瀉では鍼を引っぱり揚げながら飛をし、患者に息を吐かせ、力を脱かせるようにする。一法で二通りに使える。気が自然に至るなら、こうした弾努を使う必要はない。

捫は摩擦である。痛む場所が消えない場合、痛む部位を按摩して痛みを散らす。そのあと鍼で飛をし､気を引けば痛みが消える。さらに抜鍼するとき､手で鍼孔を塞ぐことも捫と呼ぶ。

循は、手を刺鍼部位に置き、経絡に沿って上下に撫でること。気を往来させ、推せば気が伝わり、引けば気が至る。これが循である。

動かして伸ばし、推して按ずる。

動とは、回して動かすこと。推とは、推して回すこと。捻鍼が速すぎれば痛み、遅すぎれば病気が治らない。推動とは、左転と右転を陰陽に分ける方法である。伸とは提であり、鍼を後退させること。按とは插であり、鍼を押し入れることである。補瀉をしても、気が伝達しなければ、鍼を大豆粒ほど引き揚げるか、二〜三回の弾法して補法する。鍼が締まって震えるならば、飛法を三回連用し、鍼下が堅くなれば気が伝わりやすい。それが通法である。邪が盛んで、気が滞ったまま伝導しなければ、提插して病邪を追い出し、そのあとで真気を伝達させる。

提とは、地部から人部や天部へと鍼尖を引き揚げること。插とは、天部から人部や地部へと鍼尖を押し入れること。病気が軽ければ九回ほど提插する。病気が重ければ、少陽数や老陽数の提插をするが、回数が多いほどよい。また「病気の治療は、提插にある。また速提徐按［急提慢按］は氷のように冷たく、徐提速按［慢提急按］は火で身を焼くようだ」と言っている。また「男子は、午前なら鍼を引き揚げると熱、押し入れれば寒。午後は引き揚げると寒、押し入れれば熱。女人は逆」。なぜか？　それは提插補瀉が、陰陽に基づいているからである。午前は陽性に合わせて、天部へ引き揚げれば熱となる。午後は陰性に合わせて、地部に押し入れれば熱となる。優れた効果のある良い方法には、詩があって、はっきりしている。

補瀉提插活法：補の鍼では浅く入れたあと深く入れ、瀉の鍼では深く入れたあと浅く出す。提插では、速く引き揚げて徐々に入れれば、氷のように冷たくて瀉である。ゆっくり引き揚げて速く入れれば、火で身を焼くようで補となる。提插したあとで補瀉したり、補瀉したあとで提插してもよい。また補瀉と提插を同時に使ってもよい。

半身不随、ひどい痺れや冷たい痛みが全身を走る。さらに癩風や寒瘧など、すべての冷症には、まず浅く刺入したあと徐々に深く入れ、老陽の数で補法し、得気させて鍼下を堅くする。患者が身体を熱く感じたら補を帯びているので、ゆっくり揚げて速く押す操作を老陽の数か、または三×九＝二十七回おこなうが、それが通法である。鍼柄を押し倒して、患者に五口ほど吸気させ、気を上行させ、陽を帰して陰を退かす。それが進気法であり、焼山火とも呼ぶ。

風痰壅盛、脳血管障害、扁桃腺の腫れ、躁鬱病、マラリア、単熱など、すべての熱症には、まず深く鍼を入れて、そのあと徐々に浅く引き揚げ、少陰の数で瀉法し、得気して患者が冷たさを感じたら瀉を帯びているので、速く揚げて徐々に押す操作を初六数か、三×六＝十八回おこない、再び瀉で引き揚げれば、それが通法である。ゆっくり抜鍼し、病気が消えれば終える。これが透天涼。

マラリアの寒気がしてから発熱したり、すべての上実下虚などを治療するには、まず浅く刺入し、四×九＝三十六の数で運鍼し、気が得られて患者が熱くなったと感じたら、深く入れて三×六＝十八の数で運鍼する。マラリアで発熱してから寒気がしたり、半虚半実の症ならば、まず深く刺入し、六の陰数で運鍼し、気が得られて冷えたなら、徐々に鍼を後退させて九の陽数で運鍼する。これが龍虎交戦法で、陽中に陰があり、陰中に陽がある。邪気が常に正気とともに行って交戦しないので、邪が消えず正気も勝てずに、病気が再発を繰り返す。

腹部のシコリや塊、ガスの溜ったものを治すには、まず鍼を〇・七寸入れ、老陽の数で運鍼し、得気したら一寸の深さへ入れ、少し引き揚げて元の部位に戻す。得気しなければ、この方法を繰り返す。これを留気法と呼ぶ。

腹水、食道閉塞、腹部膨満を治すには、刺鍼したあと、補瀉で気を均一に調え、鍼を上下させ、九回強く入れて弱く引き上げ、六回強く引き上げて弱く入れ、左右に捻鍼する。これを千回やれば自然に気が均一になる。それが子午搗臼。

陰損や肝逆による結膜炎、オデキの初期を治すには、まず右手親指を前に押して左へ捻鍼し、そのあと親指を引いて右に捻鍼する。左と右へ三×九＝二十七回捻鍼し、得気したら前へ向けて、内側の右周りに回転させ、親指で鍼柄を弾き、陽気を引き寄せたら、少し押してから引き揚げ、自然に得気が伝わるようにする。反応がなければ再び施す。これが龍虎交騰法である。

雑病なら一穴一鍼で、得気したあと運鍼し、抜鍼する際に病巣部へ気が伝わればよい。

＊伸とは、鍼を引き出すこと。鍼が伸びるように見えることから伸という。通法は、一般的な方法という意味。癩風とは癘風とか麻風とも呼び、ハンセン氏病［ライ病］のこと。風痰には二つあり、日頃から痰があって、それに風邪が加わったもの。もう一つは肝経の痰。単熱という病名はないので癉熱のことだろう。癉熱とは、冬に寒や熱に傷付けられ、小腸に気が留まった熱性の病気。

提插と徐疾の操作は間違いやすい。提插は、天人地部の層内で上下操作するもので、上部の陽気を下へ勢いよく押し込むと補、下部の陰気を上へ勢いよく引き揚げれば瀉。徐疾は層が違うもので、刺入と抜鍼のこと。ゆっくり抜鍼すれば瀉で、速く抜鍼すれば補。しかし徐疾では、皮膚一枚残った部位まで引き揚げれば、抜鍼と見なす。同じように思えるが、概念が違うので操作が逆。提插と徐疾では、鍼尖の動く幅が違う。ちなみに焼山火では、血管が広がって血流量が増え、手足の温度が上昇する。そして透天涼では、逆に血管が収縮し、血流量が減って手足の温度が低下すると判明している。これが表層で運鍼することや、深層で運鍼することと関係があるのかもしれない。

雑病とは、伝染病以外の疾患。

通じたら取る。

通とは、気が通じることである。提插したあと使う。患者の左手陽経ならば、術者は右手親指を前に九回押し、鍼柄を引き倒して、補なら親指で鍼を弓形に曲げ、鍼尖を病巣部へ向ける。そして上下させたり左右に回して鍼柄を押さえ、患者が熱感を覚えたら停める。もし気が通じなければ、龍虎亀鳳や飛経接気法を使って鍼感を伝わらせる。例えば患者の左手陰経ならば、術者は右手親指を後ろに九回引き、鍼柄を引き倒して、補なら親指で鍼を弓形に曲げ、鍼尖を病巣部へ向けて鍼柄を押さえ、患者が熱感を覚えたら停める。右手陽経ならば左手陰経と同じ方法、右手陰経ならば左手陽経と同じ方法を使う。左足陽経は右手陽経と同じ、左足陰経は右手陰経と同じ。右足陽経は左手陽経と同じ、右足陰経は左手陰経と同じである。潮熱を退かすのであれば、一度ごとに六回補法したあと九回瀉法するが、これを潮熱が退くまで繰り返す。痛みを止めるのも、この方法を使う。痒みや痺れなど虚を補うとか、疼痛の実を瀉すには、まず『内経』の通気法を使い、さらに取気、闘気、接気の法などもある。

＊通気は、置鍼して経絡に気を伝わらせること。取気は、気を得ることで得気。闘気は、気を集めること。接気は、気をリレーさせること。

取とは、左ならば右を取り、右ならば左を取り、手ならば足を取り、足ならば頭を取り、頭ならば手足の三陽経を取り、胸腹ならば手足の三陰経を取るなど、発病した部位を主にし、病気に反応する部位を配備する。例えば、両腕が屈して伸びなければ両足を反応点とし、両足が屈して伸びなければ両手を反応点とする。まず主に刺鍼したあと、反応部位に刺鍼し、主の鍼で気が得られたら、反応部位の鍼を対応させる。左側なら左手、左足なら左手を取る。右側も同じである。まず闘気と接気したあと取気し、手を補い足を瀉し、足を補い手を瀉すなど、縄をなうように操作する。長期の半身不随により、ひどく拘縮した患者には、提插したあと、この方法を必ず使う。徐鳳は「通気、接気の法は、呼吸ごとに気が伝達する長さが決まっている。手足の三陽経では、手が九呼吸、足が十四呼吸で、四寸過ぎる。手足の三陰経は、手が七呼吸、足が十二呼吸で、五寸過ぎる。鍼の揺動や出し入れは、呼吸と組み合わせる。経脈の起点と終点の気が繋がれば、すぐに効果が現れる。呼吸で気が進む距離は、手の三陰経が胸から手に走り、長さ三尺五寸。手の三陽経が手から頭に走り、長さ五尺。足の三陽経が頭から足に走り、長さ八尺。足の三陰経が足から腹に走り、長さ六尺五寸。陰陽の蹻脈が足から目に走り、長さ七尺五寸。督脈が長さ四尺五寸。任脈が長さ四尺五寸。人は一呼で、気が三寸進み、一吸で気が三寸進む。一呼吸を一息と呼ぶ。刺鍼した経脈の長さに基づいて、呼吸によって経気の進みぐあいを測り、得気が病巣部へ達すればよい。

＊陰経の動脈部分では短い置鍼でよいが、陽経の筋骨部分では、より長い置鍼が必要であることを物語っている。

一に青龍擺尾：親指と人差指で鍼尖を病巣部へと倒し、船の梶を動かすように、鍼柄を握って回転させず、ゆっくりと左右に九回、または三×九＝二十七回揺り動かして、鍼感を全身に至らせる。

二に白虎揺頭：親指と人差指で鍼柄を支え、肉内で鍼尖を軽く捻転させ、船の櫓を漕ぐように六回、または三×六＝十八回揺らす。気を前に進ませたければ経脈の後ろを押さえ、気を後ろに進ませたければ経脈の前を押さえる。青龍擺尾と白虎揺頭は、軽い病気にも使え、血気を揺り動かす。龍が気であり、虎は血なので、陽日には青龍擺尾してから白虎揺頭し、陰日には白虎揺頭したあと青龍擺尾する。

＊龍は天にいるので陽、虎は地面にいるので陰。陽日とは、甲とか丙など〜兄の日。陰日とは、乙とか辛のように〜弟の日。旧暦では、甲乙丙の十干と、子丑寅の十二支を組み合わせ、六十日で一周するため、陰日とか陽日があった。

三は蒼亀探穴：親指と人差指で鍼柄を倒し、鍼を一退三進する。上に向けて刺し、下へ向けて刺し、左に向けて刺し、右へ向けて刺す。上から下、左から右へと、あたかも土にもぐるようである。

＊亀が土にもぐるところを見たことはないが、こうして両手と両足で土をかいて、もぐってゆくのだろう。上下とは経脈の上下、左右とは経脈の左右だから、穴位を中心に十字を描いて鍼尖転向法をする。合谷刺の「ニワトリの足に刺す」と似ている。

四は赤鳳迎源：親指と人差指で鍼柄を支え、地部へ刺し入れて、再び天部へ引き揚げ、鍼が自然に揺れるのを待つ。再び人部へ入れ、前後左右に周囲を旋回させ、手は翼を広げて飛び立つ鳥のように開く。病が上にあれば吸気で引き揚げ、病が下にあれば呼気で入れる。また親指の爪を鍼尾に当て、鍼根部へと擦れば刮法である。我慢できない痛みを消し、積年の風を散らす。午後は鍼根部から鍼尾へと擦り上げる。また「病が上にあれば上に向けて刮法し、下にあれば下に向けて刮法する」とも言う。痙攣して引きつれば、頻繁に刮切、循摂の二法を使うとよく、三～五回連用すれば、気血は各経絡を循環し、鍼感が順調に伝導する。すべては、これに頼り、これによって病邪は退く。鍼を放して一時間ぐらい置鍼し、鍼柄を握って鍼下が十分に締まったら九回瀉して六回補う。それほど締まってなければ六回瀉して九回補い、補瀉したあと鍼を動かす。つまり揺らして抜鍼する。

摂は、親指で経絡を上から下に指圧し、鍼感が伝わるようにする。

鍼を揺らして出す。体表では鍼孔を引き、神を閉じ込める。

揺らして抜く。親指と人差指で鍼柄をつまみ、上下左右に五〜七回揺り動かし、二×七＝十四回引き揚げる。諸風を散らし、抜鍼は筋肉が緩むまで待ち、それから大豆ほど抜鍼する。もし病邪が鍼を吸って放さず、正気が回復していなければ、さらに補瀉を施して鍼が緩むのを待つ。それでも筋肉が緩まねば、刮法と切法を加え、刮法のあと連続三回瀉法する。

次に捜法を使う。何回も鍼尖転向をやり、龍虎交騰のように左右へ捻鍼するが、手は龍虎交騰より速く動かす。上下に動かして得気する場所を探すが、捻鍼しても大きく回転させない。瀉法と刮法は前のように、刮法のあと連続三回瀉法する。

次に盤法を使う。左転九回、右転六回で旋回させ、瀉法と刮法は前のように刮法のあと連続三回瀉法する。

次に子午搗臼を使う。子の操作の後でゆっくり引き揚げ、午の後は少し速く操作する。ゆっくり提插し、揺らしながら応鍼を出して、次に主鍼を抜く。補では吸気で抜き、すばやく鍼を出して、左手親指で鍼孔と穴外の皮膚を押さえ、鍼孔が開かないようにして、神気が体内を守り、出血しないようにする。瀉では呼気で抜き、ゆっくりと鍼を抜くが、気が漏れないようにし、鍼孔を塞がない。だいたいに速く抜鍼でき、長く置鍼しなくても緩む患者は、病気の回復も早い。

＊捜法とは、蒼亀探穴のように鍼尖転向をして得気を捜すこと。盤法は、鳩が旋回するように鍼柄に円を描かせること。子とは左転、午とは右転。速く抜鍼できるとは、筋肉が緩むのが速いこと。主鍼と応鍼とは、前にあった病巣部と対応部の鍼。

子後と午後を「子時の後は遅く、午時の後は速く運鍼する」と解釈した本もあるが、子午搗臼の子午が回転方向を示している以上、この解釈はおかしい。

一、暈鍼するのは神気が虚している。抜鍼してはならない。すぐに別の鍼で補法する。袖で患者の口を押さえ、鼻で呼吸させ、温かい湯を飲ませれば、すぐに覚醒する。しばらくしてから刺鍼する。ひどければ上腕上側で、筋骨の陥中に刺鍼する。それが三角筋上の慳慳穴。または足三里穴へ刺鍼すれば、すぐに覚醒する。もし抜鍼すれば患者を損なう。

二、鍼を痛がるのは、操作が乱暴だからである。左手を鍼体に添えて支え、ゆっくり右手で補瀉をする。もしまだ痛がれば、抜鍼してはならず、患者に一口吸気させ、吸気とともに鍼を捻鍼し、大豆一粒だけ後退させれば痛くない。もし後退させても痛く、さらに後退させても痛ければ、きっぱりと鍼を入れると痛みが止まる。

三、鍼が切れたら、その鍼孔付近に、もう一本刺し、補法すれば出る。あるいは磁石を使って鍼を引き出す。あるいは薬を塗る。

＊蝦蟇肉とは三角筋、㨖㨖穴は奪命穴のことで、三角筋と上腕三頭筋の境目に奪命穴がある。切皮して痛がれば抜いたほうがよい。毛細血管に刺さっている。刺入して痛がれば、鍼下で筋肉が緩み、断層を留めた状態になっている。鍼が曲がるので脂肪層まで引き揚げ、筋肉がズレた後で刺し入れればよい。しかし筋肉痛のような痛みや圧迫感は、得気なので当然にしてある。鍼が切れても、現在の鍼はステンレスなので磁石で出ない。その代わり錆ないので通電しないかぎり折れない。万一折れても取り出せるような刺し方をする。

ああ！　神鍼は、古代に始まった。昔、岐伯は鍼術が絶えることを嘆いた。後世は、どうなのか？　まだ竇漢卿と徐鳳がいて、残された文の意味を研究し、いくらか理解して概略を四段にまとめた。いささか初心者が救急の場面で使えるよう、東西南北の知恵となることを期

待して載せた（この補瀉の一段、そして雑病穴法の一段は、第三巻を参照。十四経穴歌の一段は、第六、七巻を参照。治病要穴の一段は、第七巻を参照）。

補瀉の一段は、盧陵が欧陽の後裔に伝授されたもので、現在とは先生が異なる。ただし『素問』を考証してみると、鍼法を語らず鍼道を語り、鍼は気血が往来する道をスムーズにすると述べている。また「刺鍼では、必ず陰陽を分ける」とも言う。さらに『難経図注』と徐鳳も「身体の左右で異なり、胸と背も違う。そして、その源流には根拠がある。それは左を陽とし、昇とし、呼とし、出とし、提とし、午前とし、男子の背とする。右を陰とし、降とし、吸とし、入とし、插とし、午後とし、男子の腹とする。女人は逆で、女は陰に属し、男は陽に属す。女人は背が陰、腹が陽。男子は背が陽、腹が陰である。天地、男女、陰陽の妙味は、自然ではこのようである」という。

＊陽は左で、軽く昇り、広がるので呼や出、提、日が昇るので午前。陰は右で、重く降りて、縮むので吸、入、挿、日が陰るので午後とする。

四明の高氏の補瀉

『素問』の「補腎兪」の注は「圓利鍼を使うとき、刺鍼時に『五帝の先祖、六甲の霊神、気の護符が陰に至り、百邪が皮膚を閉じる』と三遍唱え、まず〇・二寸刺して五呼置鍼し、次に鍼を〇・三寸へ入れ、得気したら徐々に抜鍼し、手で鍼孔を押さえ、患者に空気を三回呑み込ませれば、精神も安定する」と解説し、「瀉脾兪」の注は「刺鍼するとき『帝よ。天の形を助けたまえ。命を護って霊となる』と三遍唱え、〇・三寸刺して七呼置鍼し、得気したら、すぐに抜鍼する」と解説している。

備考：まじないは『素問』と関係ない。しかし鍼灸師は、まじないを唱えることによって、心が鍼に集中する。

『抜萃』は「瀉法は、左手で揉んで穴位を捜し、右手で鍼を穴位に乗せて、患者に咳をさせ、その瞬間に鍼を皮下に入れる。そして患者一口吸気させ、鍼を〇・六寸へ入れて、鍼が渋って重くなれば、鍼を〇・三寸引き揚げる。そこでも鍼が渋って重くなれば、鍼を大豆ほど後退させ、そこで手のひらを上へ向けて鍼柄の向きを変え、鍼尖を病巣へ向け、手で経絡に沿って揉んだり撫でたりし、鍼感を病巣部へ伝達させたら、手を返して鍼を垂直に戻し、気を鍼から三寸過ぎる部位まで引き、呼気とともに徐々に抜鍼して鍼孔を閉じない。これを瀉と呼ぶ。

補法は、左手で揉んで穴位を捜し、右手で鍼を穴位に乗せて、患者に咳をさせて、その瞬間に鍼を皮下に入れる。そして患者に一口呼気させ、鍼を〇・八寸へ入れ、鍼が渋って重くなれば鍼を〇・一寸引き揚げる。そこでも鍼が渋って重くなれば、手のひらを上へ向けて鍼柄の向きを変え、鍼尖を病巣へ向け、上述したように手で経絡に沿って揉んだり撫でたりし、鍼感が病巣部へ伝達したら吸気とともに抜鍼し、すばやく鍼孔を押さえる。これを補と呼ぶ」と解説する。

『明堂』の注は「寒熱補瀉。もし冷えを補うならば、患者に咳をさせて切皮する。さらに一口の呼気をさせ、呼気とともに鍼を〇・六〜〇・七寸に入れ、徐々に腎肝の部へ刺入し、ゆっくりと鍼を停め、長らく置鍼したあと大豆粒ほど鍼を後退させ、そこで捻鍼して患者に『熱を感じないか？』と尋ねる。そのあと鍼を〇・三〜〇・四寸の心肺の部に引き揚げ、再び患者に吸気させて内側へ捻鍼し、鍼感を下行させて病巣部へ伝えたら、今度は外側へ捻鍼して鍼感を上行させ、鍼感が鍼穴より一〜二寸過ぎたら、吸気で外側へ捻鍼しながら抜鍼し、すばやく手で穴位を押さえる。これが補である。

熱の病では、寒を使って治療するとは、どうするのか？　冷やすには、まず陽の分へ刺入し、得気したら陰の分へと鍼を入れ、そのあと患者の地気を入れて天気を出し、生成の息数に達するまで慎重に押せば、患者は自然と清涼感を覚える。

悪寒する病気では、熱を使って治療するとは、どうするのか？　暖めるには、まず陰の分へ刺入し、得気したら鍼をゆっくり陽の分へ引き揚げ、そのあと患者の天気を入れて地気を出し、生成の息数に達するまで慎重に押せば、患者は自然と暖かさを覚える」という。

＊腎肝の部：腎は骨で、肝は筋だから骨と筋肉の境目で、深層。心肺の部：心は脈で、肺は皮毛だから毛細血管のある表層。内側とか外側は、内が親指側つまり左転で、外が小指側つまり右転と解釈。内には「刺入する」という意味もあるが、外を抜鍼とは解釈できない。陽の分とは衛気の表層、陰の分とは営気の深層。地気は陰気、天気は陽気。生成之息数とは、経脈の長さを一呼吸で進む鍼感の距離で割った数。気は一息六寸進み、手の陽経では九息、足の陽経では十四息、手の陽経では七息、足の陰経では十二息。「生成の息数」を生数が一〜五、成数が六〜十とする解説もあるが、ここでは意味をなしてない。

呼吸

『素問』の注に「『内経』の主旨で、まず真気を補い、そして邪を瀉すとは、何を言っているのか？　補法では呼気で刺入し、静かに久しく留める。瀉では吸気で刺入し、やはり静かに久しく留める。だが息は、吐いたら吸う。吸いながら吐くことはできない。刺入するタイミングをうかがうのも同じ、久しく鍼を留める理由も同じ、それが補の意味であることは、明らかである」とある。

『抜萃』は「呼気は三回を超えず、吸気は五回を超えない」という。

『明堂』は「補法では、得気して病巣部へ伝導させ、さらに生成の息数を使い、患者に鼻から吸気させて口から呼気させると、体内で熱を覚える。瀉では、得気して病巣部へ伝導させ、さらに生成の息数を使い、患者に鼻から呼気させて口から吸気させ、病巣部の臓腑を按圧すると、体内に清涼を覚える」という。

神鍼八法

心は何も考えず、貴賓に仕えるように、精神を集中させる。医者の心と患者の心、それと鍼が相伴って上下する。まず鍼に傷がないか調べ、次に鍼尖を口に含んで鍼を温める。左手で発病した穴位を按摩するときは、虎を掴むようにする。右手で捻鍼するときは、力なく刃を持つようにする。これが鍼の使い方の一法である。左に九回、右に六回鍼を捻るが、これが痛みを止める二法である。切皮するとき、患者に咳をさせて切皮するのが、切皮の三法である。

鍼を入れて久しく留め、待っても内部で腫ればったくならず、得気もしなければ、前のように施術する。もし得気して鍼が包みこまれ、押し入れられなければ、それは実なので、左に捻って実を瀉せばよい。もし邪が散らねば、患者に三口呼気させ、術者は手で鍼を引っ掻けば、邪が自然に散る。もし鍼が入り、滞りも腫ればったくもならなければ気虚なので、患者に吸気させ、右へ捻鍼して虚を補う。これらが補瀉の四法である。

瀉法には、鳳凰展翅がある。右手の親指と人差指で鍼柄を捻り、鳥が飛び上がるように捻っては手を放す。これが瀉の五法である。

補法には、餓馬揺鈴がある。右手の親指と人差指で鍼柄を捻り、無力で空腹な馬のように、ゆっくりと前進させて引き上げ、後ろに退けば刺入する。これが補の六法である。

患者が暈鍼したら、袖で顔を覆い、熱い湯を飲ませれば覚醒する。これが補の七法である。

鍼を深部へ刺入し、入れることも抜くこともできず、その皮膚の周囲にシワが寄り、その鍼が体内から生えているようである。これは非常に気が実したものである。青蝿が群がって鍼体を咬んでいるように、邪気が鍼の周囲を飛延している。右手の人差指をシワの寄った皮膚に向け、鍼から近い周囲を三回前に擦り、一回後ろへ擦る。これが瀉の八法である。抜鍼するとき、すぐ鍼孔を押さえる。これが補のポイントである。

三衢楊氏の補瀉（十二字を手順に分けた手法と歌）

一に穴を圧する。

鍼を刺すときは、左手親指の爪にて刺鍼する部位を強く押し、気血を逃がしてから刺鍼し、栄衛を傷付けないようにする。

取穴では爪で深く押さえる。そして意識を集中し、栄衛を傷害しない準備を整えて、術者は刺鍼できる。

＊一般に穴位を捜して特定するために使っている。爪で皮膚へ十字に跡をつける。

二に鍼を持つ。

切皮では、右手で鍼を持ち、鍼尖を穴位に置いて、力を入れて回転させながら刺し、皮下まで入れる。三口吸気させて天部へ鍼尖を引き上げ、同じように口で息をさせて、ゆっくり運鍼する。鍼を持つときは、手は虎を握るように堅く持ち、切皮の勢いは龍を捉えるが如く、心は何も考えず、殿様に仕えるようにするという。

鍼を持つ人は、心を勇ましく、虎を握ったり龍を捕まえる勢いで、天地人の三層の仕組みを知ろうとするように、この理論をさらに追究する。

＊鍼管がないので、昔は勢いをつけて切皮した。

三に口で鍼を温める。

刺鍼では、鍼を口に含み、鍼が暖まってから刺せば、気血と調和し、体温と鍼の冷たさが争わない。

鍼を温める理屈は、口内は刺入する穴位と鍼を調和させる場である。冷たさと体温が争わないようにすれば、栄衛が順調に通じて効果を得られる。

＊鍼の温度が二十五度以下だと得気しにくいという。現在の方法ならば、鍼管や手を温めることになる。

四に刺入。

鍼を刺入するには、患者の精神を落ち着かせ、呼吸を整える。術者も同じことで、忙しすぎてはならない。どこに穴位があるのか確かめる。もし陽経の穴位ならば、必ず筋骨の間にあり、凹むところが穴位である。陰経の穴位ならば、隙間や関節窩で動脈拍動部にある。爪で強く経絡を押し、その状態で暫く待ってから切皮する。

切皮の道理と方法は、ポイントを取ることである。経を失い、穴を逃して、どうして施術できようか？　陽経は陥凹部を取り、陰経は動脈を取る。熟考して穴位を定め、さらに正しいか考える。

五に指で撫でる。

刺鍼して得気しなければ、指で刺鍼した経脈に沿って上下左右に撫で、気血を往来させて経脈の上下を均一する。すると鍼下に自然と気が至って筋肉が締まるので、その得気したときに瀉す。

その部分に気が至ったと、どうして分かるのか？　ただ鍼尖が緊沈とならず、指で推せば気が行き、引けば気が止まって、気血が調和して二つともやって来る。

六に爪で押す。

刺鍼して、鍼下に邪気が滞って、気が伝導しなければ、経絡の上下に沿って親指の爪で押さえると、気は自然に伝導する。

摂法では、経絡で気が滞っていると判断できねばならず、必ず爪で押さえるが、軽く押さえてはならない。経絡に沿って上下に通行させるので、教えるものは究めていなければならない。

七に鍼を退く。

鍼を引き上げるには、必ず六陰を使い、天地人の三部に分けて施術し、良く考えて誠意をこめねばならない。混乱して誤り、瀉を補として、補を瀉としない。鍼を引き上げる際には、一部一部で鍼をゆっくりと引き上げる。

鍼を引き上げる理論は誰が知る？　三才の歌訣に微妙な道理がある。天地人にて六陰の数で運鍼し、三口吸気させれば、たちまち疾病は飛ぶように治る。

八は指で搓る。

鍼を回すのは、こよりを作るように回転させるが、きつく回し過ぎてはならず、気の得られ具合によって用いる。強く回し過ぎれば、人の肉を鍼に絡みつけ、ひどく痛むことになる。気が滞って伝導しなければ、第六の摂法を使って爪で切ったあと鍼を回転させる。

鍼を回すことは、気を瀉すのに最も良い。得気して鍼に筋線維を巻き付けるときは、急に回すことなかれ。ほとんどコヨリを作るように、ゆっくりと回す。急に回して筋線維が巻き付くと、肉が離れなくなる。

九は指で捻る。

刺鍼した際に、上を治すには親指を外に向けて捻り、下を治すには親指を内に向けて捻る。外に捻れば気が体幹に向かって病を治し、内に捻れば気が末梢に至って病を治す。地部から人部へ引き上げて、内に捻れば補で、鍼尖を病巣部へ向け、鍼で真気を取って病巣部へ伝わらせ、真気で病巣部の虚を補う。地部から人部へ引き上げて、外に捻れば瀉で、鍼尖を病巣部へ向け、病巣部の邪気を挟んで鍼下に引き寄せて出す。これが鍼に秘めた意味である。

捻鍼の指使いは異なる。一般に手は二つの動きに極まる。内外に捻って経絡の上下に気を伝導する。これに邪気が逢えば、どうして疾病は受け入れられよう。

十は指で留める。鍼を天部の際まで引き上げ、鍼尖を皮膚から大豆一粒の距離に留め、しばらくしてから抜鍼する。

置鍼して得気させ、鍼の浮沈を感じ取り、大豆一粒ほど出し、やはり同じほど入れる。こうして栄衛を縦横に散らせる。こうした巧妙な道理は、指先にある。

十一は鍼を揺らす。抜鍼では、天地人の三部に分けて抜鍼し、瀉したければ、それぞれの深さで一回ずつ揺らし、合計して六度揺らす。指で捻鍼するときは、人の頭を支えて揺らすようにし、すべての鍼孔を大きく開く。

鍼を三部で六揺れさせるが、順序に従って上のように操作する。鍼孔を大きく開けば何の障害もなく、鍼孔から邪気は飛ぶように出る。

＊「毎一部、揺一次」は「毎一部、揺二次」でなければ六度にならないという。だが一回が陰の六数で、

一回ごとに六度揺らせるという意味だろう。こうして見えない邪気は毛穴から入り、鍼孔や汗腺から出てゆくと考えているようだ。

十二は指で抜く。

鍼を持って抜鍼するときは、鍼下で気が緩んで沈緊感が消え、鍼が軽く滑るようになるのを待ってから指で捻鍼し、虎のシッポを抜くように抜鍼する。

抜鍼の一法は最も良い。浮沈渋滑を詳しく調べる。その勢いは虎の身体からシッポを抜くように、この歌訣を錦の袋にしまっているとは誰が知ろう。

＊まとめれば、一瞬で切皮し、ゆっくりと刺入したあと操作して気を得る。気を得るとは、鍼が締めつけられて動かなくなり、患者に締めつけられる感覚がある。そしてしばらく置鍼して、締めつける感じがなくなり、鍼がユルユルになったら、ユックリと抜鍼するが、皮から二〜三ミリの部位で止め、それからは油断している虎の尾を抜くように、一瞬で抜鍼する。ゆっくり抜いていては、虎に咬まれる。これが十二字の内容。沈緊感は、締めつけられて引っぱられる感覚。

総歌は「鍼法には深遠な口伝が多く、手法も多いが、これだけである。穴を爪で切り、鍼を持って口内にて温め、切皮したら経脈を撫で、鍼を引き上げて回す。指で捻鍼して気を瀉し、鍼を豆の深さで留め、鍼孔を揺らして大きくし、機織りの杼のように一瞬で抜鍼する。鍼灸師の穴法を、「言い含めるように説いている。これを記して十二歌とする」と述べている。

口伝：焼山火は寒を除く。三進一退にて熱が湧く。鼻から一口吸気して、口から五口に分けて吐く。

焼山の火は寒を除く。一退三飛にて、病は自然に安らぐ。最初は〇・五寸で、終わりは一寸、三回出入させて、ゆっくり引き上げてみる。

最初に刺鍼して、必ず〇・五寸に入れ、九陽の数で捻鍼する。一寸は、浅く刺入してから深くする。得気したら運鍼する。運鍼は、男は左へ、女は右へ捻り、運鍼しながら一寸の内へ徐々に深く入れ、三回引いて三回押し、ゆっくり引いて強く押す。やがて鍼尖が沈緊となり、鍼を押したときに熱感が生じれば、冷気が自然に除かれる。効果がなければ、この方法を繰り返す。

手足が水のように冷たいのは我慢できない。憎い冷えが治まらずにやってくる。鍼灸師が焼山火すると、すぐに患者は落ち着ける。

＊〇・五寸で浮いた陽気を取り、その陽気を一寸の体内に押し込んで温める。熱感が発生しなければ、

何度も表面の陽気を鍼に集め、奥の体内へ押し込んで温める。

口伝：透天涼は熱を除く。三退一進にて氷のように冷える。口から一口吸気して、鼻から五口に分けて出す。

切皮したら一寸に入れ、六陰の数で運鍼する。〇・五寸とは、深く刺入してから浅く引き上げる。得気したら鍼を〇・五寸へ引き上げて、三回押して三回出し、速く引き上げてユックリ押す。やがて鍼尖が沈緊となり、徐々に鍼を引き上げると、涼気が発生して熱病が自然に除かれる。効果がなければ、この方法を繰り返す。

全身が火で焼かれるようで、熱が止まらず、熱は上げ潮。もし清涼法を加えれば、すぐに熱毒は自然に消える。

＊一寸で沈んでいる陰気を取り、その陰気を〇・五寸の体表へ引き上げて冷やす。冷感が発生しなければ、何度も深部の陰気を鍼に集め、表の体表へ引き上げて冷やす。

口伝：陽中隠陰は、寒気がしてから発熱するものを治し、浅く刺鍼して深く刺入する。

陽中に陰を隠し、寒気がしてから発熱する人に、〇・五寸刺入して九の陽数で運鍼し、さらに一寸へ入れて六の陰数で運鍼する。

切皮したら、まず〇・五寸に入れて九陽の数で運鍼し、少し熱さを感じたら一寸へと刺入し、こんどは六陰の数で運鍼して得気する。これが陽中隠陰で、寒気がしてから発熱する症状を治療でき、先補後瀉である。

寒気がして発熱するマラリア症状では、鍼灸師は患者が実なのか虚なのか分からない。鍼のポイントである陰陽刺を丁寧にすれば、寒熱を除いて災厄を免れる。

口伝：陰中隠陽は、発熱してから寒気がするものを治し、深く刺入してから浅く引き上げる。

切皮したら、まず一寸に入れて六陰の数で運鍼し、少し冷えを感じたら〇・五寸へと引き上げ、こんどは九陽の数で運鍼して得気する。これが陰中隠陽で、発熱してから寒気がする症状を治療でき、先瀉後補である。

発熱してから寒気がするマラリアでは、陰をしてから陽をするが、これを天に通じると呼ぶ。鍼師が雲を起こして雨で潤せば、栄衛が調和して病が自然に治る。

補法では必ず熱感を発生させ、瀉では冷えるまで待つ。それはココヨリを作るように、ゆっくりと鍼を回す。操作法は、浅い部位では浅い陽気を、深い部位では深い陰気を取る。両者を併用すると乱れる。

＊まとめだが、浅い表層では九陽を使い、深い深層では六陰を使う。陽部［表層］で六陰を使っても陽気を鍼尖に集められず、陰部［深層］で九陽を使っても陰気を鍼尖に集められないという意味と思う。

口伝：留気法は、気を破る。九回引き出し、六回引き上げる。

留気法の運鍼では、まず○・七寸へ刺入して純陽の気を得る。その気を一寸の深さに入れるが、鍼を引き出すときは九、鍼を引き上げるときは六の数を使い、腹のシコリを消して気塊を均一に溶かす。

刺鍼では、まず○・七寸へ刺入して九回運鍼する。得気があれば鍼を一寸の深さへ入れ、少し引き上げて、鍼尖を元の場所に戻す。得気がなければ、この方法を繰り返し、腹部の気塊を治療する。

腹部のシコリは休むとよい。だが医師に求めるのは、指頭の手法で留気、身体の疾病と痛みが除かれ、もう憂いはない。

＊伸は鍼を引き出すこと。鍼が体内から出て、伸びたように見えることから伸と呼ぶ。提は鍼を引くけれど、提げている感じで、鍼の長さは変わらない。原文は「純陰得気」と誤っている。

口伝：運気法は瀉す。直刺のあとで鍼を寝かす。

気を伝導させるには六の数を使う。得気したら鍼を倒し、五口ほど吸気させると疼痛の病が根から除かれる。

刺鍼して六陰の数で運鍼する。そして鍼下に気が満ちたと感じたら、すぐに鍼を倒して、患者に五口吸気させ、鍼力を病巣部へ至らせる。これが運気の法で、痛みの病を治す。

鍼感を伝導させるには練習がいる。身体中の痛みが、たちまち跡形もなくなる。この方法は家伝であり、世を救い、金にすれば万千鐘に値する。

口伝：提気法は、気を引き上げ、陰に従って、わずかに捻提し、冷えや痺れる症状を瞬時に除く。

運鍼は、まず六陰の数を使って、鍼下に気が至れば、わずかに鍼を捻って軽く引き上げ、鍼下の経絡に気を集めれば、冷えや痺れの症状を治せる。

気を引き上げるには、六陰の数を使い、頑固な痺れを除くのに特効がある。先師の秘訣の奥深さを知りたければ、順次に仕組みを掌握する。

口伝：中気法は、積を除く。直刺したあと鍼を寝かせて瀉す。

運鍼では、まず運気の法を使い、陽経であれ、陰経であれ、その鍼を寝かせ、得気が外に向かって疼痛部分に達したら鍼を直刺に変え、鍼感が戻ってこないようにする。中気は運気と同じと知れ。一般に変化は二つの効能がある。手中の運気を丁寧に使い、優れたメカニズムの深い理論で、衰弱した患者を起こす。

もし関節にて鍼感の伝導が渋り、気の通じないものは、龍虎大段の法を使って通経接気し、鍼感を駆って運び、頻繁に循摂切摩などで経脈を按摩すれば必ず反応する。また捫摩屈伸に基づく導引の法でも気が伝わる。

口伝：蒼龍擺尾の手法は補。

蒼龍擺尾は、関節に気を行かせるが、関節で気が弾き返されたときは、鍼をゆっくりと支える。川中の舟が舵を取るに似た操作をすれば、全身に満遍なく気が行き渡る。補法では気を得ることが、純粋な補法である。補法で気が得られなければ瀉法を使う。これもまた人に合わせた活用法である。

刺鍼して関節に気が至って通過させようとするとき、すぐに跳ね返されれば、鍼をゆっくりと支え、舟の舵を操作するように、得気に合わせて左右に揺らす。得気は自然に交感して左右にゆっくり揺れ動き、全身に行き渡る。流れを奪い、得気した所を失うことなかれ。

蒼龍擺尾は気を交流させ、気血を奪って全身へ行き渡らせる。君の身体に千の症状があろうとも、一刺しすれば治まることを教える。

口伝：赤鳳揺頭の手法は瀉。

刺鍼して得気し、鍼で得られた気を上〔体幹〕へ伝わらせたければ、刺鍼した部位から下の経脈を圧迫して閉じる。下に伝導させたければ上の経脈を閉じる。鍼を前進するときは辰から巳に至らせ、鍼を後退させるときは巳から午へ至らせる。左に漕ぐときは左へ、右へ漕ぐときは右へ動かすが、実際は左右に動かしているだけで、手は鈴を振るように、後退するとき角を描き、前進では弧を描いて、それに左右を併用し、鍼を揺らして振る。

鍼は船の櫓のように、あたかも赤鳳が頭を揺らすように操作し、迎随と逆順を使い分ける。理に反するデタラメをしない。

＊赤鳳揺頭とは、白虎揺頭のこと。天が補だから、地は瀉となる。鍼を前に出すときは辰から巳に至らせるので右回転で動かし、鍼を後ろへ引くときも巳から午へ至らせるので右回転で動かす。この記述によると振り子運動のようではなく、円を描くような動きになる。閉じるとは、圧迫すること。

口伝：龍虎交戦の手法。天地人の三部にて、補と瀉をする。

龍虎交争戦は、龍と虎で左転と右転する。陰陽を内に秘め、九六の数で痛みを止める。鍼の操作では、まず左龍をおこなう。つまり左捻して九の数で運鍼する。陽は奇数でペアでない。そして右虎をおこなう。つまり右捻して六の数で運鍼する。陰は偶数でペアである。龍したあとで虎を戦わせ、気を得たら補うので、陽中に陰が潜み、陰中に陽が潜んで、左に九回捻り、右へ六回捻る。これも痛みを止める鍼で、この方法を繰り返す。それを龍虎交戦と呼ぶ。邪を出し尽くして、やっとそれが分かる。これが陰陽を進退する方法である。

青龍は左転で九陽の宮であり、白虎は右旋で六陰に通じる。深遠なメカニズムを繰り返し、法に従って取り、生死は陰陽九六の中。

口伝：龍虎昇降の手法。

刺鍼の方法は、まず右手親指を前に推して鍼を捻り、刺入したら左手親指を前に向けて捻れば、経絡で気を得られて伝導する。その鍼を左へ向けたり、右へ向けて陽気を引き起こし、鍼で押さえて引き上げれば、鍼感は自然に伝わる。もし得気しなければ、さらに前の方法を施す。

龍虎昇騰は、捻鍼の妙法、鍼感が上下に伝わり、交接して移る。師の口伝は明確で、今は君に教えて疾病が治る。

＊龍虎昇降の原文は「龍虎升降」。意味に基づいて改めた。交接は陰陽経が繋がること。

口伝：五臓交経。

五臓交経では、気が溢れねばならず、その気血をうかがって、散らして行き渡らせるとき、蒼龍擺尾で鍼柄を東西に揺らし、五行の定穴を君は覚える。

刺鍼して鍼感が病巣部へ伝われば、気血の広がり具合を確かめてから蒼龍擺尾を施し、鍼柄を左右に揺らせればよい。

五行の定穴を経絡に分ければ、船を繋ぐロープを外す如く自然に移動する。必ず鍼尖でメカニズムを分ければ、気血は交わって縦横に伝わる。

口伝：通関交経。

鍼感に関節を通過させて経脈を交接させるには、蒼龍擺尾と赤鳳揺頭が、補瀉の理論に合っている。

まず蒼龍擺尾したあと赤鳳揺頭を使い、鍼感を関節の中へ運び入れ、そのあと補ならば補の手法で操作し、瀉ならば瀉の手法で操作して、鍼感を経脈で交接させる。

まず蒼龍に尾を振らせ、そのあと赤鳳に頭を振らせ、さらに上下八指の法を使えば、関節を鍼感が通過して、得気が自然に伝わる。

＊赤鳳は白虎なので、龍虎交戦と同じように、先に陽気を補法したあと陰気を引き出して瀉法している。

口伝：膈角交経。

膈角交経の相尅相生。

刺鍼し、得気して相尅相生の補瀉を使い、先補後瀉か先瀉後補する。疾患の虚実および病気の寒熱に基づけば、邪気は自然に瀉されて除かれ、真気は自然に補われて生まれる。

膈角では相生が必要だが、水火は王君の行うところ。症状があれば、その臓経を取り、無病なら手中を行く。患者を仰向けに寝かせて、必ず静かに落ち着かせ、得気したら均一に調え、経脈に鍼感を伝導させて、角に入れて治療する。それにて効果を上げられる。

＊正直言って膈角交経は、何を言わんとしているのかさっぱり分からない。五行に基づいて取穴し、患者を仰臥位で安静にさせ、得気して経脈に沿って鍼感を伝導させ、補瀉法をするということらしいのだが、どうやら五行に基づく補瀉をするのが特徴らしい。交経というからには、鍼感に関節を通過させること。膈角は隔角で、五行の星マークの角を意味しているのだと思う。

口伝：関節交経。

関節交経は、鍼感が関節に至ったら、直ちに鍼を起こして中気法を施す。刺鍼して、鍼感が関節に達したら、すぐに鍼を起こして中気法を施し、その鍼感が戻って来ないように収める。

関節交経には莫大な効果があり、必ず鍼感を伝導させて経脈中に収める。手法は三〜五回おこなえば、鍼感が自然に通じたのが分かる。

口伝：子午補瀉総歌。

補では鍼柄を弾き、爪を軽く皮膚に推しつける。瀉では爪で切らぬ。教えなければ疾病が再び侵す。

鍼治療では、刺鍼するとき、まず口中に含んで鍼を温め、次に左手で穴位を按圧し、刺鍼する部位を弾いて努張させ、爪先で下へ押し、手のひらで撫でて、経脈の気血が通じたら刺鍼する。切皮では患者に咳払いをさせ、その瞬間に右手で持った鍼を刺入する。春夏なら二十四息、秋冬三十六息ほど鍼を留め、ゆっくりと鍼を出し入れする。得気すると刺鍼部位が動脈のようにグルグルッと動く。鍼下が少し締めつけたら、鍼を留めて気が至るのを待ち、そこで前のように補瀉の法を使う。

動と揺を例に取れば、それは同じではない。動は気を補い、揺らせば瀉して安んじる。

＊原文の「休交」の意味が少し不明。休は「やめる」という意味だと思うが、交は授受と解釈した。子午とは、夜中の十一時から昼の十一時までが子で、昼の十一時から夜中の十一時までが午だから、操作法が逆になるという意味らしい。

口伝：子午搗臼法は、腹水や噎膈に使う。

子午搗臼は、上下に運鍼し、九回入れて六回出し、左右の捻鍼を停めない。切皮の時は、呼吸を規則的に整え、鍼を上下させ、九回入れて六回出し、左右の捻鍼を続ける。陰陽の道理に基づけば、その症状は、すぐに癒える。

子午搗臼は、すごいメカニズムである。九回入れて六回出すことのできる人は稀。万病は自然に法則に合わせる。教えれば、患者はニコニコ。

＊「九回入れて六回出し」は数が合わないが、入れては陽気を入れる上下操作、出すのは邪気を引き出す上下操作のこと。入れては強く押し込んで軽く引き上げ、左転と組み合わせて九の陽数で操作している。

口伝：子午前後交経、換気の歌。

子後［夜中の一時から後］の寒と熱は、左転が補で、右転が瀉、鍼を引き上げると熱で、鍼を入れると寒、女人は逆なので区別する。午後［昼間の一時から後］の寒と熱は、右転が補で、左転が瀉、順が左で、逆が右。これぞ神仙の秘訣である。

口伝：子午補瀉歌。

毎日の午前は、鍼尖を皮上に揚げれば、沸騰する湯で、冷たい雪を煎じるが如し。もし寒ならば皮内を鍼で尋ねる。間違いを君に教えて皮が破裂しないよう。陰陽は繰り返し、どうして生まれるか知ってるか？　虚実を区別し、治療に当たるときの歌訣。鍼尖は、石弓を射るように。理由もなく悪人に喋るなかれ。

口伝：子午傾鍼。

子午の傾鍼では、まず脈経、病が何臓にあるか、補瀉の操作法を知らねばならぬ。刺鍼するときは、まず六指の歌訣を取り、経絡、病が何臓にあるか、鍼を使う前に補瀉、鍼の出入と内外、反応しない患者に対する処置を知らねばならぬ。

答え：一日のうちに陽と陰があり、陽中に陰が隠れていたり、陰中に陽が隠れていたりする。日があれば陽、夜は陰である。子の刻からは一刻で一陽が生まれ、午の刻からは一刻で一陰が生まれ、子から午に至るので「子午之法」と呼ぶ。

左転は、男では気を補い、右転は逆で瀉と覚える。女人は逆とは、嘘である。これは陰陽補瀉の意味である。熱病が治らねば瀉さねばならず、全身が冷えれば補が優れる。叫んで得気したら補瀉をする。得気しなければ、慌てて補瀉するなかれ。

補：経脈方向へ鍼を入れて押し、左手で鍼孔を閉じる。ゆっくりと抜鍼し、すぐに左手で鍼孔を押さえる。

瀉：経脈と逆方向へ鍼を刺入し、動かして引き上げ、左手で鍼孔を開く。すばやく抜鍼して、ゆっくり鍼孔を押さえる。

『素問』は「実を刺して虚にするとき、置鍼して陰気が至るのを待ってから鍼を抜く。虚を刺して実にするとき、置鍼して陽気が備わるのを待ってから抜鍼する」という。

＊「女人は逆」とは「子午前後交経、換気の歌」を意味している。

口伝：臓腑陰陽、呼吸内外、捻鍼補瀉の複合手法。

十二経絡の病に刺鍼するとき、実なら瀉して、虚では補い、熱ならば速刺速抜、冷えならば置鍼、陥没していれば施灸、虚でも実でもなければ当該経脈を取る。『難経』には「虚ならば母の不足を補い、実ならば子の余りを瀉し、補法したあと瀉法する」とある。例えば、人の気が足太陽膀胱経にあれば、虚していれば陽経で出る所の井に補法し、井は金に属すので、刺鍼して得気すれば、経脈に従わせて助け、右手で鍼を取って、ゆっくり抜鍼して、すぐに鍼孔を押さえれば補と呼ぶ。実では陽経で注ぐ輸を瀉し、輸は木に属すので、刺鍼して得気すれば、経脈と逆向きに刺して奪い、左手で鍼孔を広げ、すばやく抜鍼して、ゆっくりと鍼孔を押さえれば瀉と呼ぶ。

呼気で外転［左転］して、臓の虚を補う。吸気で内転［右転］し、余分な実を瀉す。

六腑の病では逆にするが、呼吸に頼って病を除く。

女人の補虚では息を吐くとき内転［右転］し、吸気で外転［左転］すれば余分な実を瀉す。

経脈に三度の操作すれば病気が調うが、呼吸を疎かにするなかれ。

男子の補虚では呼気で◎の外転、吸気の内転◎で余分な実を瀉す。

女人の補虚では呼気で◎の内転、吸気の外転◎で余分な実を瀉す。

進火（補）

最初に鍼を〇・一寸進め、一口呼気して、三退引き上げ、三進押し入れる。患者には鼻で吸気させ、口から三度に分けて呼気させせながら鍼を揺動させせると自然に熱くなる。もし反応がなければ、この通りに再び操作する。

進水（瀉）

最初に鍼を〇・一寸進め、一口吸気して、三進押し入れ、三退引き上げる。患者には鼻で呼気させ、口から三度に分けて吸気させせながら鍼を揺動させせると自然に冷たくなる。もし反応がなければ、この通りに再び操作する。

それでも反応しなければ、生成の息数を使い、発病した臓腑の法則に基づけば、自然に冷熱が手に応える。

＊林昭庚の『新針灸大成』の解釈は面白い。『難経』より、表層の陽気を深部に押し込んで補法するから発熱する。そして深層の陰気を引き上げて捨てるから冷たくなると解釈するのが普通だ。しかし林昭庚は、鍼を急に押し、筋肉に鍼という余分な物を付け加えることによって、補法して熱を生み出すと解説している。どうやら彼は鍼との摩擦熱によって熱感が得られると考えているようだ。瀉の解説は、ゆっくり入れた鍼を急に引き上げることで筋肉に真空部分を作り、体内に空虚な部分を作り出すことで瀉法すると解説している。真空部分に気体が広がることで、ジュール・ワトソン効果［クーラーや冷蔵庫の原理］を使って冷感を得られると考えているようだ。私見では、やはり表層の陽気を送り込んだり、深層の陰気を引き出すのが正当な考えとも思われるが、それならば深部に陽気を送り込まれて熱を感じるならば、深部から陰気を持っていかれて冷えを感じるのも矛盾している。この理論だと深部で熱を、表層で冷えを感じている。温覚のレセプターをどこに設定しているのだろう？　それとも冷覚のレセプターは表層に、温覚のレセプターは深部に設定しているのだろうか？

下手八法の口伝

揣：揉んで(揣)、穴位を捜す。穴位の決定では、手で揉んで穴位を捜し当てる。陽経は筋骨の縁で、凹みが穴位である。陰経では隙間や関節窩で、動脈拍動部が穴位である。肉の厚さにより、伸ばしたり曲げたり、平らにしたり立てたりして取穴できるので、取穴法に従って圧し、正しく取穴したら、親指の爪を穴位に押し当てて十字の痕をつける。指が当たって押し込めれば、そこが正確である。『難経』は「栄を刺すときは衛を傷付けず、衛を刺すときは栄を傷付けず」という。また「栄を刺して衛を傷付けないためには、穴位を圧迫して、そこの気を逃がし、それから鍼を刺す。そうすれば衛気を傷付けない。衛を刺して栄を傷付けないためには、穴位の皮膚を摘み上げ、鍼で横刺する。こうすれば栄血を傷付けない。これが陰陽補瀉の法則である」とも述べている。

＊曲池は胸に手を当てて取る。養老は手首を捻って取る。膏肓は肩甲骨を広げて取る。このように特殊な姿勢をしなければ取穴できない穴位もある。

爪：爪を当てて切皮する。これが『鍼賦』の「左手で穴位を強く押しつけて、気血を逃がす。こうすれば栄衛を傷めない。右手で鍼を持ち、軽く、徐々に刺入すれば痛くない。これが切皮の秘法である」と述べている。

＊一般に、この方法は、親指の爪を穴位に当て、鍼尖が爪を滑るようにして軽く切皮する。切皮したあとは徐々に刺入する。速く刺入してはならない。

搓：鍼を搓って転がす。搓は線をねじるように回すが、あまりきつく回し過ぎないように。転は、左転が補で、右転が瀉。親指と人差指を協力させる。親指を上に向けて進めれば左転。親指を下に向けて引き寄せれば右転。これが迎随の方法である。それで『内経』には「迎えて右に奪えば、瀉で冷える。従わせて左に助ければ、補で暖まる。これは補瀉の法則である」とある。

＊搓は、日本の回旋術。

弾：弾いて努める。これは鍼柄を指先で弾き、得気するのを待って、得気したら大豆一粒ほど引き抜き、表層から深層へ、身体の外から内に押し込む補法の鍼である。

＊気が至るとは得気すること。鍼尖に気が集まってくるが、そのあと引き上げて陽気を鍼尖に引き寄せ、それを深部に送り込むから補法。努は弩とも書き、鍼体を弓形にしならせること。。

揺：揺らして伸ばす。これは鍼柄を揺動させ、得気するのを待って、得気したら大豆一粒ほど引き抜き、深層から表層へ、身体の内から外へと引き出す瀉法の鍼である。だから鍼頭補瀉とも呼ぶ。

＊揺らすとは、鍼を揺らして鍼孔道を広げること。伸ばすとは、鍼を抜くこと。鍼を体内から抜くと、鍼が伸びるように見えるところから伸と呼ぶ。深部へ刺入して、そこで血に入った邪気を鍼尖へ集め、広げた鍼孔道から体外に排出するから瀉。

捫：押さえて鍼孔を閉じる。『内経』は「補法では、必ず押さえて鍼を出す」という。つまり補法の抜鍼では、すぐに鍼孔を押さえて閉じ、衛気を出さず、血気が漏れないようにするのが、本当の補である。

＊抜鍼では、綿花で鍼体を押さえながら抜鍼してもよい。

循：撫でて気血を通じさせる。『内経』は「瀉の鍼では、必ず指を穴位に置き、四方を撫でて、気血を逃がした後で切皮する」という。だから抜鍼では、鍼穴を閉じないのが本当の瀉である。これが上下出入の補瀉法である。男女の補瀉は、左右を逆に使う。

＊男女が逆とは、男は気で、女は血、男は陽で広がり、女は陰で縮まるので、左が男では補、右が女では補となる。

撚：撚は、経脈の上流を治したければ親指を外に向けて捻り、経脈の下流を治したければ親指を内に向けて捻る。外に捻れば鍼感を上に向かわせて病を治し、内に捻れば鍼感を下に向かわせて病を治す。抜鍼するとき、内に捻ったものは鍼尖に集まった正気が病巣部へ至り、外に捻ったものは邪気が鍼尖に引き寄せられて出る。これが下手八法の口伝である。

＊このように昔のイメージでは、補の左転では、鍼下に集めた正気〔得気〕を虚した病巣部へと向かわせて補う。また瀉の右転では、病巣部の邪気が鍼下に引き寄せられ〔得気〕、鍼孔から排出されると考えていた。下手八法は、ヘボという意味ではなく、手を下す八の方法、つまり刺鍼操作八法の意味。

生成数『聚英』

天の一は水を生み、地の六と成る。地の二は火を生み、天の七と成る。天の三は木を生み、地の八と成る。地の四は金を生み、天の九と成る。天の五は土を生み、地の十と成る。

＊一〜五までが生数で、六〜十までが成数。一は水、二は火、三は木、四は金、五は土の生数。この生数に五を加えた数が成数として奇数偶数のペアになる。だから六は水の成数、七は火の成数となる。以下同じ。

経絡迎随の問答　楊継洲

問：『難経』の「経脈には奇経八脈があり、それは十二経にとらわれない」とは何ぞや？

それは、陽維脈と陰維脈、陽蹻脈と陰蹻脈、衝脈、任脈、督脈、帯脈である。この八脈は、経脈に拘束されない。だから「不思議な八脈」である。経脈は十二あり、絡脈は十五ある。この十二＋十五＝二十七経絡の中を気が上下しているのに、どうして奇経八脈だけが経脈にとらわれないのか。それは聖人がクリークを掘って水の道を通じさせたようなものだ。不測の事態に備えて、天から雨が降り、クリークに水が満ち溢れる。このとき大雨が降っても、聖人はクリークを再び掘ることはできない。この絡脈が満ち溢れても、経脈は制御できない。

＊『難経・二十七難』の文句。聖人は禹を意味しており、洪水が発生したときは、溝を使って水を海に流した。その溝に相当するのが奇経八脈。

問：迎随の法とは？

『内経』に「随《したが》って済《すく》えば補。迎えて奪えば瀉」とある。鍼治療では、切皮するとき皮革で鍼を摩擦して熱したり、さらに口で鍼を熱する。まず左手の爪で、刺鍼する穴位を押さえ、経脈を弾いて血管を努張させ、爪で押さえ、手で経脈を撫でて、気血が通じるようになったら取穴する。患者に咳払いさせ、その一瞬に右手で持った鍼を刺す。春夏なら二十四息留め、深く刺入してから浅く引き上げる(深さのことは『標幽賦』に解説されている)。秋冬なら三十六息留め、浅い部位から徐々に深く刺入する。得気すると、皮下が動脈のように動く。鍼が軽く滑り、まだ得気してなければ、魚が釣針を呑み込んでいないように手応えがない。呑み込んでいるような手応えがあれば得気しているので補瀉をする。補なら経脈に沿わせて刺入し直し、鍼を推して体内へ押さえ、一～二時間ほど少し久しく置鍼する。抜鍼では、左手で鍼孔を閉じ、ゆっくり抜鍼して、すぐに鍼孔を押さえる。瀉では経脈と逆向きに刺入し直し、鍼を引き上げて動かして伸ばし、少し久しく置鍼する。抜鍼では、左手で鍼孔を広げ、すばやく抜鍼して、ゆっくりと鍼孔を押さえる。補の鍼は左転で、親指を勢いよく前に推す。瀉の鍼は右転で、親指を引く。補では呼気で刺入して吸気で抜鍼し、瀉では吸気で刺入して呼気で抜鍼する。痛みなら瀉し、痒みや痺れは補法する。

問：補の鍼のポイントは？

答え：補の鍼では、左手の爪で強く押さえて皮膚に十文字の痕を付け、右手に持った鍼を十文字の中心に置き、患者に咳払いさせると同時に切皮し、一口長い呼気をさせて皮内〇・三寸に刺入する。手の経絡へ刺鍼するときは春夏にならって二十四息留め、足の経絡へ刺鍼するときは秋冬にならって三十六息留める。得気するため鍼を押し入れ、九陽の数で運鍼し、九回捻鍼して九回鍼を立てる。これを天才と呼ぶ。そこで呼気二口ほど少し留め、徐々に筋肉内へ〇・三寸ほど刺入し、前［手は二十四息、足は三十六息］の呼吸数に足りるほど置鍼し、また鍼が締めつけられて沈むように感じたら、生数で運鍼する。これを人才と呼ぶ。呼気三口ほど少し留め、また徐々に押して筋骨の間〇・三寸に刺入し、前の息数に足りるほど置鍼し、再び鍼が締めつけられて沈むように感じたら、再び生数で運鍼する。これを地才と呼ぶ。さらに大豆一粒ほど入れるが、これを按と呼び、截であり、随である。この部位がもっとも深部であり、静かに久しく置鍼し、今度は人部へ鍼尖を後退させ、また得気して鍼が締めつけられて沈むのを待ち、得気したら鍼尖を病巣部へ向けると、患者は刺鍼部位に熱さを感じて、虚、消痩、痒み、痺れなどの病気の勢いが消える。鍼がわずかに沈めば、鍼尖を体幹部へと転じ、大豆一粒ほど刺入して、動かして停め、吸気で抜鍼する。徐々に刺入して、徐々に抜鍼し、鍼孔は急いで押さえる。岐伯は「刺入は遅いほうがよい。急ぎ過ぎると血を傷める。抜鍼は緩慢がよい。急ぎ過ぎると気を傷める」と言っている。まさに刺鍼しても栄血と衛気を傷付けないことを述べている。これが鍼の刺入と抜鍼、経気の往来［得気］、経脈に沿わせて鍼感を伝導させる方法である。

＊最初は天、次に人、最後に地と、三回に分けて徐々に刺入し、一回で速く抜鍼するから補。ここでは截を補と解釈している。撅を立てると訳したが、解説によると四十五度で病巣へ向けて斜刺し、斜刺した鍼の鍼柄を垂直に跳ね上げて起こし、鍼尖をわずかに前進させる方法。鍼柄を垂直に立てるので「立てる」と訳した。

問：瀉の鍼のポイントは？

瀉の鍼では、左手の爪で強く押さえて皮膚に十文字の痕を三回付け、右手に持った鍼を十文字の中心に置き、患者に咳払いさせると同時に切皮して、そのまま皮内〇・三寸の天部へ刺入する。そこで少し留めたあと地部まで刺入したら大豆一粒ほど引き上げ、得気して鍼が締めつけられて沈み、鍼を回しても動かなくなれば、前の息数(手は二十四息、足は三十六息)ほど置鍼して、六陰の数で運鍼し、六回捻鍼して六回鍼を立て、三口吸気して鍼を人部へ引き戻す。これを地才と呼ぶ。また得気して鍼が沈むまで待ち、前の息数が足りるほど置鍼し、こんどは成数で運鍼したあと、二口の吸気で鍼尖を天部へ引き戻す。これを人才と呼ぶ。また得気して鍼が沈むのを待ち、得気したら前の息数ほど置鍼して、成数で運鍼し、吸気で鍼尖を皮膚の間まで引き戻す。これを天才と呼ぶ。そして鍼を大豆一粒ほど引き上げるが、これを提と呼び、担であり、迎である。この部位がもっとも浅部であり、静かに久しく留め、そして人部へと鍼を入れ、鍼が締めつけられて沈むのを待ち、得気したら鍼尖を病巣部へ向けると、患者は刺鍼部位に冷たさを感じて、寒熱、痛み、痒みなどの病気の勢いが衰える。そして鍼が少し緩くなれば、大豆一粒ほど鍼を引き抜き、揺らして留め、呼気で抜き去る。速く刺入して、ゆっくり抜鍼し、鍼孔は閉じない。

*最初に地、次に人、最後に天と、一回で速く深部へ刺入し、三回に分けてゆっくりと抜鍼するから瀉。ここでは担を瀉と解釈している。

問：経絡とは？

答え：十二の経脈、十五の絡脈が、全身の表面に分布して血気の通路となっている。二十七経絡の源は体内の腎に根差しているが、それは生命の本である。二十七経絡の根源は体内にあり、体表に分布しているが、それは樹木に根本［根］があるようなものである。もし根本が傷付けば、枝葉も発病する。もし邪気が外から侵入し、その枝葉を傷付ければ、その累は根本に及ぶ。また体内が発病しても、その勢いは必ず経絡に及ぶ。だから五臓の道は、みな経隧に出て、血気が通行する。経が正経であり、絡は支絡である。血気が不和になると、百病が発生する。ただ一経の精気が不足しても不和になる。それで『内経』には「邪が陽部［体表］に中れば経脈に溜る。顔と頚から陽明経へ下がる。後頚部と背から太陽経へ下がる。頬と脇から少陽経へ下がる。邪が陰部［体内、例えば胃］に中れば腑に溜る」という。まず四肢の前腕や下腿から始まり、三陰経に入る。臓気が旺盛で、邪を入れなければ、邪が腑に返される。腑とは、胆、胃、膀胱、大小腸なので、それぞれの経脈を刺す。刺鍼した感触で邪正の虚実を判断し、補瀉をする。その経脈の栄衛に基づいて迎随し、その道［経脈］を離れることがない。外邪に中った病は、皮膚から血脈に伝わり、体内の腑臓が侵されると、四肢九竅が塞がって通じない。内因の病は気を激しくしたり弱らせ、体表の経絡は侵されると栄衛がアンバランスとなり、身体の上下左右に栄衛の偏りが発生する。『内経』は「風寒の外邪は身体を傷付け、憂恐や憤怒の感情は気を傷付ける」という。気は臓を傷付けて臓が発病し、冷えは身体を傷付けて身体が固くなり、風は筋を傷付けて筋が痙攣するが、このように形気が内外で互いに反応し合う。

外の陰陽：筋骨が陰で、皮膚が陽。
内の陰陽：五臓が陰で、六腑が陽。

＊経隧とは一般に経脈のこと。経は縦糸、隧は隧道［トンネル］を意味するので、血管のこと。つまり五臓は血管で繋がっている。風寒は冷えと風だが、冷えは血脈を滞らせるので、気血が通じないところや塞がれる部分が発生し、虚した経脈や実の経脈ができる。内は臓腑、外は手足や九竅を表している。

問：子午補瀉とは？

答え：それは栄衛を行き渡らす方法である。つまり左転は子から午に回して陽を外に広がらせ、右転は午から子に回して陰を内へ収縮させる。人体では、陽気は手足で受け、陰気は五臓で受けるが、それも陽が外で、陰が内の現れである。左転は外に広がって天を形どり、右転は内に縮まって地を形どり、中に引き上げて、中は人に形どる。左右に捻って引き上げ、陰陽内外の気を、出入と上下で互いに往来されば、栄衛は自然に流れて通じる。男子は寅に生まれ、寅は陽である。陽が主なので左転し、陽に従うものが補で、右転は陽に逆らうので瀉となる。女子は申に生まれ、申は陰である。陰が主なので右転し、陰に従うものが補で、左転は陰に逆らうので瀉となる。これは法則である。だが病気には陰陽や寒熱の違いがあるため、鍼を捻って出入させせて適するようにする。熱病で陽経を刺せば、右転が瀉となり、左転が補となる。冷えの病で陰経を刺せば、右転が補となり、左転が瀉となる。これを陰と陽に使い、陽と陰に使うのが応用である。捻鍼の順と逆は、このように明確である。

子(合)穴：尺脈が盛んなら補い、それに沿わせて入れる。午(滎)穴：寸脈が盛んなら瀉し、それに沿わせて出す。

＊寅の刻は、日の出だから陽。右手の親指を前に出せば、身体の中心から見て外側へ回転し、外へ広がるから陽。申の刻は、日の入だから陰。右手の親指を後ろに引けば、身体の中心から見て内側へ回転し、収縮するから陰。左転は広がるので、得気を病巣部へ広がらせて補う。右転は収縮するので、病巣の邪気を鍼尖へ引き寄せて瀉す。最後の文句は、熱病は陽なので、右の陰がマイナスで瀉、左は陽でプラスして補。寒病は陰なので、右の陰がプラスで補、左は陽で、陰と逆の性質だからマイナスして瀉。ところが「これを陰と陽に使い、陽と陰に使うのが応用である」と述べているので、鍼で補瀉が逆でも融通を利かせたことになる。

問：鍼尖による補瀉は、どうやるのか？

答え：これは補瀉の常法である。呼吸と関係なく、補瀉が手指にある。刺鍼するとき、必ず左手で、刺鍼する穴位を按圧し、弾いて努張させ、爪で印をつけて押さえ、経気が流れ始めて、そこが動脈のように動くようになれば切皮する。得気して、その気を体内へ推せば補である。得気して、鍼を動かして引き抜けば瀉である。補して実にするとは気を入れることであり、瀉して虚にするとは気を出すことである。陽の衛気は、外の体表にあるので入れる。また陰へ入った邪気は出す。これは体内の陰陽水火の気とは異なるので、詳しく観察する。

これ以外にも鍼の補で、導気の法がある。「揉んで撫でる」とは、刺鍼する経絡部分に沿って上下に撫で、気血の通り道を緩めて往来しやすくする。「爪を推し当てて散らす」とは、穴位に親指の爪を十文字に押し当て、皮膚を広げて刺鍼する。「推して按ずる」とは、右手で捻鍼して押さえ、鍼下の得気を逃さず、病巣部の邪気を引き寄せる。「弾いて努める」とは、指先で鍼柄を弾いて経気を充満させ、得気が速く病巣部へ伝導するようにする。「爪で押して刺す」とは、左手の爪先を穴位に当て、表面の衛気を逃がして栄血を刺したり、血を逃がして衛気を刺し、鍼を正確に穴位へ入れることもできる。「通じさせて取る」とは、鍼を持って上下させ、捻ったり停めたりし、気血を往来させ、鍼下の得気を病巣部へ伝達させ、気が病巣部へ至った後で病が取れる。「体表で門を引き、神を閉じる」とは、まず左手で鍼孔を押さえてから鍼を抜き、経気が鍼孔から漏れぬようにすること。それで「鍼を知るものは、左手を頻繁に使う」という。

＊体内の陰陽水火の気とは、腎と心の気で、それらは正気である。これを見ると、補瀉がどうのというより、鍼して得気させ、その気を病巣部へ伝達させることが第一義と見える。

問：候気の法は、どうするのか？

答え：鍼治療では、まず候気する。左手を鍼孔に当て、心は何も考えず、殿様に仕えるように。石弓を伏せて、引き金を引くようにする。だが得気しなかったり、得気が遅ければ、刺鍼したあとで捻鍼して得気する。捻鍼の方法は、患者に吸気させて左へ捻鍼し、得気しなければ左右に捻鍼して少し引き上げる。それでも得気しなければ、男は内、女は外の方法を使う。つまり男では、左手で軽く穴位を押し、鍼を入れないようにして置鍼する。女では、左手で強く穴位を圧し、鍼が出ないようにする。このようにすれば、鍼が内にあれば陰部であり、鍼が外にあれば陽部であって、深さの違いによって、左手で穴位を圧し、はっきり区別する。ただ得気しさえすればよい。このようにしても最後まで得気しなければ、不治である。もし鍼下に気が至ったら、その得気が邪気なのか正気なのかを観察し、虚実に分ける。『内経』には「邪気が来ると締まって痛く、穀気が来れば緩んで和む」とある。ただし脈が、濡虚ならば虚で、牢実なら実である。これは秘伝である。

＊刺鍼する目的は「気至所病」だが、得気しなければ、鍼を上下させてコリをさがしたほうが早い。「邪気来者、緊而疾。穀気来者、徐而和」は『霊枢・終始』の文句。河北医学院解説の本には「緊而疾」を「締まって速い感覚」と訳している。「速い感覚?」、疾には「病気、速い、痛み、憎む」などの意味がある。刺鍼して得気すれば、鍼が締めつけられる感覚とともに、患者には痛みが悪化したような感じがある。置鍼しておけば鍼が緩んで、患者には心地好い感覚がある。現実の刺鍼と重ね合わせると「速い感覚」は誤訳。

問：呼吸の原理？

答え：これは陰陽を調和させる方法である。『内経』には「呼は、陽によって出る。吸は、陰に従って入る」とある。これは呼吸を陰陽に分けたものであるが、実際には一つの気で身体ができている。その気は、内で五臓に繋がり、外は三焦を通って全身に広がり、経絡を循環して、経穴に出入する。その形気の方圓に従って用途が異なる。そのため五臓に出入して四時に対応し、三焦を昇降して栄衛となり、経脈を循環して天の法則と一致させる。しかし呼吸の出入は、システムの中心であり、人のポイントなので、鍼家は必ず使わねばならない。陽は浅くて経絡にあり、陰は深くて臓腑にある。補瀉は、呼吸に基づいて鍼を出し入れする。呼では気が出て、吸では気が入る。補法では、空気が出るとき鍼を入れ、空気を吸うとき鍼を抜く。瀉法では、空気が入るとき鍼を入れ、空気が出るとき鍼を抜く。呼気では三口以内にし、外の三焦の陽に合わせる。吸気では五口以内にし、内の五臓の陰を迎える。呼気のあと吸気すれば陽中の陰である。吸気のあと呼気すれば陰中の陽である。それを病気の陰陽寒熱に合わせて使う。これが活用であり、誤用してはならない。

三陰の経では、吸ったあと吐く。三陽の経では、吐いたあと吸う。

＊方圓は四角と円。四時は、四季や一日。呼気は、体内から出すので拡散に相当し、陽になるから、その陽気を鍼で体内へ送り込む。吸気は、体内に取り込むので収縮に相当し、陰になるから、その陰気を体内へ送り込む。つまり陽は一般に補で、陰は一般に瀉。患者に、呼吸へ注意を向けさせることで、意識を集中させて、得気しやすくする。

問：迎随の原理は、どうなってるの？

答え：これは鍼下で、与えたり奪ったりするメカニズムである。

第一に知るべきは、栄衛の流れである。つまり陽経では衛気が脈外を流れ、陽絡では衛気が脈中を流れる。陰経では栄血が脈中を流れ、陰絡では栄血が脈外を流れ、経と絡では深さが違う。鍼を立て、一分が栄で、二分が衛であり、交互に鍼を留めて得気を待つ。得気して、すぐに鍼を引き上げれば迎である。気が通り過ぎてから鍼を深く入れて追えば随である。だから『刺法』は「動かして引き上げれば空虚となって休み、右に迎えて奪えば瀉されて涼しい。内に推して進ませて搓り、左に従わせて助ければ補われて暖かい」という。

第二に知るべきは、経脈の流れである。つまり「足三陽は、頭から足。足三陰は、足から腹。手三陰は、胸から手。手三陽は、手から頭へと走る」である。得気して、鍼尖を経脈の来る方向に逆らわせ、動かして引き上げれば迎である。鍼尖を経脈の行く方向に沿わせ、内に押し込めば随である。それで『内経』は「実では、絶って止める。虚では、引いて起こす」という。

刺鍼では、まず左手で穴位を探り、爪で圧して気血を散らせてから切皮する。もし血を出したければ、爪で圧するなかれ。右手は鍼を持って、穴位の上に乗せ、患者に咳払いさせて、その瞬間に切皮する。左右に捻鍼しながら皮膚を貫くが、これが陽部の奇数部分である。『刺要』は「一分は栄」と言い、また「切皮したときは必ず懸陽する。しかるのち呼吸に合わせて徐々に刺入し、筋肉へ到達させ、適当な深さに入れる。この二つが陰部の偶数部分である」とも言う。また『刺要』は「二分は衛。切皮したときは必ず懸陽する。両衛に達したら、意識を集中させて、よそ見せず、病の存亡を推測する」とも言う。左手を穴位に添えて安定させ、大地のように動かなくする。右手は鍼を持ち、天のように運転する。もし得気すれば、左手で穴位を五両の重さで圧し、右手の捻鍼に意識を集中させ、補瀉をする。ただ細い血管が経穴の横にあり、見たところ血が満ちていれば、それを刺して出血させる。経脈を刺すときは、その走向の順逆に基づき、出血させず、すばやく切皮して、左手で圧する。刺入する深さは、患者が鍼に驚いたら鍼を止める。そして穀気に補瀉をすればよい。

＊一分が栄で、二分が衛の意味は不明。五両の重さとは、現在は二百五十グラム。ここのポイントは、「患者が驚いてビクッとしたところが得気したときなので、その刺入深度で止める」と述べている。だから深く刺入すれば、深いほど効果があるというのは誤り。穀気は『内経』の三刺で、表面で陽気が出て、次に陰気が出て、最後に穀気が出るとある。その穀気が得気のこと。

問：徐疾の原理は？

答え：これは鍼による抜鍼と刺入の方法である。『内経』に「虚実を刺すには、ゆっくりして速ければ実、速くしてゆっくりならば虚」とある。だが、この経文解釈には二つある。つまり、ゆっくりして速いには、ゆっくり刺入して速く抜鍼する解釈と、ゆっくり抜鍼して速く鍼孔を塞ぐという解釈。また速くしてゆっくりには、速く刺入して徐々に抜鍼する解釈と、速く抜鍼して徐々に鍼孔を塞ぐという解釈の二通りである(二つの説とも使う)。徐疾には緩急の意味と、久速の意味がある。もし虚でも実でもなければ、刺入も抜鍼も、速くもなく遅くもなく、その中間である。

＊緩急は運鍼操作の速度、久速は時間の長さ。

問①：補瀉は、どうすればよい？

答え：補瀉には三つある。

一つは、脈の動静である。もし筋脈が攣っていれば、深く刺入して久しく留める。筋脈が緩んでいれば、浅く刺して速く抜く。脈が大きければ、少し気を出す。脈が滑ならば、速く刺して浅くする。脈が渋れば、その脈に当て、その順逆に基づき、久しく置鍼する。必ず刺鍼前に経脈に沿わせて圧して撫で、すでに刺鍼したら、すばやく鍼孔を圧して出血させない。脈が小さければ薬を飲む。

二つめは病の寒熱に基づく。もし悪寒すれば、まず陽気を得て、それを陰分へ入れる。次に捻鍼しながら鍼を陽分へ引き戻し、患者に鼻から息を吸わせて口から吐かせ、生成の呼吸数だけ置鍼して陰気が盛んになり、鍼下が冷たく感じれば、患者は自然に涼しくなる。

また病巣部が刺鍼部と離れていたら、必ず得気を病巣部まで伝達させる。冷えなら鍼を少し押し入れたあと、熱なら鍼を少し引き上げたあと、生成の呼吸数だけ置鍼すれば治る。

三つめは診察に基づいて虚実を決める。例えば、体格には太ったり痩せたりがあり、身体には痛みや痺れ、痒みがあり、病には症状の激しいものと穏やかなものがあり、穴下には硬いものと柔らかいものがあるが、みな虚実の基準となる。もし病巣部ならば別々の方法で取る。鍼尖を上に向ければ鍼感は上に伝導し、鍼尖を下に向ければ鍼感は下に伝道し、鍼を左に向ければ鍼感は左に行き、鍼を右に向ければ鍼感は右に行く。ゆっくり鍼を推すと気が行き、わずかに鍼を引くと気がやって来る。つまり推すとは前で、引くとは止めること。ゆっくり行って、わずかに来て、病気を除く。これは邪気を攻めたいからに過ぎない。

＊原文の「脈急」と「脈緩」を、筋脈と解釈した。それは脈急といえば筋肉のことで、数脈は熱だから深く刺して久しく留めるに合わない。また緩脈では浅く刺して速く抜くと一致しないから。

問：みずから経を取るとは？

答え：虚や実を刺すときは、迎随を使う。母を補い、子を瀉す。だが虚でも実でもなければ経を取る。これは正経みずから発病したもので、他経が邪に中ったものではない。だから、その経を取る。

その方法は、右手で意識して鍼を持ち、左手で穴中の気を探り、穴位に気が至って動脈のような状態になったら切皮し、引き続き鍼を入れ、徐々に突いて、栄へ入れて衛に至らせる。そこで得気すれば、魚が釣針を呑み込んだような感触があるが、それが病の気である。そこで刺鍼した経脈の気血の多少に基づいて、見計らって操作し、しばらく待って、病の気が尽き、締めつける感じがなくなったら抜鍼する。病の気が尽きていなければ、鍼孔に鍼を残し、緩んでから抜鍼する。これが『内経』の「見てから刺入し、見てから抜鍼する」である。

*得気とは、魚が釣針を呑み込んだような手応えがあること。これは筋肉が収縮して鍼を入れさせないようにしているのだが、それが得気なので、そこで鍼を留める。「気が至る」とも呼ぶ。こうした現象を「邪気が鍼に吸い寄せられて集まった」と古代の人は考えた。刺鍼した筋肉の収縮が緩むまで置鍼するが、緩んだ状態を「病の気が尽きた」と呼んで、鍼に邪気が吸い寄せられたので、抜鍼するチャンスと考えている。経脈を揉んでいると動脈のような状態になるか分からないが、揉むたびにドクドクした痛みがあることかも知れない。刺鍼して得気すると、筋肉が収縮して動脈拍動のように感じられたりする。これは刺鍼法では非常に重要で、『内経』に「気が至って、初めて効果がある」とあるが、得気しなければ刺鍼しても効果がなく、邪気が尽きて筋肉が緩まねば効果がない。だが実際には、凝り固まった筋肉へ刺鍼し、凝り固まった筋肉は収縮がひどいので血管や神経を圧迫して神経は痛みを感じている。神経が常に痛みを感じているところへ鍼が入ったため筋肉の収縮がひどくなり、それを得気とか「邪気が来た」と呼んでいる。そして筋肉が緩めば「邪が尽きた」状態だが、こうなれば筋肉が解れて血管や神経を圧迫しなくなり、神経の圧迫がなくなって痛みを感じなくなり、血管の圧迫も消えて血が循環するようになって体の健康状態がアップする。そうしたメカニズムを邪気と正気に

喩えて、古代の人に理解できるようにしたもの。

問①：補では衛から気を取るのか？　瀉では栄から気を捨てるのか？

答え：十二経脈は、栄を根とし、衛を枝葉にしている。だから経脈を治したければ、栄衛を調えねばならず、栄衛を調えたければ、呼吸に頼らねばならない。『内経』に「衛は陽であり、栄は陰である。呼は陽であり、吸は陰である」とある。呼気［陽］が尽きて鍼を入れ、静かに久しく鍼を留めて気を至らせるのは、衛にて気を取るからである。吸気［陰］で鍼を入れ、得気させるのは、栄から気を捨てるからである。

＊呼気は吐くから広がるので陽。陽は補。吸気は吸うから縮むので陰。陰は瀉。置は、古代では釈放とか捨てる意味がある。詳しくは淺野周著の『鍼灸学釈難』を参照。

問：皮、肉、筋、骨、脈の病は？

答え：百病は、すべて栄衛に始まり、そのあと皮肉筋脈を浸す。それで『難経』は「是動とは気である。所生病は血である。是動になったあと所生病となる」という。それにより皮肉経脈も所生病と分かる。その刺鍼法では、栄衛のみを挙げている。刺鍼では栄衛の順逆を取るが、皮骨肉筋の治療も含まれている。これから考えると、刺入する部位が浅いか深いかの違いがある。つまり刺鍼では「筋肉の凝りを貫いてしまったり、筋肉の凝りに達しない」などがなく、ちょうど当てることが妙味である。

浅層は皮膚、中層は筋肉、深層は筋骨。

＊「是動者」の原文は「是動脈者」。最後の文句は、皮膚は理解できるが、後の二つ。肌肉とは、皮下脂肪を意味するが、近代では筋肉を意味する。筋骨は、骨には鍼が刺さらないので筋だが、これは一般に腱のことで、言い換えれば筋肉の骨付着部を意味する。だから中層が皮下脂肪層から筋肉、深層は筋肉で骨の近く。

問：刺鍼の治療回数は？

答え：これは病の程度に基づいて行う。軽症なら一補一瀉で足りる。重症では、二回三回と治療する。例えば病気になって補瀉をした。だが病気が完治しなければ、また二回めも最初のように鍼を停め、候気して得気させ、再び補瀉をする。『内経』には「虚を刺すものは、それを必ず実にする。実を刺すものは、それを必ず虚にする」とある。

問：諸家の刺入の違いは？

答え：『霊枢』によれば「最初は浅く刺し、邪気を駆逐すれば血気が来る(これを絶皮と呼び、陽邪が排出される)。そのあと深く入れて陰気の邪に至らせる(陰邪の排出されるものは少ないという。絶皮より深く、肌肉［脂肪層］に達するが、まだ分肉間［筋肉］へは入らない)。最後に骨付近の極地まで達して穀気に刺す(すでに分肉間に入っており、穀気が出るという)」とある。これが、その意味である。

私の読んだ『難経』の、よく見る鍼師の丁徳用の注釈では、人の筋肉には厚い部分と薄い部分がある。ただ皮膚の上は、心肺の部で、陽気が流れている。肌肉下は、肝腎の部で、陰気が流れている。これは『霊枢』の意味が詳しく表されている。孫思邈の『千金方』では「鍼を〇・一寸刺入して、天地の気を感じる(これも始めに浅刺して血気が来る意味と符合する)。鍼を〇・二寸刺入して、呼吸の出入、そして上下する水火の気を感じる(これも後で深刺して、陰気に至らせる意味と符合する)。鍼を〇・三寸刺入して、四時の五行、五臓六腑の順逆の気を感じる(これも最後に限界まで深刺し、穀気へ刺す意味と符合する。これは根本である)」と述べている。『玄珠密語』は「皮膚へ〇・三寸刺入すれば心肺の部であり、陽気が流れる。皮膚へ〇・五寸刺入すれば肝腎の部であり、陰気が流れる(三天、二地の数に合わせて取っている)」と言う。この説は詳しくて分かり易い。その後、賢人の著作では、また〇・一寸から一寸までの説がある。この方法は、ますます詳しくて緻密になっている。おおよその解釈は違えども、その原理は同じであり、互いに明らかにしあっているので、いずれの説も捨てられない。

＊分肉には三つの意味があり、浅い分肉は脂肪層と筋肉層の境。中間の分肉は筋肉と筋肉の間。深層は骨と筋肉の間。また陽輔穴も、骨が肉を分けているので分肉と呼ぶ。部位によって筋肉の厚さが違うので、皮膚の厚さに大差がなくとも、そのあとの刺入深度が部位によって変わるのも当然。

問：陰陽のある部位が変化するのはなぜ？

答え：これは陰陽相乗の意味である。陽が奥の陰分へ入ったり、陰が表の陽分に出たりして、互いに居る場所が変わって病気になる。栄気が衰えて少なくなったため衛気が裏を尅したり、衛気が衰えて少なくなったため栄気が表へ溢れたことが原因である。つまり血気が、自分の居場所を守らず、一方に気が集まれば一方が実となり、一方で気が散れば一方が虚となる。実は痛みであり、虚は痒い。痛みは陰である。痛くて手で触れなければ、やはり陰である。深刺する。痒いのは陽である。浅刺する。病が上半身にあれば陽であり、下半身にあれば陰である。病が陰から発生したら、陰を治したあと陽を治療する。病が陽から発生したら、陽を治したあと陰を治療する。

＊『内経』に「痛みは実、痒みは虚」とあるが、それは絶対ではないと『鍼灸大成』に書かれている。痛みは陰、痒みが陽とは、痛むとじっとして動かず、痒いと掻きむしるからだろう。散るは消える。

問：順逆が相い反する理由？

答え：それは衛気だけが常道［経絡］を循環しないからである。その名を厥と呼び、病気ではないので刺鍼法が違う。それで『内経』に「熱厥を刺し、置鍼すると逆に冷える。寒厥を刺し、置鍼すると逆に熱くなる」とある。これは衛気が逆行するからである。そのため熱厥を刺すときは、二刺で陰を刺し、一刺で陽を刺すとよい。また寒厥を刺すときは、二刺で陽を刺し、一刺で陰を刺すとよい。ただ慢性の患者では、邪気が深部に入っているため、深く刺入して久しく置鍼し、一日開けて再び刺鍼する。まず身体の左右を調整し、その経脈を通じさせる。

＊これは『霊枢・終始』の文。厥は冷え症のこと。熱厥は、邪熱が盛んなため、陽気が遮られて手足に到達できずに冷えるもの。寒厥は、陽虚のために冷えるもの。原文は「宜三刺陰」だが、『霊枢・終始』に基づいて改めた。

問：虚熱寒熱の治療は？

答え：まず人迎と太淵の脈を診て、陰陽の過不足を調べ、経絡の上下を審査し、経絡部分の寒熱を撫で、寸関尺の浮中沈の変化を診て、経絡の動きを触り、経脈の色や状態を視る。異常がなければ同じだが、異常があれば異なる。筋肉が攣っていれば列をなし、筋肉が大きければ弱く、静かにしたがり、筋力を使わない。気が上半身で実していれば、気を下に導く。上半身で不足していれば、気を上に引き揚げる。『内経』に「気が留まって至らなければ、鍼を刺して迎える」、「下半身で気が不足していれば補法する」、「熱病が上半身にあれば、鍼で推して下げる。熱が下から上がるものは、鍼で引いて去らせる。冷えが表にあれば、鍼で置鍼して補う。冷えが裏に入れば、下合穴を使って排泄する」、「上半身が冷えて下半身が熱ければ、足太陽を刺し、気を推して引き上げる。上半身が熱くて下半身が冷えれば、刺鍼して、気を引き下げる」、「寒と熱が争えば、バランスよく導く。欝血があれば刺して瀉す」とある。

＊原文の「脈急以行、脈大以弱」だが、急脈はないので、筋脈急、つまり筋肉が痙攣したと解釈。脈大も、筋脈と解釈したほうが後の説明とも一致する。『霊枢・陰陽二十五人』『霊枢・官能』『霊枢・刺節真邪』の内容。「下気不足者、積而従之」の原文は「気不足者、稽而従之」だが、『霊枢・官能』により訂正。「入於中者、従合瀉之」の原文も「入於中者、従而瀉之」だが、意味不明なので『霊枢・官能』により訂正。

問②：補では衛から気を取るのか？　瀉では栄から気を捨てるのか？

答え：衛気は浮気で、表を管理する。栄気は精気で、裏を管理する。だから『内経』は「栄は、水穀のエッセンスである。血気が五臓で調和していれば六腑へ注がれ、脈へ入って、身体を上下に循環し、五臓を貫いて六腑に絡まる。衛は、水穀から生まれる。動きやすくてスベスベし、脈には入れない。だから皮膚の中、分肉の間を循環し、肓膜をいぶして、胸腹に散る。この気に逆らえば発病し、この気に従えば治る」という。そうすると栄衛は中と外を管理し、なんと大きいことか！　どうして、その補瀉が求められないことがあろうか？

＊引用は『素問・痺論』の一節。

問：陽を刺すときは、鍼を寝かせて刺すとは？　陰を刺すときは、按じて陽を逃がしてから刺鍼するとは？

答え：陽部を刺すときは浅く、心肺の分を刺す。陰部を刺すときは深く、腎肝の分を刺す。陽を行かしたければ、鍼を浅く寝かせて刺鍼し、経脈に沿って撫で、緩めて気血の流れを良くしてから弾いて努法をし、気が盛んになってから鍼を転じれば、その気が自然に拡散する。陽部は動だからである。

陰を行かしたければ、まず爪先で押し、陽気を逃がしておいてから直接奥へ刺入し、得気してから鍼を引き揚げれば、その気が自然にゆったりと調う。陰部は静だからである。

問：迎随の気が分かれば、調えられるか？

答え：迎随の方法は、その深さの内外、経脈の上下、病巣部までの距離によって設定される。だから栄衛の内外における出入、そして経脈の上流下流の往来に基づいて運鍼操作する。栄衛とは陰陽である。『内経』に「陽気は手足で受け、陰気は五臓で受ける」とある。だから瀉では、深く刺入したあと浅くし、体内から気を引き出す。補では、浅く刺入したあと深くし、体表から体内に気を推して入れる。つまり陰陽の気の深さに基づいて、鍼を進めたり引き揚げたりしている。経脈は、気血が流れ行く道である。手の三陽経は、手から頭へ上がる。手の三陰経は、胸から手に至る。足の三陽経は、頭から足に下がる。足の三陰経は、足から腹へ入る。だから手の三陽経を瀉すときは、鍼尖を末端に向け、経脈の流れに逆らって迎える。補では鍼尖を体幹に向け、経脈の流れと同方向にして追う。他も、これに習う。つまり気血の往来によって、鍼を逆にしたり同方向にする。大ざっぱに言えば、栄衛とは、内外の気の出入である。経脈とは、その中を上下する気の往来である。それぞれの経脈で、気血の流れに沿わせるか逆らわせて刺す。だから迎随という。

問：補瀉する時刻は、気の開閉と対応するのか？

答え：この方法は、十干の穴だけに留まらない。たんに鍼を皮膚の間へ入れ、陽気が広がる部位に当たれば開と呼ぶ。鍼が肉分の間に至り、陰気が密封する部位に当たれば闔と呼ぶ。だが、開の中に闔があり、闔の中に開があり、一開一闔のメカニズムがあって、それは経穴から離れられず、交互に鍼を停め、その気を感じとって補瀉をする。だから『千金』は「衛は外にあって陽部であり、栄は内にあって陰部である」と述べている。

問：「切皮したときは必ず懸陽する。両衛に達したら、意識を集中させて、よそ見せず、病の存亡を推測する」とは？

答え：「懸陽」とは、皮膚の間にて、鍼の気を集めることである。「両衛」とは、呼吸で出入する気を迎随することである。「意識を集中させて、よそ見せず、病の存亡を推測する」とは、左手で状態を感じ取り、得気したら補瀉をすることである。これは古人の立法したものので、面白いところが多くある。

＊「問：迎随の原理」を参照。

問：鍼を入れる豆ほどの空隙とは？

答え：これは迎随のためのものである。つまり気が鍼下に至ったら、まず豆ほど引き揚げて空隙を作り、そこで候気して得気すれば迎随操作する。これを『内経』は「鍼下の気を失うことなかれ、そうすれば遠くの気がやって来る」と述べている。

問：刺鍼の大小とは？

答え：平補平瀉がある。それは陰陽平衡が崩れたものを平衡にする。陽気を下へ押し込めば補であり、陰気を上へ引き揚げれば瀉である。ただ表層と深層の気が、調えばよい。大補大瀉もある。それは陰陽の両方とも盛んだったり衰えているとき、鍼を天地の層へ入れ、天地ともに補法したり瀉法し、経気を内外［表層と深層］で通じさせ、上下の経絡を繋がらせて、盛んな気を衰えることができる。これを「調陰換陽」とか「接気通経」あるいは「従本引末」と呼ぶ。その経脈を調べて施術し、ゆっくりと往来させて通じさせるものだが、その意味は同じである。

問：骨付近にある穴位。

答曰：切皮して皮膚へ入れ、穴位へ刺入するときは、吸気とともに刺入すれば、深く刺入したと分かる。そうしなければ、気が鍼に逆らって刺入できない。また太った人で、内が虚していれば、補法したあと瀉法する。痩せた人で、内が実していれば、瀉法のあと補法する。

問②：補瀉は、どうすればよい？

答え：局部が発病し、邪が内外の両面から侵襲してくれば、子午法を使って補瀉し、左右に鍼を捻る。三陰経と三陽経が発病していれば、流注法を使って補瀉し、五輸穴で呼吸による刺入と抜鍼をする。局部と全身の病気では、操作法が違う。弾、爪、提、按などの類でも、同じように、気血がどうなのかを明らかにする。

問：「迎は奪って、随は助ける」と補瀉はいうが、その意味は何？

答え：迎は、気が来るのを迎え撃つ。例えば、寅の刻には気が肺へ注ぎ、卯の刻には気が大腸へ注ぐ。この二刻で、肺と大腸の気が、ようやく盛んになるので、そのときに瀉して奪う。随は、気が去るのを追いかける。例えば、卯の刻には気が大腸に注ぎ、辰の刻には気が大腸から去って胃へ注ぐ。つまり肺と大腸は、辰の刻に虚しているので、それを補って助ける。他も、これと同じ。

問：鍼は何センチ刺入し、何分置鍼するの？

答え：そうしたことに、こだわってはならない。筋肉には深い部位や浅い部位があり、病気が去るのも、遅いものと速いものがある。もし筋肉が厚い部位ならば深刺できる。薄い部位ならば浅刺しかできない。病が去れば直ちに抜鍼し、病が留まれば置鍼すればよい。

＊腰や臀部では三寸ぐらい刺入できるが、膏肓などでは円皮鍼しかできない。深く刺入すれば肺に当たる。また軽症で、筋肉が軟らかければ二十分ぐらい置鍼すれば解れる。だが重症で、筋肉が硬ければ、太い鍼を使って四十分ぐらい置鍼しても解れないこともある。だから一概に論じられない。

問：五行穴でない穴位は、どう補瀉するのか？

答え：例えば、睛明や瞳子髎は、目痛を治す。聴宮や絲竹空、聴会は、難聴を治す。迎香は鼻を治す。地倉は顔面麻痺を治す。風池や頭維は、頭や後頚部を治す。五行穴と関係ない穴位は、このようである。それは病が上にあれば、上を取る。

＊局部取穴は、得気さえあればよい。鍼感が伝導しなくても構わない。

問：経穴の流注は、時刻に基づいて補瀉をする。いま各経絡が発病しておれば、時間に基づいて病気を追い出せるか？

答え：病が経脈に着けば、その経脈が虚実となる。補虚瀉実すれば、また病に中る。病には、一鍼で治る病と、何度も刺鍼しないと治らない病がある。病には、急性と慢性、浅い深いがある。急性で浅ければ、一鍼でも治る。だが深くて慢性ならば、何度も刺鍼して除かれる。朱丹溪や李東垣のような名医でも、一服で治る患者もいれば、何十服も飲まねば治らない患者もある。もし一鍼で治らず、患者が二度と鍼をしないとする。だが一経一絡だけが発病しているとは限らず、発病には必ず六淫の邪も関わっているので、標本が異なる。だから一鍼で症状が治っても、原因は残っている。あるいは原因だけを治療して、症状は再発を繰り返す。だから必ず何回か治療して、その病の周囲も絶やす。

問：鍼は細いのに、どうして補瀉できるの？

答え：ボールに、まだ空気が入っていないようなものである。それではペチャンコで、蹴ることができない。それならボールの臍から空気を吹き込むと、気が満ちて膨らむ。これが「虚なら補う」の意味である。その孔の栓を外すと、空気が孔から出て、またペチャンコになる。これが「実ならば瀉す」の意味である。

問：『内経』の治療で、薬が少なくて鍼灸が多いのは何故？

答え：『内経』は古代の書物である。古代の人々は、疲れるほど働かず、身体がなまるほどサボらず、太るほど食べないようにして、身体の内部を傷めないようにした。そして暑くなるほど服を着ないようにして、身体を外から傷めないようにした。生活にはリズムがあり、寒暑を避けることも知っていた。無邪気でクヨクヨせず、精神が身体を守っていた。そんな生活なら、どこから病気が生まれよう？　たとえ賊風や虚邪が侵襲したにせよ、体内へ深く入ることはできず、せいぜい皮膚に集まって、経脈が滞って、気が塞がる程度だった。だから鍼で気を行かせ、灸で邪を散らせば病気は治った。薬を使う必要があろうか？

だが現代は、道徳が日々に衰え、酒を水のように飲み、でたらめな生活を送っている。欲望のままにセックスをむさぼって精液を出し尽くし、心配ばかりして精神をすり減らしている。飽くことを知らず、精神を律することも分からない。快楽を追求して、遊んでばかりいる。生活も乱れて、寒暑も防がない。だから病気が体内から発生することが多く、また弱っても いるので外邪にも侵襲されやすい。『内経』に「鍼は外を治し、薬は内を治す」とある。病気が内にあれば、薬でなければ治せない。だから和緩ぐらいから薬を使うようになり、鍼灸を併用した。現代は古代より悪く、人も昔とは違い、鍼を職業とするものも勉強せず、鍼を伝授してもポイントが分からない。古代のように鍼灸を多く使うのではなく、現代に鍼灸を使うことは少ない。また薬は現代ほど効果がなく、古代では効果が悪かった。学者は研究すべきだ。

＊秦代以前を上古と呼ぶ。秦の和緩は、秦の始皇帝時代の医者。原文は「酒をスープの如く飲み」だが、日本人が理解しやすいように少し意訳した。

問：八法流注の要訣は何か？

答え：口伝が多く、すべてを収録することはできない。ここで最重要なものを挙げる。

古代に伝わる真の口伝。八法は八穴だけを使う。

口で生数を吸気すれば、熱が寒に変わる。口で成数を呼気すれば、寒が熱に変わる。

呼気のあと吸気すれば真気が補われ、吸気のあと呼気すれば勝って瀉される。

ゆっくり刺入して速く抜鍼すれば瀉寒、速く刺入して緩慢に抜鍼すれば補熱と呼ぶ。
強く引き揚げてゆっくり押せば氷のように冷たく、
ゆっくり引き揚げて強く押せば火のように熱い。
脈外は陽が流れているが、それが衛気。脈内は陰が流れているが、それを栄血と呼ぶ。
虚では、ゆっくり刺入するメカニズム。実では早く抜鍼する説がある。
母を補って、追いかけて助ける。子を瀉して、迎えて奪う。
ただし迎えて奪うと助けて従うに分け、実を瀉して虚を補うのはデタラメではない。
天部は皮膚、人部は筋肉、地部は筋骨間と、三層に分ける。
衛気は脈外を流れ、栄血は脈内を循行する。夏は浅刺で冬が深刺、デブと痩せも違う。
筋膜を傷付けないよう注意し、運鍼では骨節を区別せよ。
親指を前進させて左転すれば虚を補い、親指を後退させて右転すれば実を瀉す。
鍼下が硬いか軟らかいかで刺入深度を定める。
硬いシコリに当たれば得気するが、軟らかければ得気もない。
瀉では角を使い、補では円を使う。自然に栄衛が交流する。
右転は瀉で、吸気で刺入し、呼気で抜鍼する。

左転は補で、呼気で刺入し、吸気で抜鍼する。
この法を普通に使うなかれ、弾、努、循、捫、指、按、切。
筋肉の分かれ目、骨を離れた凹みを取穴せよ。
関節へ刺鍼すると、漿液が漏れてしまう。
患者が満ち溢れ、広く知れ渡り、水は急流、林は風に吹かれるごとく、休む暇なし。
三皇に万世の恩を感謝する。鍼経の真の口伝を明らかにする。

＊「衛気は逆行、栄血は順転」の意味が不明だが、脈に従うか従わないかと解釈。前の解説とダブる。
三皇は三皇五帝のこと。伏義、神農、黄帝。

禁鍼穴歌

脳戸、顖会、神庭、玉枕、絡却、承霊、顱息、角孫、承泣、神道、霊台、膻中、水分、神闕、会陰、横骨、気衝、鍼するなかれ。箕門、承筋、手五里、三陽絡、青霊。

妊婦に合谷の鍼は悪く、三陰交も通論である。

石門穴の鍼灸は避けねば、女子は一生妊娠できない。

ほかにも雲門と鳩尾があり、缺盆の深鍼は目まいを起こす。

肩井を深刺すると、めまいして倒れるが、すぐに足三里へ補法すれば平常に戻る。

五臓と胆を刺せば、すべて死ぬ。衝陽を出血させて、あの世行き。

海泉と顴髎、乳頭上。脊柱間を刺して脊髄に当てれば、前屈みになる。

手の魚際、大腿内側、膝眼、筋会の陽陵泉、腎経、腋と股の下を各三寸、眼窩、関節、みな審査する。

＊禁鍼穴は、最初の段が頭、脊柱間、大動脈の部位。
合谷、三陰交、石門は昔から言われているところ。
雲門と缺盆は気胸。鳩尾は、上に向けて刺して心臓に当てた。
五臓と胆は、肋間から刺入すれば当たる。海泉は舌の下。
椎骨間を刺して脊髄に当てると、脊髄が内出血して、当分の期間は半身不随になる。
昔の鍼は、消毒もしなかったので、関節内へ入れると感染して大変だった。

禁灸穴歌

瘂門、風府、天柱、承光、臨泣、頭維、絲竹空、攢竹、睛明穴、素髎、禾髎、迎香、顴髎、下関、人迎、天牖、天府、周栄、淵液、乳中、鳩尾下、腹哀、肩貞、陽池、中衝、少商、魚際、経渠、地五会、陽関、脊中、隠白、漏谷、陰陵泉、条口、犢鼻、陰市、伏兎、髀関、申脈、委中、殷門、承扶、白環兪、心兪と同一経。

灸をするなら鍼するな。鍼をするなら灸するな。『鍼経』は、このように丁寧に試したことを述べている。ヤブな鍼灸師は、鍼灸を同時に使い、いたずらに患者を炮烙刑に処す。

＊顔や頚には灸をするなということだが、鍼灸を同時に使うなということ。炮烙刑とは周代の前の商朝末期、銅の柱に油を塗り、焚火の上に横にして、その柱の上を歩かせた刑罰。渡る人は、油で滑って火の中へ落ちて死ぬ。渡り切れば無罪というもの。鍼して直接灸をすれば、熱さで筋肉を緊張させるので痛い。

太乙歌

立春は艮で、天留に起こり、戊寅巳丑は左足を求める。
春分は左脇で、倉門で震、乙卯日は見ると仇となす。
立夏は戊辰、己巳で巽、陰洛宮中にあって左手の憂い。
夏至は上天にあり、丙午日はちょうど前胸部と喉、離で首と頭。
立秋は玄委宮にあって右手、戊申己未で、坤の上流。
秋分は倉果で、西方の兌、辛酉で、右脇から謀って返る。
立冬は右足で新絡に加わり、戊戌巳亥が乾の位置に収まる。
冬至は坎の方で、叶蟄に臨み、壬子で腰尻と大小便の竅に流れる。
五臓六腑と臍腹は、戊巳に中州で招揺し、デキモノの治療は潰れるので避けるべし。
天の禁忌を犯せば疾病は治りにくい。

『難経』の太乙日游によれば、冬至日には叶蟄宮に居て、数カ所を一カ所ずつ移動し、九日で元に戻る。このように終わることなく、最後は始めに戻る。

＊太乙とは太一のことで北極星。艮、震、巽、離、坤、兌、乾、坎、は八卦。天留、倉門、洛宮、上天、玄委、倉果、新絡、叶蟄、招揺中宮は九宮。この段では『難経』によれば、とあるが、実際には『霊枢・九宮八風』の記載。これは八風が居る部位に相当する場所は刺鍼や施灸するなということ。あまり意味はない。夏至の原文は「正直應喉離首頭」だが、應［応］は膺の誤字。

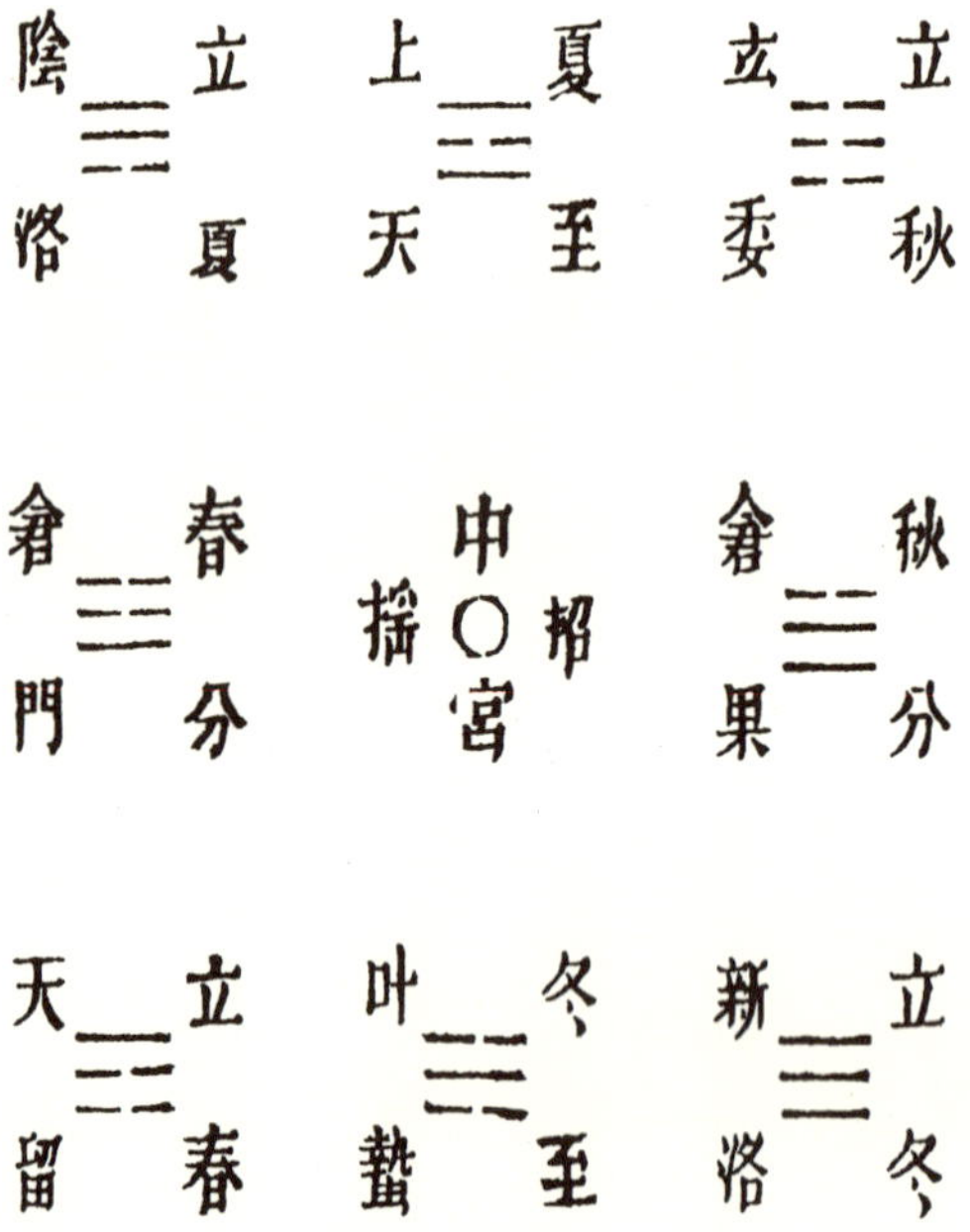

太乙九宮図

太乙九宮図

この法は冬至から立春が何度も起こり、立冬で中宮に至り、再び冬至から起こる。

尻神禁忌

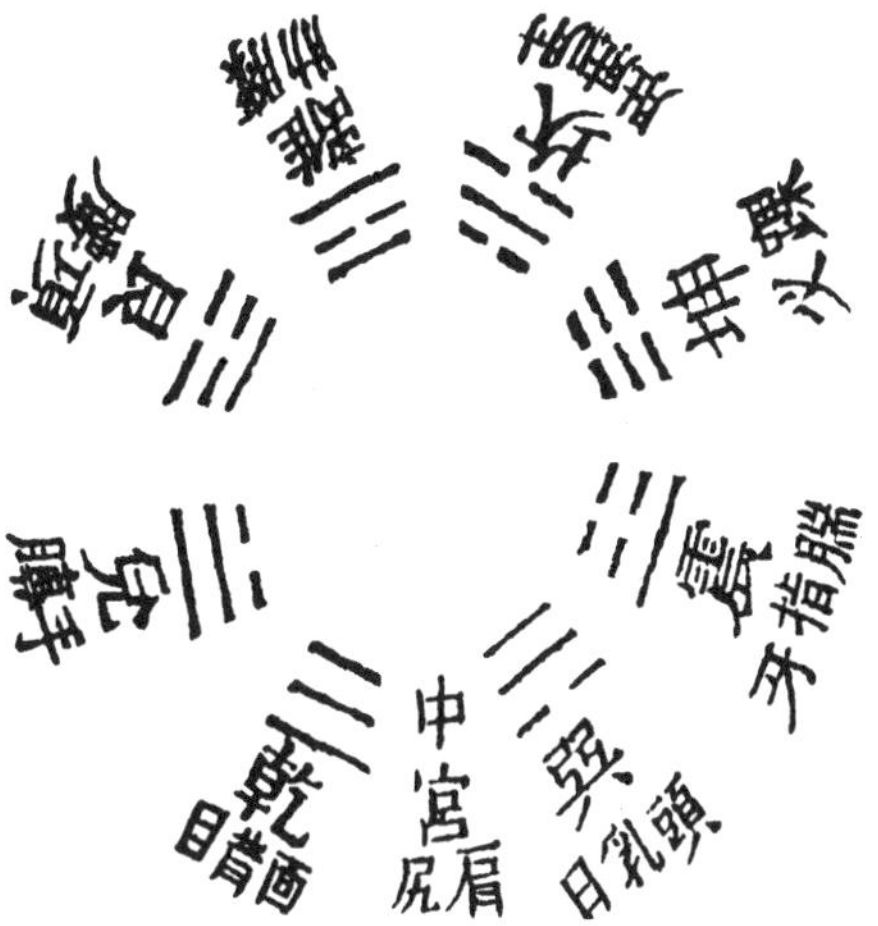

九宮尻神禁忌図

九宮尻神禁忌歌

坤は踝。
震は腓腹筋と指、歯の上。
巽は頭、乳と口中。
顔と背、目は乾。
手と上肢は兌。
後頚部と腰は艮。
膝と肋骨は離に従う。
坎は肘と脚と肚に順番で。
ただ肩と尻は中宮にある。

九宮尻神禁忌図

これは神農が作った。その法は一年が坤、二年目が震と、九宮を毎年一巡し、一周したら最初に戻る。その年が到る場所は、主人の身体を傷付けるので、鍼灸してはならない。もし誤って犯せば、軽ければデキモノとなり、重ければ命を落とす。諫めるべし、諫めるべし。

人神禁忌

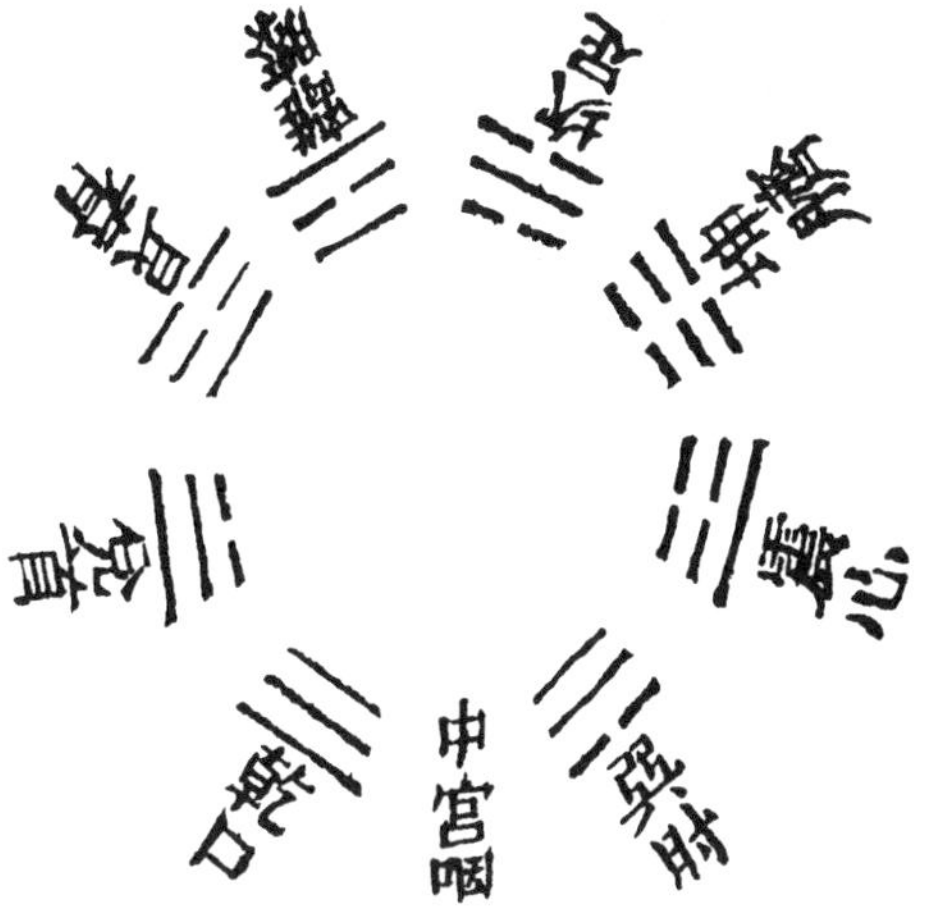

九部人神禁忌図

九部の人神禁忌歌

一年目は臍、二年目は心、三年目は肘、四年目は咽、五年目は口、六年目は首、七年目は脊、八年目は膝、九年目は足、順番にまわって鍼灸を禁じる。

九部人神禁忌図

この法は、一年目が臍、二年目が心と、一周したら最初に戻る。数の順。

十干の人神

甲は頭、乙は喉、丙は肩、丁は心、戊は腹、己は脾、庚は腰、辛は膝、壬は腎、癸は足を治療してはならない。

十二支の人神

子は目、丑は耳、寅は胸、卯は歯、辰は腰、巳は手、午は心、未は足、申は頭、酉は膝、戌は陰部、亥は頸に鍼灸してはならない。

十二部の人神禁忌歌

一年目が心、二年目が喉、三年目が頭、四年目が肩、五年目が背、六年目が腰、七年目が腹、八年目が後頸部、九年目が足、十年目が膝、十一年目が陰部、十二年目が股というように一周する。

十二部人神禁忌図

この法は、一年目は心で始まり、二年目は喉のように、一周したら始めから数える。

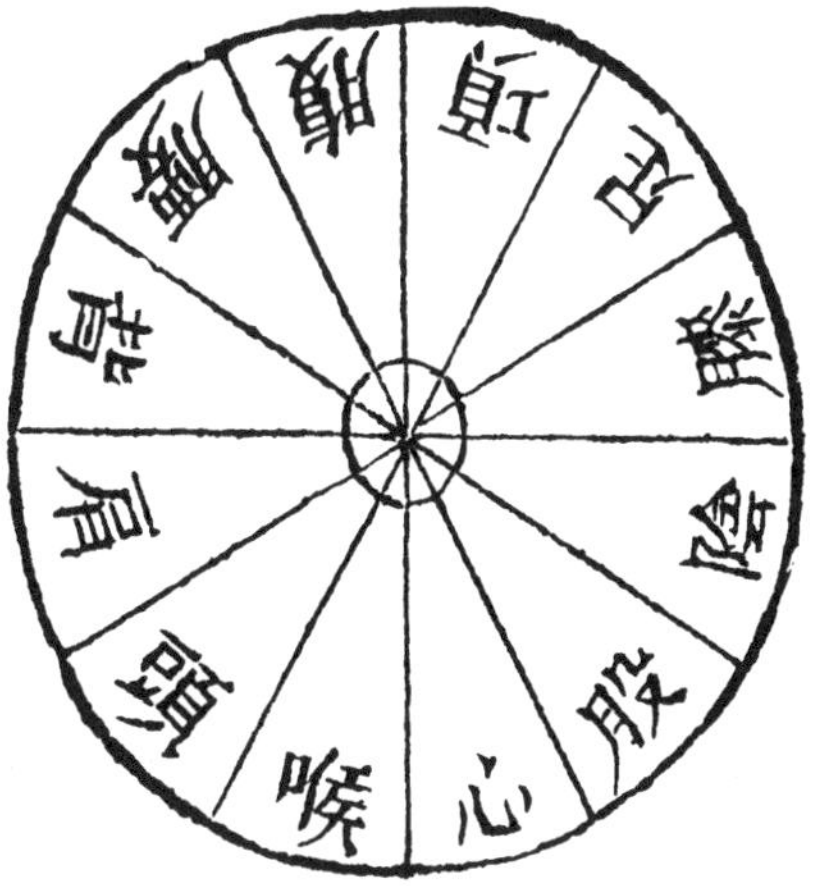

十二部人神禁忌図

四季人神歌

春秋は左右の脇、冬夏は腰と臍、四季により人神が移住するところに鍼灸を施すな。

逐日人神歌

一日、十一日、二十一日は、足拇、鼻柱、手の小指。

二日、十二日、二十二日は、外踝、髪際、外踝の位置。

三日、十三日、二十三日は、内股、歯、足と肝。

四日、十四日、二十四日は、腰間、胃袋、手の陽明。

五日、十五日、二十五日は、口内、全身、足の陽明。

六日、十六日、二十六日は、手掌、前胸と胸。

七日、十七日、二十七日は、内踝、気衝、膝。

八日、十八日、二十八日は、手首屈側、股内側、陰部。

九日、十九日、二十九日は、尻、足、膝と脛の後ろ。
十日、二十日、三十日は、腰背、内踝、足背。

時刻の推移による人神の移動

子の刻は踝、丑の刻は腰、寅の刻は目、卯の刻は顔、辰の刻は頭、巳の刻は手、午の刻は胸、未の刻は腹、申の刻は心、酉の刻は背、戌の刻は項、亥の刻は股。

月の推移による出血禁止歌

刺鍼では血忌を調べる。正月は丑、二月は寅、三月は未、四月は申、五月は卯、六月は酉、七月は辰、八月は戌、九月は巳、十月は亥、十一月は午、十二月は子で、さらに逢日閉を加える。

月の推移による血支歌

血の地支では鍼灸をしない。正月は丑、二月は寅、三月は卯、四月は辰、五月は巳、六月は午、七月は未、八月は申、九月は酉、十月は戌、十一月は亥、十二月は子の上で協議。

四季で避ける忌日

春は甲乙、夏は丙丁、四季では戊己、秋は庚辛、冬は壬癸。

男が避ける忌日

壬辰、甲辰、乙巳、丙午、丁未、辛未、大晦日、戌日。

女が避ける忌日

甲寅、乙卯、乙酉、乙巳、丁巳、辛未、破日、亥日。

鍼灸と服薬の吉日

丁卯、庚午、甲戌、丙子、壬午、甲申、丁亥、辛卯、壬辰、丙申、戊戌、己亥、己未、庚子、辛丑、甲辰、乙巳、丙午、戊申、壬子、癸丑、乙卯、丙辰、壬戌、丙戌、開日、天医、要安。

鍼灸の忌日

辛未は扁鵲の死んだ日、白虎、月厭、月殺、月刑。

十干日で治療してはならない病

甲は頭、乙は喉、丙は肩、丁は心、戊己は腹、庚は腰、辛は膝、壬は脛、癸は足を治療してはならない。

以上のタブーは、いずれも『素問』と符合しない。これは後世の医術家の説である。ただ四季のタブーだけが『素問』と同じである。ただ尻神と逐日人神を避ければよい。もし急病ならば、人神であれ尻神であれ、避ける必要はない。

＊禁鍼穴歌から以降は、あまり実際的ではないので、昔こうしたことがあった程度の知識をもっていればよい。時間によって移動するというより、温度によって移動する。

昔は、甲乙と十二支を組み合わせて、月日を表していた。現在のような数字ではなかった。カレンダーと組み合わせたもの。

完訳

鍼灸大成

第五巻

完訳 鍼灸大成 第五巻 目次

十二経井穴　楊継洲著

手太陰の井穴

人の病は、胸が膨脹し、喘咳して缺盆が痛み、煩悶して肩背部が疼き、咽喉が痛くて腫れる。この脈は、横隔膜を上がって肺中へ入り、横に出て腕関節を通り、尺沢を通過して少商へ入る。これは邪が手太陰の絡脈に宿って発生した病である。

手太陰肺経の井穴である少商を刺せばよい。手の親指側。同身寸で〇・一寸刺し、六陰の数で運鍼する。両側に一穴ずつある。左が発病していれば右を取り、右が発病していれば左を取る。三十分ぐらいで治る。灸は三壮。

手陽明の井穴

人の病は、気が滞って塞がり、胸中が締めつけるように痛く、熱があって落ち着かず、喘いで呼吸できない。この脈は、肩先から缺盆へ入り、肺に絡まる。その支脈は、缺盆中から頚に直上する。これは邪が手陽明の絡脈に宿って発生した病である。

手陽明大腸経の井穴である商陽を刺せばよい。人差指の爪の角を〇・一寸刺し、六陰の数で運鍼する。左が発病していれば右を取り、右が発病していれば左を取る。三十分ぐらいで

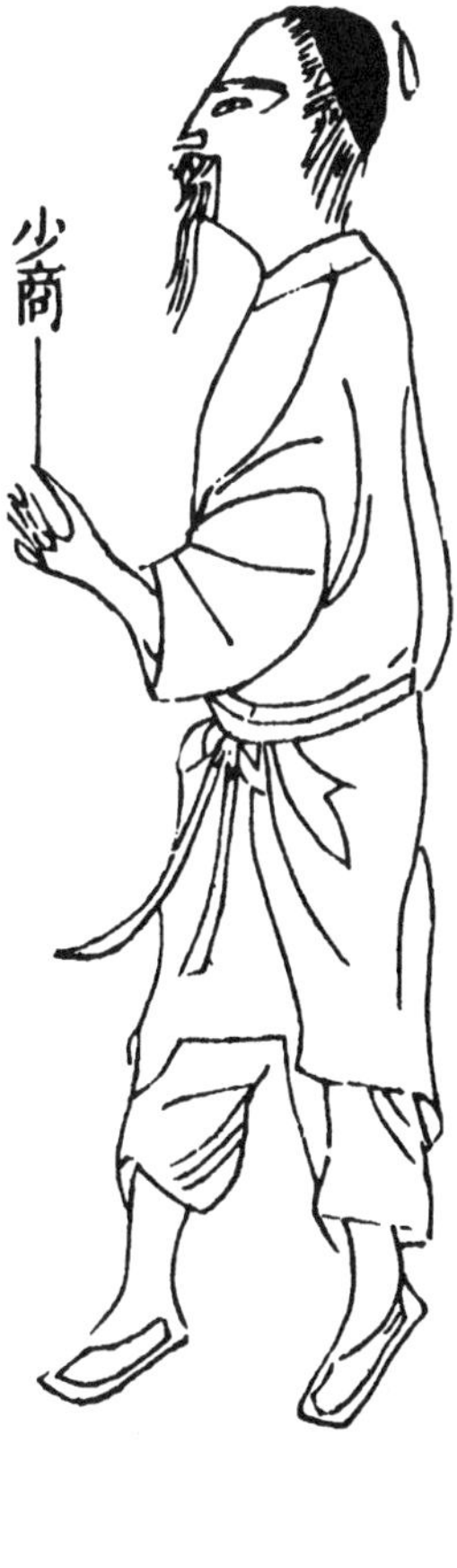

手太陰井

治る。灸は三壮。

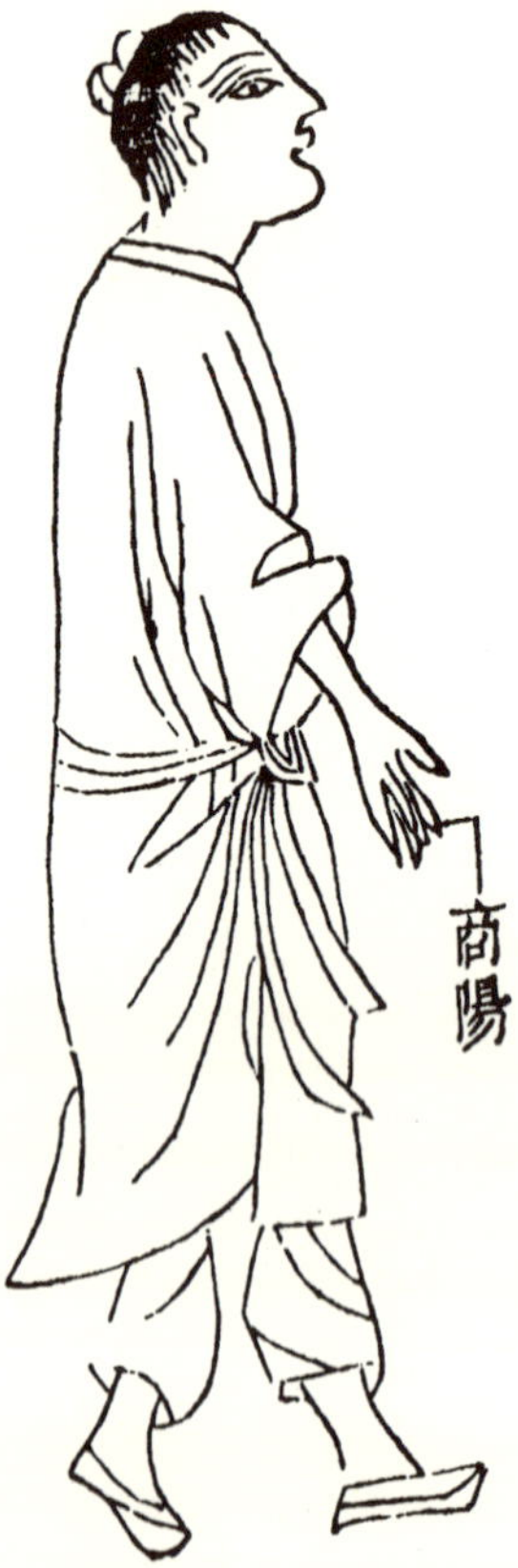

手陽明井

足陽明の井穴

人の病は、心窩部が苦しく、人と火を嫌い、こだまを聞いただけで心臓がドキドキし、鼻血が出る、口が歪む、瘧疾や狂証、足の痛み、気滞による腹の膨れ、皮膚病、虫歯。この脈は、鼻に起こり、鼻根で左右が交叉したあと、鼻の外側に沿って下がり、上歯中に入り、戻って口を挟んで唇を巡り、下がって承漿で左右が交叉する。戻って顎の後下側を通過し、大迎に出て、頬車を通り、耳の前に上がる。これは邪が足陽明の絡脈に宿って発病した。足陽明胃経の井穴である厲兌を刺せばよい。足第二趾の爪甲の上で、爪と肉の境からニラ葉ほど離れたところを〇・一寸刺し、六陰の数で運鍼する。左が発病していれば右を取る。三十分ぐらいで治る。

＊瘧疾はマラリア症状、狂証は狂って暴れるもの。

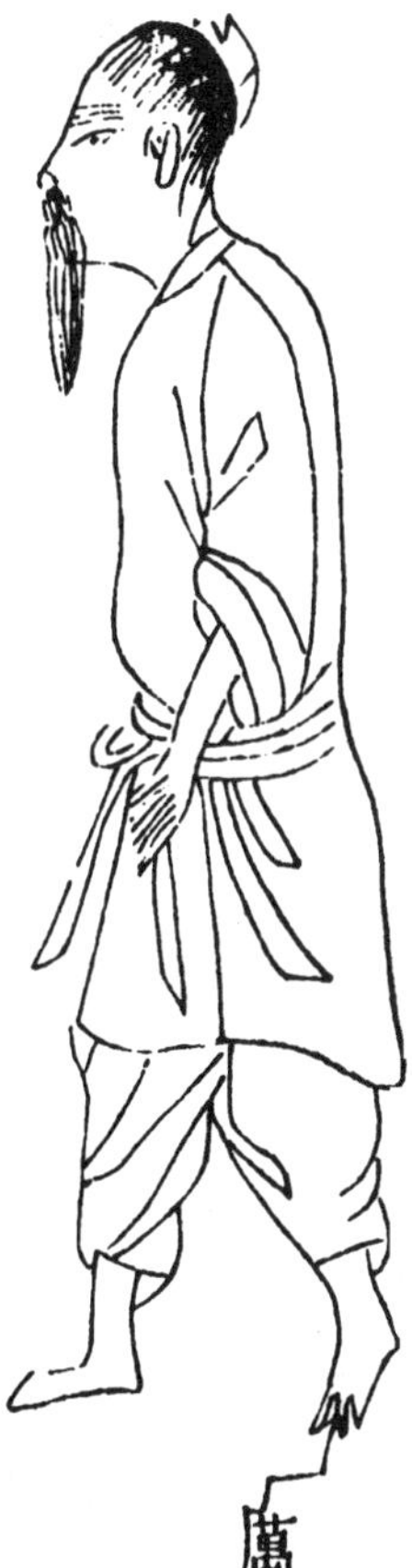

足陽明井

足太陰の井穴

人の病は、仮死状態や失神するが、脈は正常に拍動している。これは上半身で陰が盛んになり、邪気が上部でひどく、邪気が逆上し、上半身の陽気が乱れて五絡脈が閉塞し、鬱結して経脈が途切れたため仮死状態になったが、脈があり、人事不省となっている。邪が手足の少陰、手足の太陰、足陽明に宿ったものだが、この五絡脈は命に関わっている。

まず足太陰脾経の隠白を刺し、次に足少陰腎経の湧泉を刺し、次に足陽明胃経の厲兌を刺し、次に手太陰肺経の少商を刺し、最後に手少陰心経の少衝を刺す。五井穴を〇・二寸ずつ

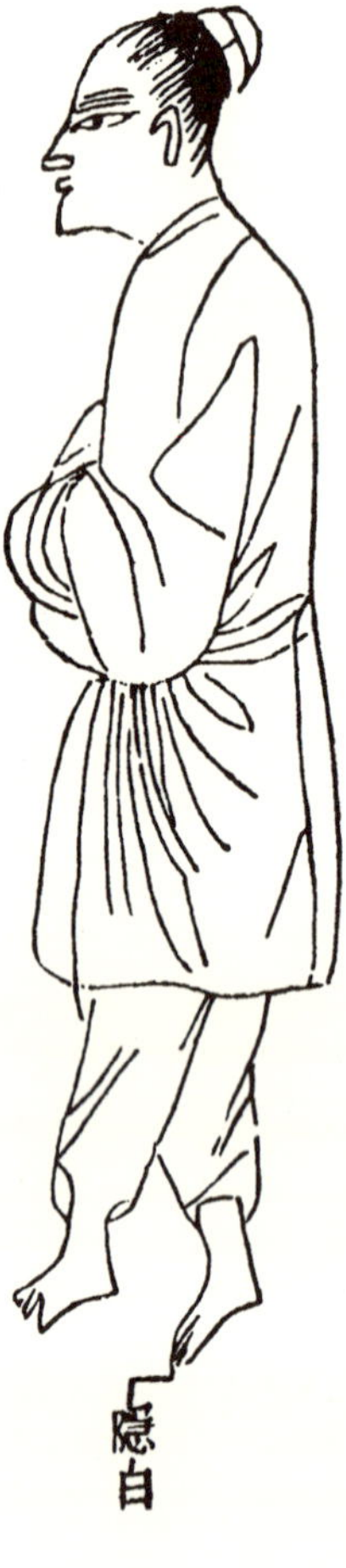

足太陰井

刺し、左右とも六陰の数で運鍼する。治らねば神門を刺す。それでも治らねば、竹管を使って両耳から息を吹き込み、指で竹管の口を押さえて空気が漏れないようにする。強く吹き込まねば脈絡が通らない。これを三度繰り返す。ひどければ百会に三壮施灸する。鍼は〇・二寸ずつ刺して二回瀉法したあと施灸する。

*耳から空気を吹き込む方法は、失神に対して古代から使われている治療法らしい。

手少陰の井穴

人の病は、心痛して喉が渇き、臂厥、脇肋の疼き、心中が熱っぽい、痴呆や物忘れ、躁鬱病。この脈は心に起こり、支脈が心系を通って、気管を挟んで上がり、後ろの腕骨の下に向かって出る。直行する脈は、肺から出て、腋を通って上腕内側を下がり、肘の縁を通って前腕に入り、縁を通って手首に当たり、神門脈を通過して少衝へ入る。

手心経の井穴である少衝を刺せばよい。手の小指内側で、肉と交わる部位からニラ葉ほど離れた場所を〇・一寸刺し、六陰の数で運鍼する。右が発病していれば左を取る。灸なら麦粒大を三壮。それで治らねば、さらに神門穴を刺す。

*臂厥は『霊枢・経脈』に「胸を押さえて視野が暗くなる」とある。癲狂は、癲が鬱、狂が躁、痰に

火があるかないかで陰と陽になる。経脈循行は『霊枢・経脈』と違い、気管から腕骨へ行っているので脱落している。心系は心臓と肺を繋ぐ血管。

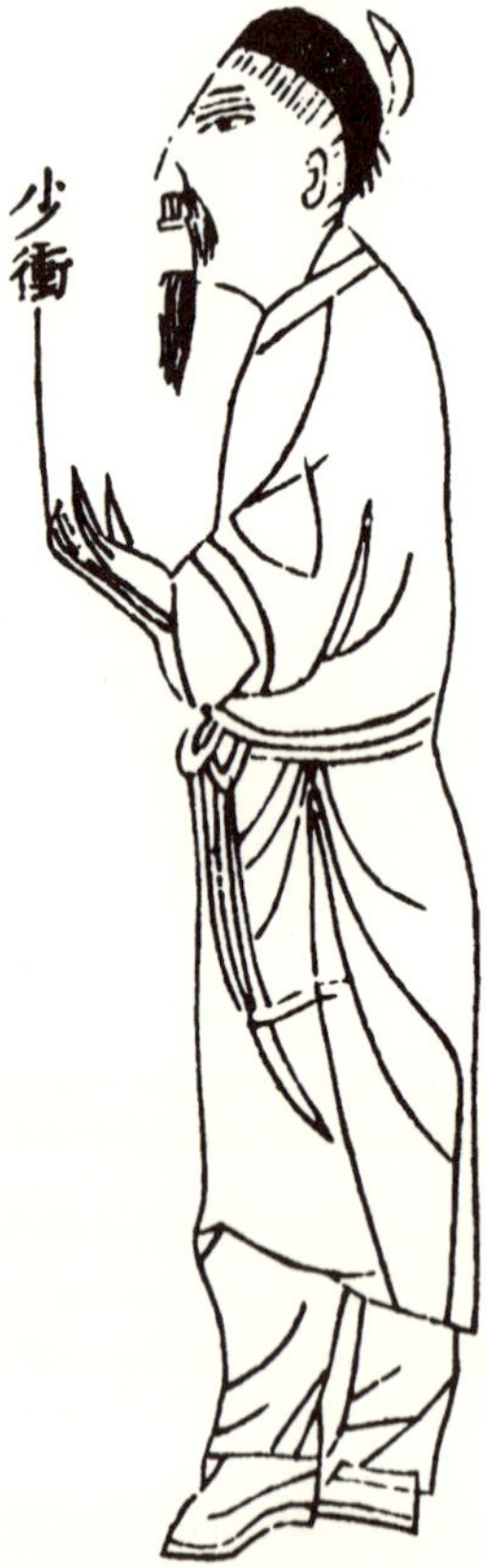

手少陰井

手太陽の井穴

人の病は、顎の腫れ、寝違い、肩の痛み、上腕の痛み、肘や前腕の疼きで外側の痛むもの。この脈は小指に起こり、少沢から前谷を通り、前腕を上がって、肩の中に至り、缺盆に入って、腋へ向かい、心間に絡まって、食道に沿って横隔膜を下がり、胃に当たる。支脈は缺盆から上がり、頸と頬へ上がって、目尻へ至り、耳に入ったのち再び頬を巡り、鼻根に入って、頬骨を斜めに貫く。これは邪が太陽の絡脈に宿って発病した。

手小腸経の井穴である少沢を刺せばよい。小指外側で、肉との境からニラ葉ほど離れた位置を〇・一寸刺し、六陰の数で運鍼する。両手に一穴ずつ。左が発病していれば右を取る。灸なら小麦大を三壮すえて止める。

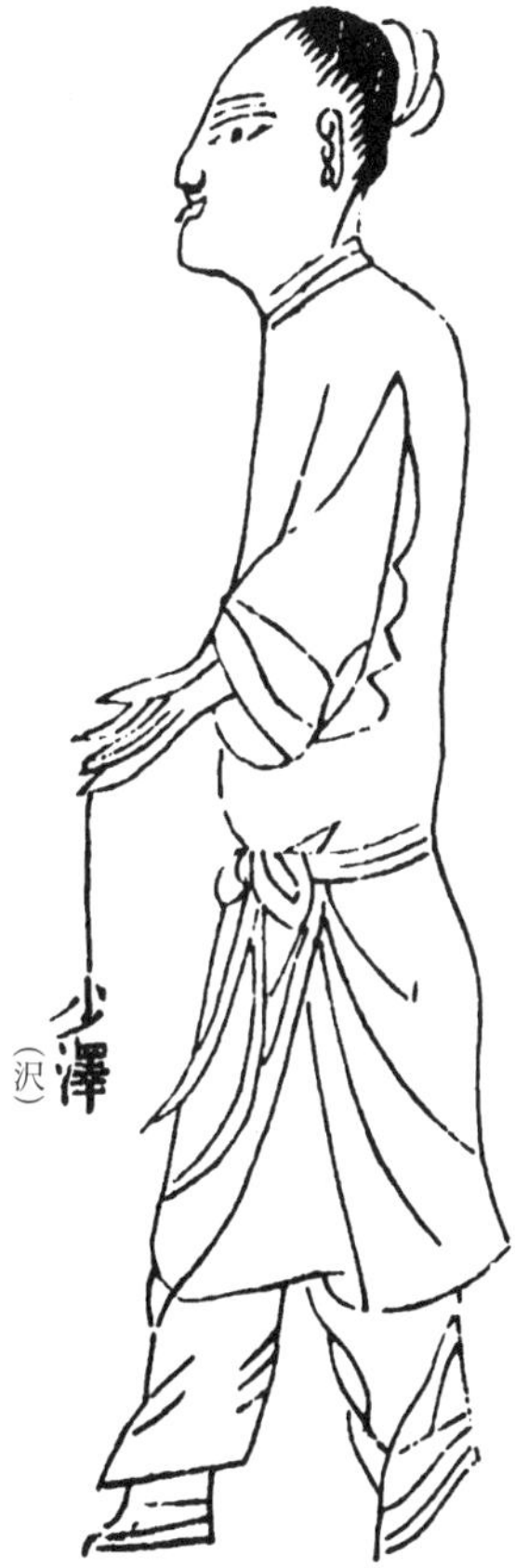

手太陽井

足太陽の井穴

人の病は、頭や後頸部、肩背や腰、目の痛み、背骨の痛み、痔、瘧疾、目が黄色、涙が出る、鼻血。この経別は、脳から分かれ出て、後頸部を下がる。支脈は、肩甲骨内側を左右に分かれて下がる。またその絡脈は上行して、目頭を通って額に上がる。これは邪が足太陽の絡脈に宿って発病した。

足太陽膀胱経の井穴である至陰を刺せばよい。第五趾外側からニラ葉ほど離れた位置を六陰の数で運鍼する。治らねば金門を〇・五寸刺して、灸三壮すえる。治らねば申脈を〇・三寸

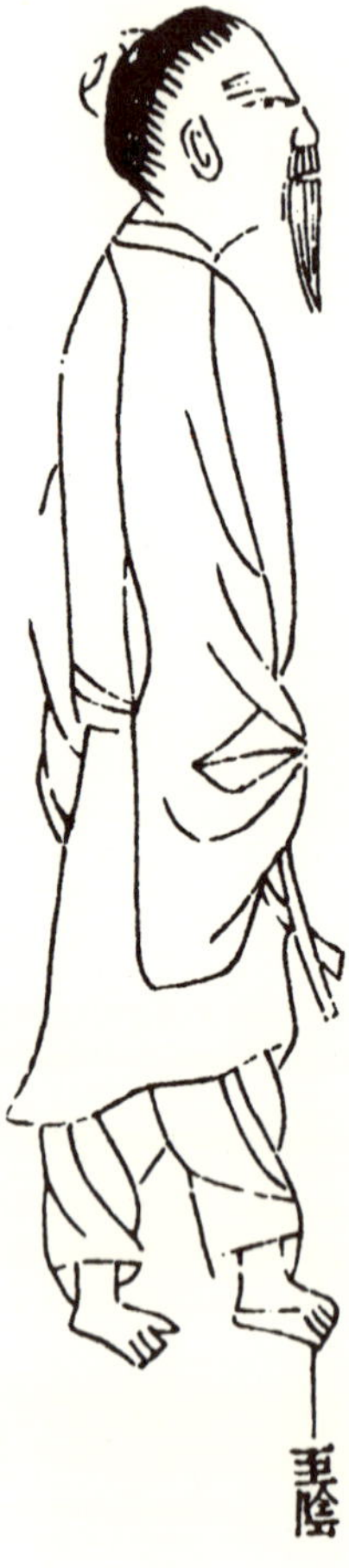

足太陽井

刺す。一時間半で治る。墜落して欝血が腹内にあり、腹が脹満して歩けなければ、まず利尿薬を飲ませ、次に然谷の前の脈を刺して出血させれば治る。治らねば衝陽(胃の原穴)に〇・三寸刺し、大敦(肝の井穴)を瀉血する。

足少陰の井穴

人の病は、卒心痛と暴脹、胸脇支満。この脈は、肝と横隔膜を貫いて上がり、心の内部へと走る。これは邪が足少陰の絡脈に宿って発病した。

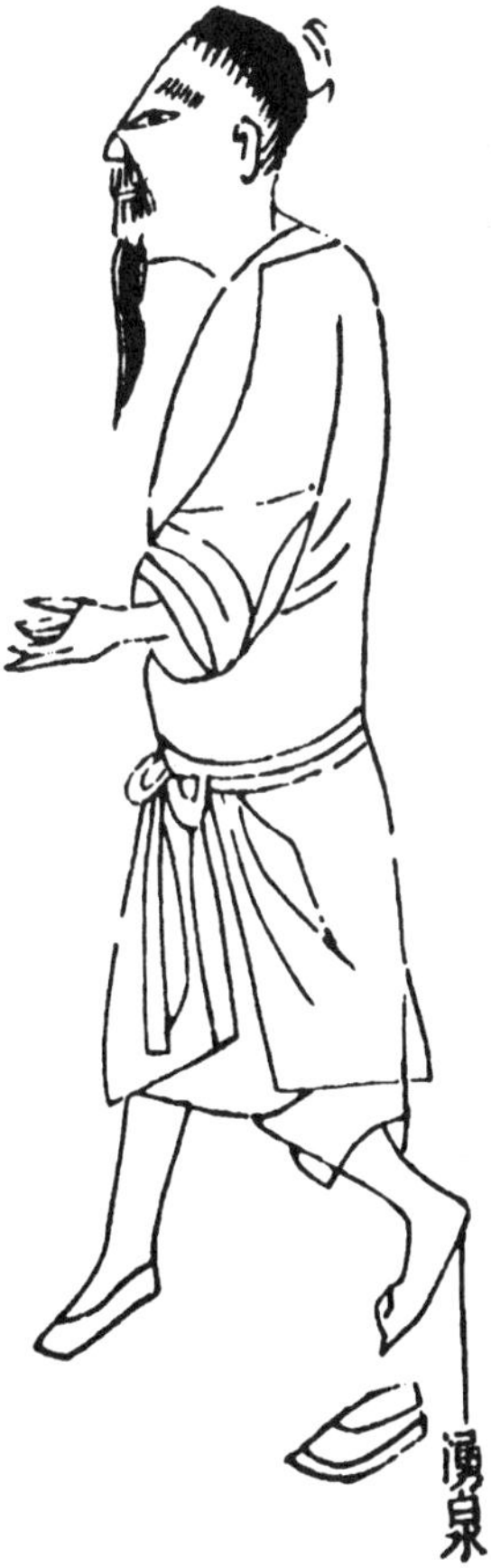

足少陰井

足少陰腎経の井穴である湧泉、足心の中央を刺せばよい。○・三寸刺して、六陰の数で運鍼する。出血すると患者が空腹になり、食べたくなる。左が発病していれば右を取る。昔から、この病があり、さらに発病したものは、五日間刺せば治る。灸なら三壮。

＊卒心痛、暴脹だが、卒は急に、心痛は心窩部の痛み、暴は突然、脹は脹満。『素問・繆刺論』の内容。

手厥陰の井穴

人の病は、突然心痛し、手掌が熱っぽく、胸が支え、手が痙攣して腕が痛く、屈伸できない。腋下が腫れて平らになり、顔が赤くて目が黄色、よく笑い、心胸が熱っぽく、難聴で音が響く。これは心包絡の脈であり、脇を巡って腋下を通り、上腕内側を通って間使へ至り、労宮に入って、経脈に沿って中衝へ入る。支脈は、手掌から分かれて薬指の関衝を巡る。これは邪が手厥陰絡脈に宿って発病した。

手厥陰心包経の井穴である中衝を刺せばよい。中指内端で爪甲をニラ葉ほど去る所を○・一寸刺入して、六陰の数で運鍼する。左が発病していれば右を取る。三十分ほどで治る。灸ならば小麦大を三壮。

＊原文は「支従掌循小指、過次指関衝」だが『霊枢・経脈』により過を除いた。「如食頃已」は、已が

治る意味。食頃は一膳食べる間。三十分とした。

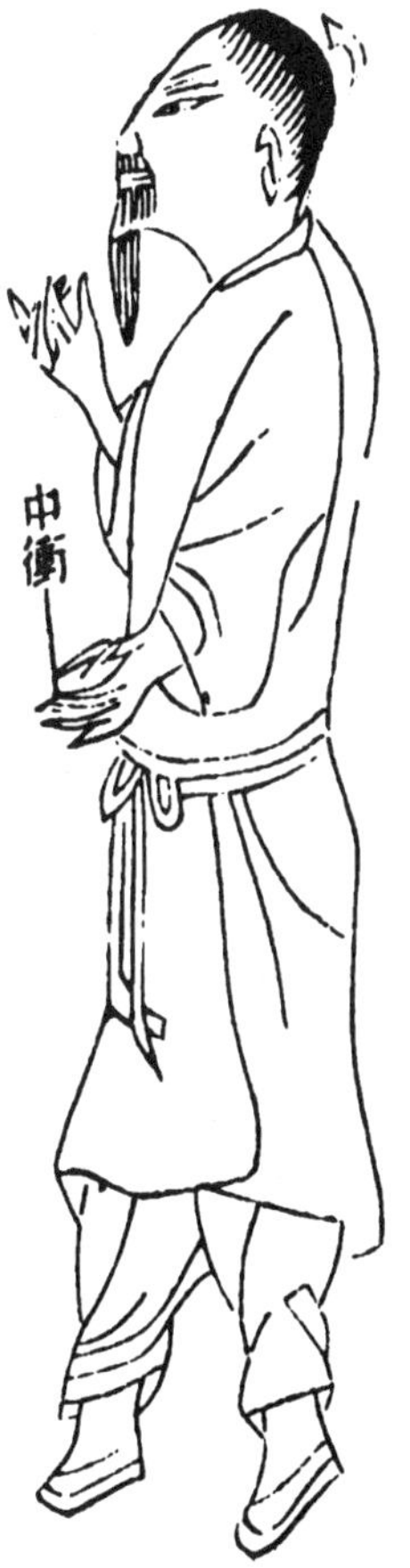

手厥陰井

手少陽の井穴

人の病は、難聴で耳が痛い、ホンホンと耳鳴する、目が痛い、肘が痛い、背骨で心臓の後ろがひどく痛む。この脈は前腕に上がり、上腕外側を貫いて肩上を巡り、足少陽経と交叉して缺盆、膻中、横隔膜の内部へと進む。支脈は、後頚部の耳の後ろから出て、耳中に入る。支脈が目頭に分布する。これは邪気が手少陽の絡脈に宿って発病した。

手少陽三焦経の井穴である関衝を刺せばよい。薬指で、爪甲と肉の境からニラ葉ほど離れた部位を〇・一寸刺入する。各側に一穴ずつある。右が発病していれば左を取り、三十分ほどで治る。もし灸三壮で治らねば、さらに少陽の兪穴である中渚穴を刺す。

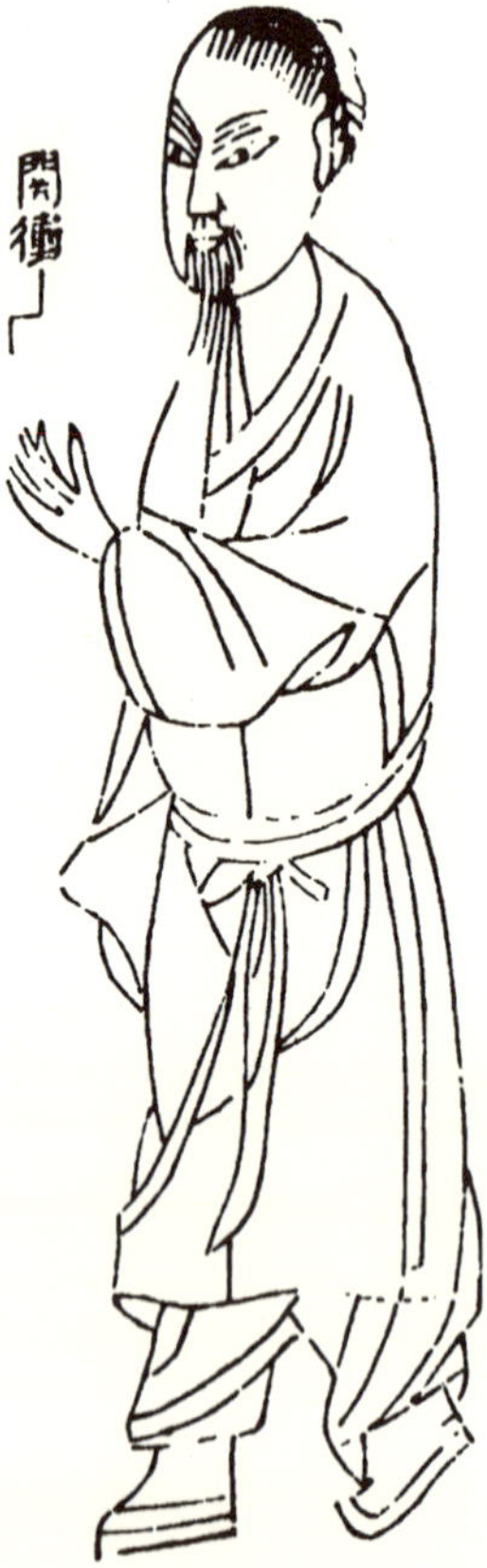

手少陽井

足少陽の井穴

人の病は、胸脇や足の痛み、顔色が悪い、頭目が痛む、缺盆や腋が腫れる、汗が多い、頸部に硬い甲状腺腫ができる、瘧疾で寒熱する。この脈は、支脈が目尻から大迎へ下がり、手少陽経と合流して、後頚部へ当たり、頬車へ下がり、頚へ下がって、缺盆で二つの脈が合流し、胸中を下って、横隔膜を貫き、肝胆に絡まって脇を巡る。これは邪が足少陽の絡脈に宿って発病した。

足少陽胆経の井穴である竅陰を刺せばよい。第四趾で、肉と爪が交わる部位からニラ葉ほど。○・一寸刺入して、六陰の数で運鍼する。各側に一穴ずつある。左が発病していれば右を取り、三十分ほどで治る。灸ならば三壮。

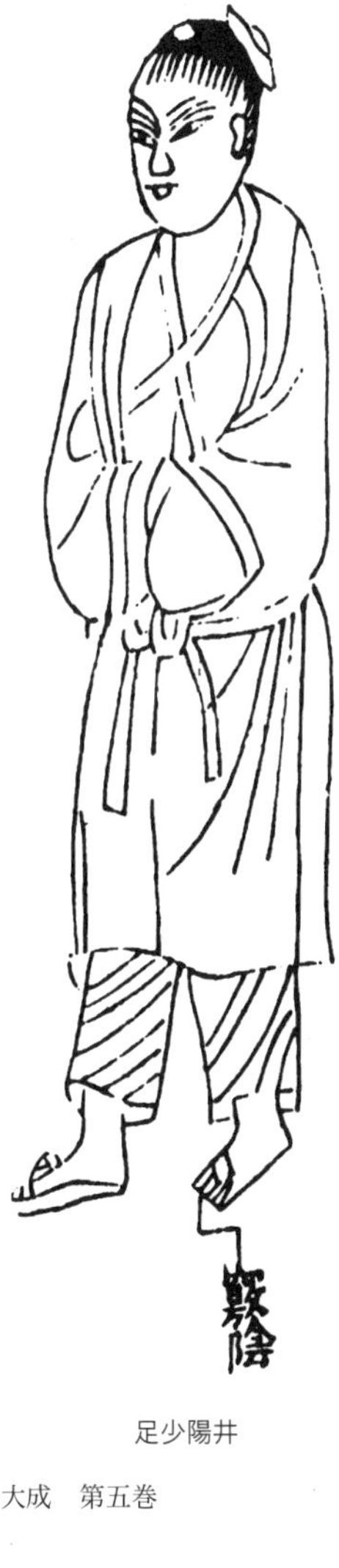

足少陽井

足厥陰の井穴

人の病は、急に疝となって激しく痛み、それが臍周囲に及んで、上下に引きつった痛みがある。これは肝の絡脈で、内踝の上五寸から分かれて足少陽へ走る。その支脈は、脛に沿って睾丸へ上がり、陰茎へ結ぶ。これは邪が足厥陰の絡脈に宿って発病した。

足厥陰肝経の井穴である大敦を刺せばよい。第一趾の端で、六陰の数で運鍼する。左が発病していれば右を取る。持病となって、再発したものならば刺鍼して三日で治る。灸ならば五壮で止める。

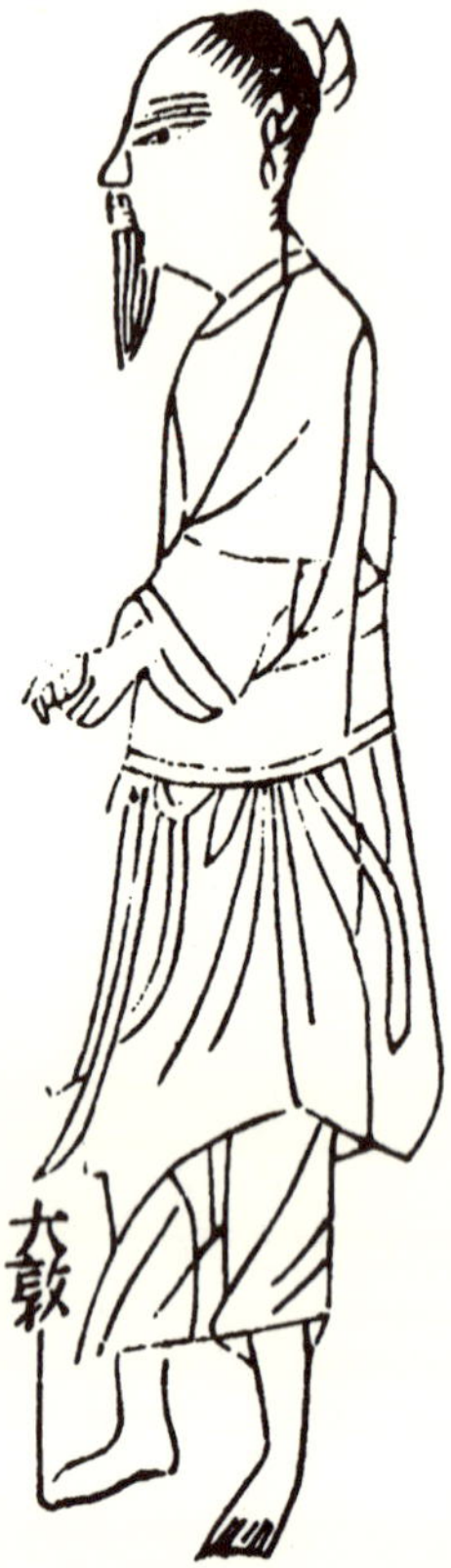

足厥陰井

＊疝は鼠径ヘルニアの意味もあるが、一般的に下腹部の痛みを意味する。原文の「卒疝暴痛」だが、暴にも突然の意味があるが、卒が突然の意味なので、激しいと解釈。

井榮兪原経合歌『医経小学』

少商、魚際、太淵、経渠、尺沢は、肺と繋がる。
商陽、二間、三間、合谷、陽谿、曲池は大腸と関わる。
隠白、大都、太白は脾、商丘と陰陵泉も知らねばならぬ。
厲兌、内庭、陥谷は胃、衝陽、解谿、足三里も従う。
少衝、少府は心に属し、神門、霊道、少海を尋ねる。
少沢、前谷、後谿の手首、陽谷、小海は小腸経。
湧泉、然谷、太谿、復溜、陰谷は、腎である。
至陰、通谷、束骨、京骨、崑崙、委中は、膀胱経と知る。
中衝、労宮は心包絡、大陵、間使、曲沢と伝わる。
関衝、液門、中渚は三焦、陽池、支溝、天井と捜す。

大敦、行間、太衝と看て、中封、曲泉は肝に属す。
竅陰、侠谿、臨泣は胆、丘墟、陽輔補、陽陵泉。

井滎兪原経合横図『聚英』

	井（木）	滎（火）	兪（土）	経（金）	合（水）
肺	少商	魚際	太淵	経渠	尺沢
脾	隠白	大都	太白	商丘	陰陵泉
心	少衝	少府	神門	霊道	少海
腎	湧泉	然谷	太谿	復溜	陰谷
心包絡	中衝	労宮	大陵	間使	曲沢
肝	大敦	行間	太衝	中封	曲泉
	春刺	夏刺	季夏刺	秋刺	冬刺

	大腸	胃	小腸	膀胱	三焦	胆	
井（金）	商陽	厲兌	少沢	至陰	関衝	竅陰	所出
滎（水）	二間	内庭	前谷	通谷	液門	侠谿	所溜
兪（木）	三間	陥谷	後谿	束骨	中渚	臨泣	所注
原	合谷	衝陽	腕骨	京骨	陽池	丘墟	所過
経（火）	陽谿	解谿	陽谷	崑崙	支溝	陽輔	所行
合（土）	曲池	足三里	小海	委中	天井	陽陵泉	所入

項氏は「出るところは井で、井は水の泉に喩える。溜るところは滎で、滎は水の溜池に喩える。注ぐところは兪で、兪は水の注ぐ所に喩える。行くところは経で、経は水の流れに喩える。入るところは合で、水の帰するところに喩える。これらは水の意味を借りている」という。

また「春は井を刺す。井は東方で春である。万物が生まれるので井と言う。冬は合を刺す。合は北方で冬である。陽気が入って収まるので合と言う」とある。始めと終わりを挙げており、滎、兪、経は中間に位置する。また「井は肉が薄いので、井を瀉したければ、代わりに滎を瀉せ」という。滑氏は「井を補うときは、代わりに合を補え」と言っている。

岐伯は「春に井を刺すのは、邪が肝にある。夏に滎を刺すのは、邪が心にある。夏の終わりに兪を刺すのは、邪が脾にある。秋に経を刺すのは、邪が肺にある。冬に合を刺すのは、邪が腎にあるからだ」という。

黄帝「五臓が四季と繋がりがあることを、どうやって知る？」

岐伯「五臓に病があれば、必ず五種の症状となって現れる。もし肝病ならば、顔が青ければ肝、尿の匂いは肝、酸っぱいものを好めば肝、呼ぶような声なら肝、泣くのが好きなら肝、その症状は多くて、言い尽くせない。四臓に症状があれば、四季と関係がある。鍼の妙味は、その繊細さにある」

四明陳氏は「春は気が毛にあり、夏は気が皮膚にあり、夏は気が筋膜にあり、冬は気が骨髄にある。これは鍼の刺入深度である」という。

＊分肉は、一般に脂肪層と筋肉層の分かれ目。白肉と赤肉が分かれるので分肉。赤肉は筋肉なので、その表面には筋膜がある。骨髄には気がないが、そのように深く沈んでいること。

徐氏の子午流注、毎日時間に基づいて穴位を定める歌

甲日戌時に胆の竅陰、丙子時に前谷滎穴、戊寅は陥谷の陽明輸穴、
本に返って丘墟の木は寅にあり、庚辰は経で陽谿に注ぎ、壬午の膀胱は委中を尋ね、
甲申時は三焦の水に納め、滎合は天干で液門を取る。
乙日酉時は肝経の大敦、丁亥時は滎穴で心経の少府、己丑には太白と太衝、
辛卯の経渠は肺経、癸巳は腎宮で陰谷の合穴、乙未は労宮で火穴の滎。
丙日申時は少沢が担当、戊戌は内庭で腹脹を治し、庚子時は三間輸にあり、
本の原穴である腕骨で黄疸を除き、壬寅の経火は崑崙の上、甲辰は陽陵泉の合穴が長じ、
丙午時は三焦の木を受け、中渚に中れば詳しい。
丁日未時は心の少衝、己酉で大都は脾土と逢い、辛亥は太淵と神門穴、
癸丑は復溜の腎水と通じ、乙卯は肝経曲泉の合穴、丁巳は心包絡で大陵の中。

戊日午時は厲兌が先、庚申は滎穴の二間に遷り、壬戌は膀胱で束骨を尋ね、衝陽の土穴で必ず原穴に還し、甲子は胆経の陽輔、丙寅は小海穴で安らぎ、戊辰は三焦脈に気を納め、経穴の支溝を刺せば必ず治る。

己日巳時は隠白から始め、辛未時中は魚際を取り、癸酉は太谿と太白の原穴、乙亥は中封で内踝、丁丑時は少海で心の合、己卯は間使の心包絡で止まる。

庚日辰時は商陽に居て、壬午は膀胱の通谷、甲申は臨泣で輸木となし、合谷の金は原穴に返って本に帰し、丙戌は小腸で陽谷の火、戊子時は三里に居るとよく、庚寅で気は三焦の合穴に納まり、天井の中は疑いもない。

辛日卯時は少商が本、癸巳は然谷で何を推しはかり、乙未は太衝と原穴の太淵、丁酉は心経の霊道で引き、己亥は脾で合穴の陰陵泉、辛丑は曲沢の心包絡が確か。

壬日寅時は至陰から起こり、甲辰は胆脈の侠谿の滎、丙午は小腸の後谿輸、京骨を求めて返って本原を尋ね、三焦に寄せるは陽池穴、本に返って原に還るように親しく、戊申時は解谿の胃に注ぎ、大腸は庚戌で曲池が真、壬子は三焦に寄って気を納め、井穴の関衝は一片の金、関衝は金壬で水に属し、子母相生で恩義が深い。

癸日亥時は井の湧泉、乙丑は行間穴が必然、丁卯の輸穴は神門で、
本は腎水で太谿の原を尋ね、心包絡は大陵の原穴と過ぎ、己巳は商丘で内踝の辺り、
辛未は肺経合の尺沢、癸酉は中衝で心包絡に連なり、子午で終わるとき安定穴、
後学に伝えること忘れるなかれ。

十二経納天干歌

甲胆、乙肝、丙小腸、
丁心、戊胃、己脾、
庚大腸、辛肺、
壬膀胱、癸腎、
三焦も壬中に向かって寄り、
心包絡も同じく癸方へ帰って入る。

十二経納地支歌

肺寅、大腸卯、胃辰、脾巳、心午、小腸未に当たる。
申膀胱、酉腎、心包戌、亥三焦、子胆、丑肝に通じる。

脚不過膝、手不過肘歌

陽日陽時は、衛気が亢進、血は減退して脈は空虚。
陰日陰時は、血が亢進、衛気が減退して脈が満ちる。
陽日陽時は、鍼を左転、まず陽経を取って腑病を看る。
陰日陰時は、鍼を右転、陰経へ運鍼して臓腑は癒える。

流注図

足少陽胆経は、甲日が主で、己と合い、胆が気を引いて行く。

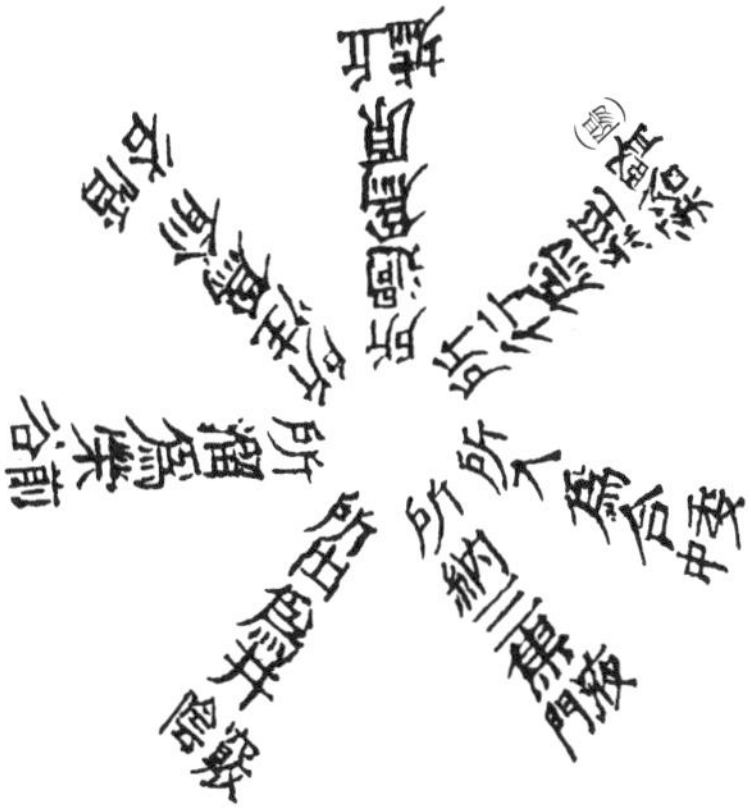

甲日

甲戌時に胆の井金穴が開く。

丙子時は小腸の滎水穴。

戊寅時は胃兪木穴を取り、併せて胆原穴の丘墟も取る。木の原穴は寅時にある。

庚辰時は大腸経の火穴。

壬午時は膀胱の合土穴。

甲申時は気を三焦の滎水に納める。甲は木だが、水が木を生み、子母相生。

足厥陰肝経は、乙日が主で、庚と合い、肝が血を引いて行く。

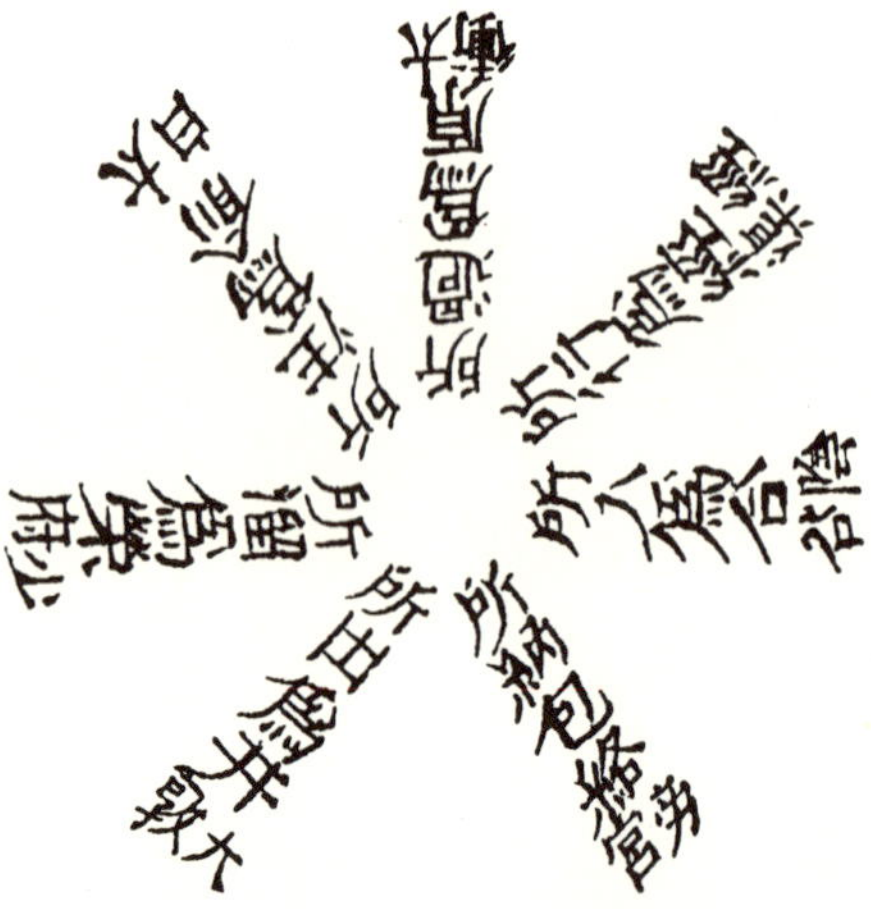

乙日

乙酉時に肝の井木穴が開く。

丁亥時は心の滎火穴。

己丑時は脾の兪土穴を取り、併せて肝原穴も取る。

辛卯時は肺の経金穴。

癸巳時は腎の合水穴。

乙未時は血を心包絡の滎火に納める。乙は木だが、木が火を生む。

手太陽小腸経は、丙日が主で、辛と合い、小腸が気を引いて行く。

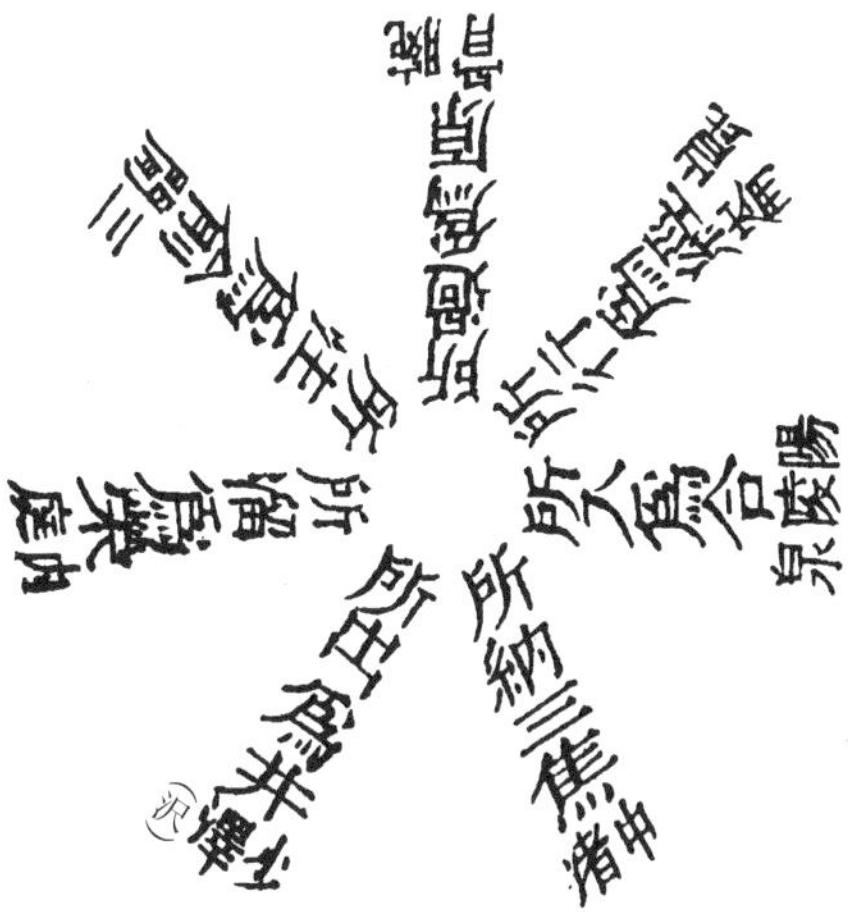

甲日

丙申時に小腸の井金穴が開く。

戊戌時は胃の滎水穴。

庚子時は大腸の兪木穴を取り、併せて小腸原穴も取る。

壬寅時は膀胱の経火穴。

甲辰時は胆の合土穴。

丙午時は気を三焦の兪木に納める。丙は火だが、木は火を生む。

手少陰心経は、丁日が主で、任と合い、心が血を引いて行く。

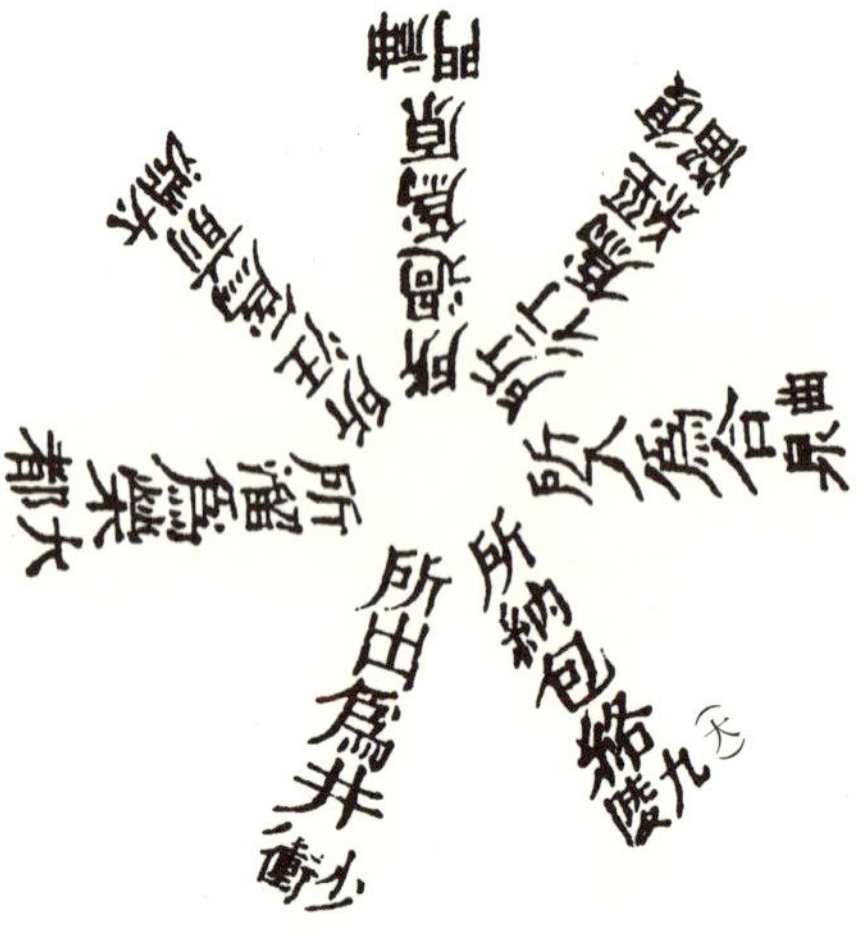

丁日

丁未時に心の井木穴が開く。
己酉時は脾の滎火穴
辛亥時は脾の兪土穴を取り、併せて心原穴も取る。
癸丑時は腎の経金穴。
乙卯時は肝の合水穴。
丁巳時は血を心包絡の兪土に納める。丁は火だが、火が土を生む。

足陽明胃経は、戊日が主で、癸と合い、胃が気を引いて行く。

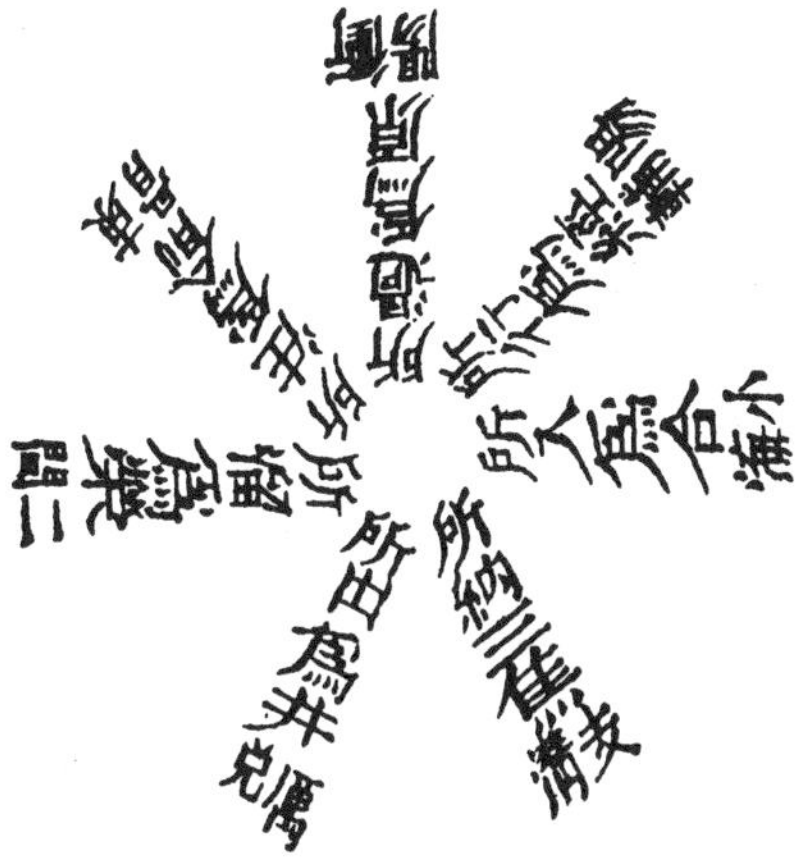

戊日

戊午時に胃の井金穴が開く。

庚申時は大腸の滎水穴。

壬戌時は膀胱の兪木を取り、併せて胃原穴も取る。

甲子時は胆の経火穴。

丙寅時は小腸の合土穴。

戊辰時は気を三焦の経火に納める。戊は土だが、火は土を生む。

足太陰脾の経は己日が主で、甲と合い、脾が血を引いて行く。

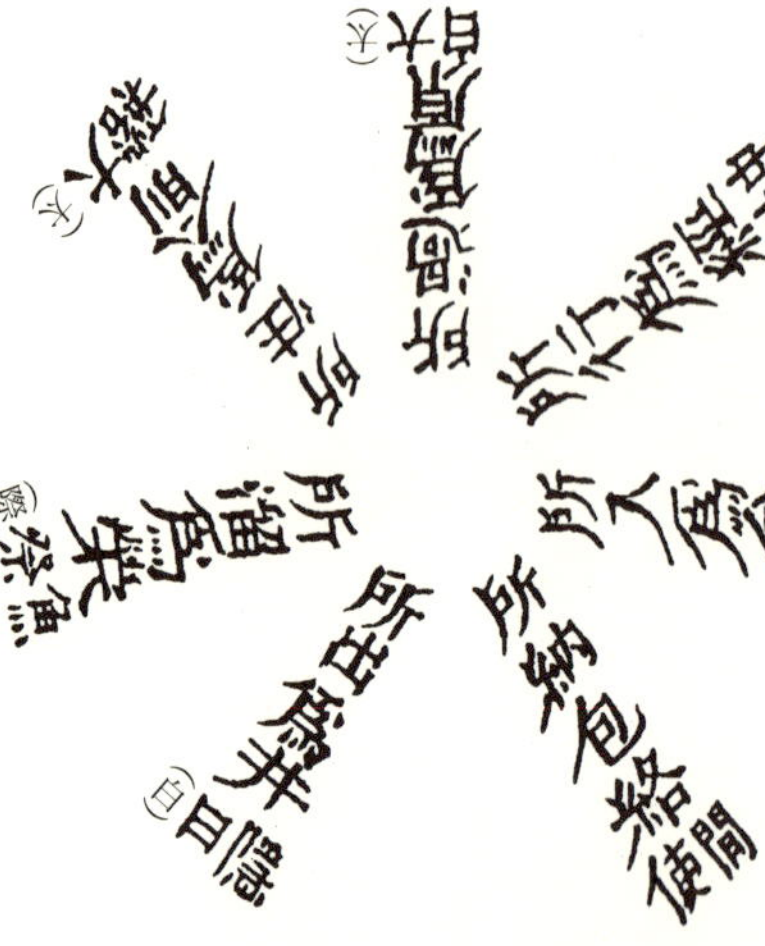

己日

己巳時に脾の井木穴が開く。
辛未時は肺滎火穴。
癸酉時は腎の兪土を取り、併せて脾原穴も取る。
乙亥時は肝の経金穴。
丁丑時は心の合水穴。
己卯時は血を心包絡の経金に納める。己は土だが、土は金を生む。

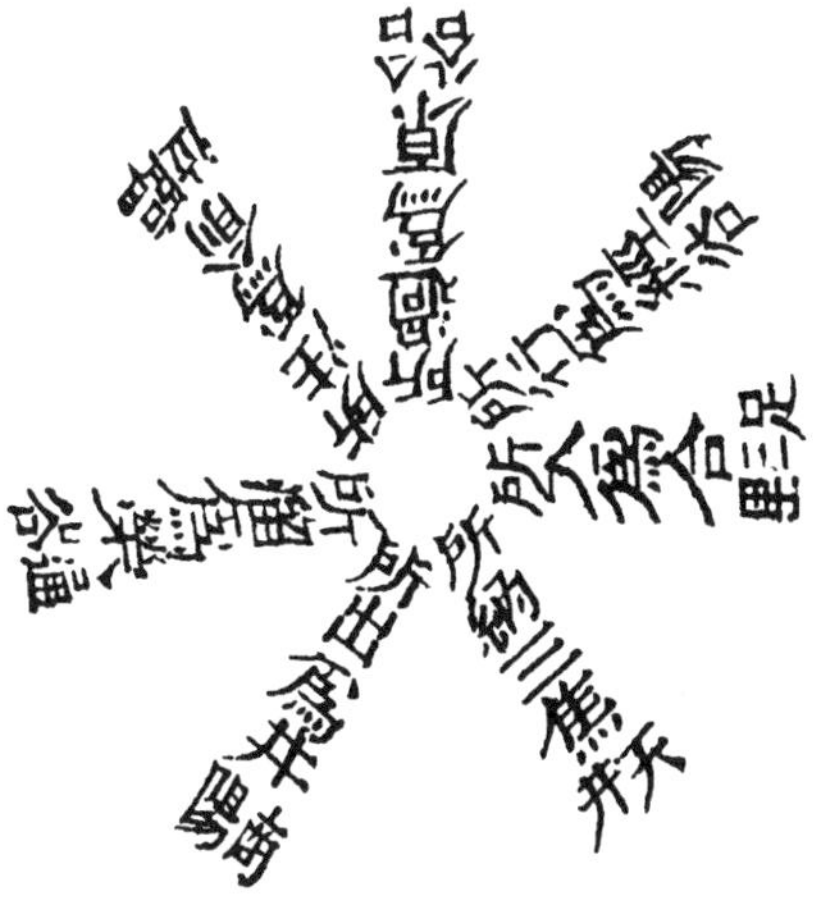

手陽明大腸経は庚日が主で、乙と合い、大腸が気を引いて行く。

戊日

庚辰時に大腸の井金穴が開く。
壬午時は膀胱の滎水穴。
甲申時は胆の兪木を取り、併せて大腸原穴も取る。
丙戌時は小腸の経火穴。
戊子時は胃の合土穴。
庚寅時は気を三焦の合土に納める。庚は金だが、土は金を生む。

手太陰肺の経は辛日が主で、丙と合い、肺が血を引いて行く。

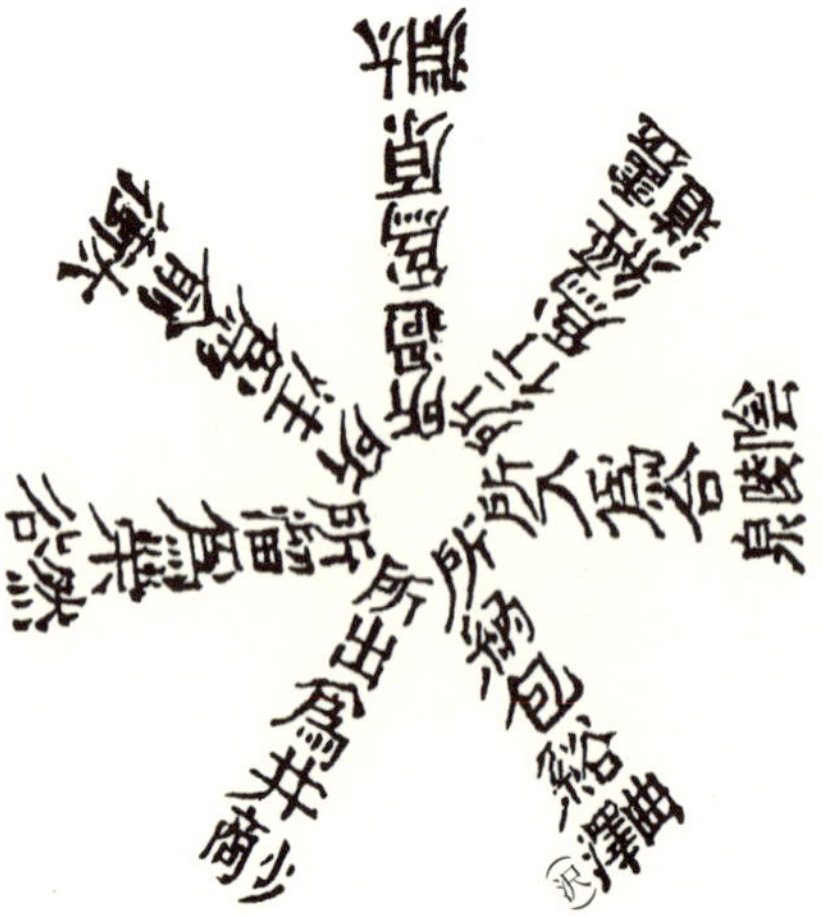

辛日

辛卯時に肺の井木穴が開く。
癸巳時は腎の榮火穴。
乙未時は肝の兪土を取り、併せて肺原穴も取る。
丁酉時は心の経金穴。
己亥時は脾の合水穴。
辛丑時は血を心包絡の合水に納める。辛は金だが、金は水を生む。

足太陽膀胱経は壬日が主で、丁と合い、膀胱が気を引いて行く。

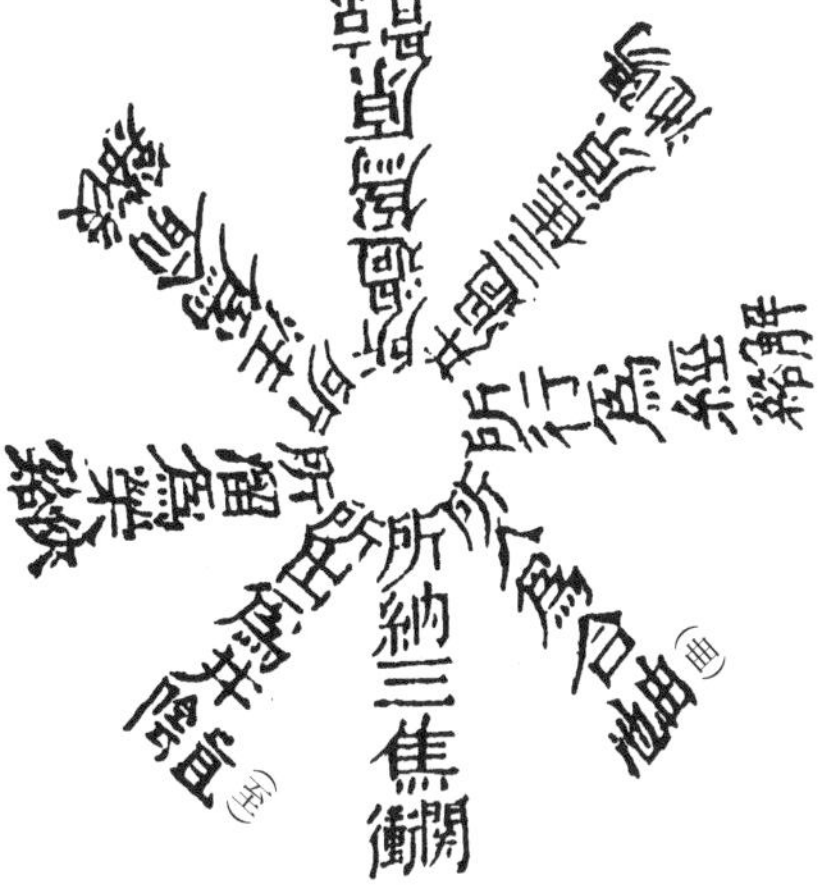

壬日

壬寅時に膀胱の井金穴が開く。

甲辰時は胆の滎水穴。

丙午時は小腸兪木を取り、併せて本経の原穴京骨、木原穴は午で水が火の郷へ入る。つまり壬丙子午は互いに交わる。さらに三焦の原穴である陽池も加える。

戊申時は胃の経火穴。

庚戌時は大腸の合土穴。

壬子時は気を三焦の井金に納める。

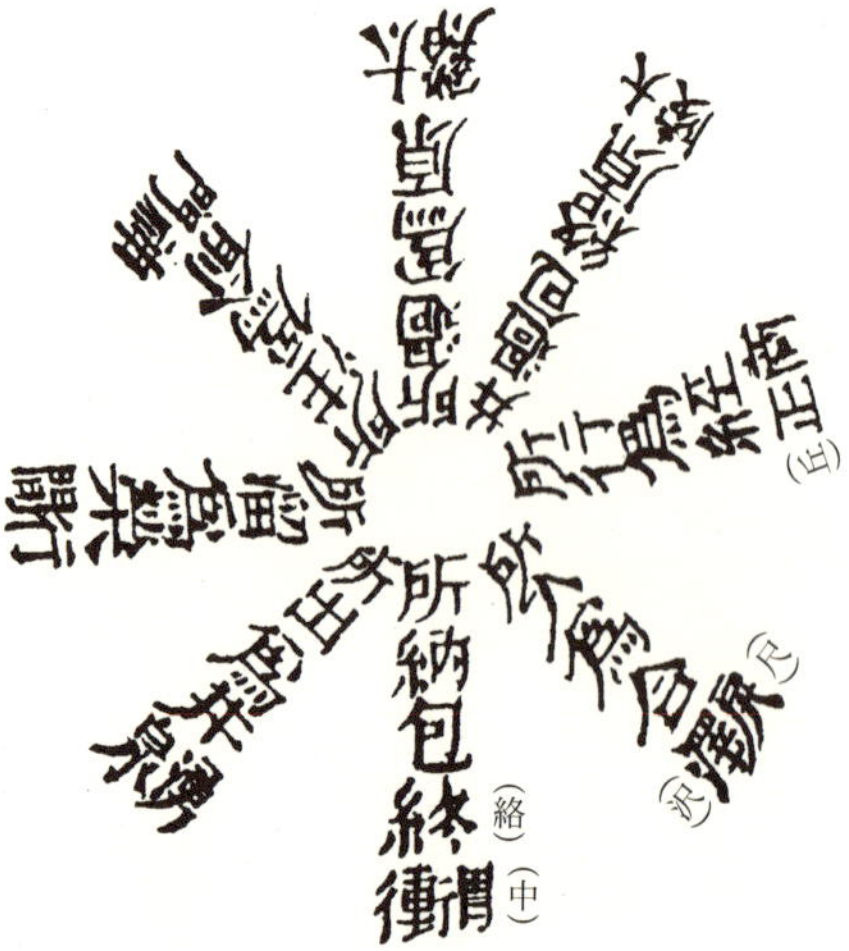

手少陰腎の経は癸日が主で、戊と合い、腎が血を引いて行く。

癸日

癸亥時に腎の井木穴が開く。

乙丑時は肝の滎火穴。

丁卯時は心の兪土を取り、併せて腎原穴の太谿穴も取る。さらに心包絡原穴の大陵穴も取る。

己巳時は脾の経金穴。

辛未時は肺の合水穴。

癸酉時は血を包絡の井木に納める。これは水が木を生むという。

子午《しご》流注の鍼法を論じる　徐氏

子午流注は、剛柔をペアにし、陰陽を組み合わせて、気血循環の時間に穴が開いたり閉じたりするという。

子午とは何か？

答え：子《ね》の刻には一陽が生まれる。午《うま》の刻には一陰が生まれる。つまり子午によって中心を分けている。流とは去ることで、注とは来ることである。天干は十あり、経は十二ある。甲胆、乙肝、丙小腸、丁心、戊胃、己脾、庚大腸、辛肺、壬膀胱、癸腎。余った二経は三焦と心包絡である。三焦は陽気の父であり、心包絡は陰血の母である。この二経は、壬と癸に属すといえども、また十干に振り分けられてもいる。各経には、井、滎、兪、経、合があり、金、水、木、火、土が割り当てられている。だから陰経の井穴は木で、陽経の井穴は金である。陰経は滎火で、陽経は滎水。陰経は兪土で、陽経は兪木。陰経は経金で、陽経は経火。陰経は合水で、陽経は合土。

経文にある「返本還元」とは、十二経に出入する門である。陽経には原穴があって、兪穴とともに通過する。しかし陰経は原穴を持たないので、兪穴を原穴の代わりにする。これが甲は丘墟に出て、乙は太衝の例である。また『千金』によると「六陰経にも原穴があり、乙が中都、丁が通里、己が公孫、辛が列缺、癸が水泉、包絡が内関である」という。だから陽日は気が先行して、血が後に従う。陰日は血が先行して、気が後に従う。時間がくれば気血が穴位に注がれ、時間が過ぎれば気血が穴位から流れ去る。陽干日では腑に注がれ、甲、丙、戊、庚、壬にて再び繰り返し、気が三焦に納まる。陰干日は臓に注がれ、乙、丁、己、辛、癸にて再び繰り返し、血が心包絡に納まる。例えば甲日甲戌時には胆経の井穴が開き、戊寅時には胃経の兪穴となるが、再び胆の原穴を通る。甲が重複した申時に気が三焦に納まり、滎穴は水で、甲は木だから、水が木を生む。これを甲が還元して本と変わったという。また乙日乙酉時に肝経の井穴が開き、己丑時は脾経の兪穴だが、それと一緒に肝経の原穴も通る。再び乙の未時になったとき、血が心包絡に納まり、滎穴は火で、乙は木だから、木が火を生む。ほかも、これと同じ。どちらも子午が相生して、陰陽が助け合う。陽日は陰時に開穴せず、陰日は陽時に開穴しない。そこで甲と己、乙と庚、丙と辛、丁と壬、戊と癸をペアで使う。

甲と己をペアで使うとは？
答え：中央の戊己は土であり、東方は甲乙の木に尅される。戊は陽で兄、己は陰で妹である。戊兄は、己妹を木家へ嫁がせて甲の妻にする。すべて陰陽を和合させ、強いものに妹を嫁がせれば、陰陽が和合して、傷付くことはない。だから甲と己をペアにする。子午の法は、これに尽きる。

＊日本では兄と弟になっている。だから兄が弟を嫁がせる。どっちも陽の気がするが。

流注開闔『医学入門』

人は毎日、全身の六十六穴を気血が循環している。つまり一刻では五穴を流れている(陽経の六原穴を除いて経の過ぎる所)。

＊一刻は二時間だから一日が十二刻。五穴×十二刻＝六十穴。それに陽経原穴六穴をプラス。

相生で相合するものを開として刺鍼する。相剋は闔として刺さない。陽で生まれりゃ陰で死に、陰で生まれりゃ陽で死ぬ。例えば甲木は午で死に、亥で生まれる。乙木は亥で死んで、午で生まれる。丙火は寅で生まれ、酉で死ぬ。丁火は酉で生まれ、寅で死ぬ。戊土は寅で生まれ、酉で死ぬ。己土は酉で生まれ、寅で死ぬ。庚金は巳で生まれ、子で死ぬ。辛金は子で生まれ、巳で死ぬ。壬水は申で生まれ、卯で死ぬ。癸水は卯で生まれ、申で死ぬ。およそ相生関係で相合すれば、気血が旺盛なとき虚実を判断して刺してよい。相尅関係で閉じた穴は、気血が衰えていて得気せず、すでに気が過ぎてしまっているので、誤刺すれば、みだりに邪気を引き込み、真気を壊して乱す。実証に補法して実をひどくし、虚証に瀉法して虚をひどくすれば、その害は小さいものではない。

＊母が子を生むので、気血は母から子へと注がれる。

流注時日

陽日の陽時に陽穴、陰日の陰時に陰穴が開く。陽日では陰経が闔じ、陰日では陽経が闔じる。闔は閉である。閉穴なら本時の天干で、その穴と対応する穴位に鍼をする。

陽日の陰時、陰日の陽時には、前の穴は閉じているので、それと合う穴位に鍼をする。合とは、甲と己が合って土と化し、乙と庚が合って金と化し、丙と辛が合って水と化し、丁と壬が合って木と化し、戊と癸が合って火と化して、この五組で十干の変化に対応できて閉穴が治療できる。

つまり陽日には腑経へ注いで、気が先に至って血が後に従う。陰日には臓経へ注いで、血が先に至って気が後に従う。陰陽が従うとは、気血が従うことである。

陽日で六腑の当番日ならば、気を引いて血を従わせる。

陰日で六臓の当番日ならば、血を引いて気を従わせる。

質問：陽日陽時が過ぎてしまったり、陰日陰時が過ぎてしまって、もし急病を治療することになったら、どうするの？

答え：夫妻と子母を使って治す。いずれにせよ適応症である穴位を取るのがよい。適応症でもないのに、時間になった穴位を取っても無意味だ。妻が閉じていれば夫に鍼し、夫が閉じていれば妻に鍼をする。子が閉じていれば母に鍼し、母が閉じていれば子に鍼する。その穴位が病に適合していれば鍼してよい。

そうか！　穴位の使い方は、まず主穴［その時刻で開く穴］を取ってから客穴［その症状を治す穴］を取る。時間の使い方は、主穴を捨てて客穴に従う。

例えば、甲日は胆経が主であり、ほかの穴は客だから、主を刺してから客を刺す。そして甲戌などの時刻では、主穴が開いていないので客穴だけに刺鍼する。

日起時に基づいて、経脈に従って穴位を捜す。時間による穴があり、穴には時間がある。確実に分かっていれば、不要なものを付け加える必要はないので、子午鍼法を採用して霊亀を捨てる。

霊亀八法は、奇経八穴のために作ったもので、その図は後に載せる。しかし子午法の原理は分かり易く、その穴も肘膝から末端を使う。どうして子午流注を使わないことがあろうか。

臓腑の井滎兪経合の主治『聚英』

もし弦脈で、患者が清潔好き（胆は、清浄の腑だから）、顔が青くて怒りっぽい。これは胆病である。もし心下満ならば竅陰（井）を刺す。身熱なら侠谿（滎）を刺す。体重節痛なら臨泣（兪）を刺す。喘嗽寒熱なら陽輔（経）を刺す。逆気して泄《も》らせば陽陵泉（合）を刺す。また、いずれにせよ丘墟（原）を刺す。

もし弦脈で、患者が尿の病気、排便困難、コムラガエリ、手足が腫れる、臍の左に動気がある。これは肝病である。もし心下満ならば大敦（井）を刺す。身熱なら行間（滎）を刺す。体重節痛なら太衝（兪）を刺す。喘嗽寒熱なら中封（経）を刺す。逆気して泄らせば曲泉（合）を刺す。

もし浮洪脈で、患者の顔が赤く、口が乾いて笑う。これは小腸病である。もし心下満なら少沢（井）を刺す。身熱なら前谷（滎）を刺す。体重節痛なら後谿（兪）を刺す。喘嗽寒熱なら陽谷（経）を刺す。逆気して泄らせば小海（合）を刺す。また、いずれにせよ腕骨（原）を刺す。

もし浮洪脈で、患者が煩悶、心痛、手掌が熱っぽくて吐き気がある、臍の上に動気がある。これは心病である。もし心下満なら少衝(井)を刺す。身熱なら少府(滎)を刺す。体重節痛なら神門(兪)を刺す。喘嗽寒熱なら霊道(経)を刺す。逆気して泄らせば少海(合)を刺す。

もし浮緩脈で、患者の顔が黄色、ゲップが多い、考えてばかりいる、唾が多い。これは胃病である。もし心下満なら厲兌(井)を刺す。身熱なら内庭(滎)を刺す。体重節痛なら陥谷(兪)を刺す。喘嗽寒熱なら解谿(経)を刺す。逆気して泄らせば足三里(合)を刺す。また、いずれにせよ衝陽(原)を刺す。

もし浮緩脈で、患者が腹の脹満、胃がもたれる、体重節痛、怠惰で横になりたがる、手足が曲げられない、臍に動気があって圧すると硬く、痛むようだ。これは脾病である。もし心下満なら隠白(井)を刺す。身熱なら大都(滎)を刺す。体重節痛なら太白(兪)を刺す。喘嗽寒熱なら商丘(経)を刺す。逆気して泄らせば陰陵泉(合)を刺す。

もし浮脈で、患者の顔が白く、クシャミをして、悲しんで楽しまず、泣きたがる。これは大腸病である。もし心下満なら商陽(井)を刺す。身熱なら二間(滎)を刺す。体重節痛なら三間(兪)を刺す。喘嗽寒熱なら陽谿(経)を刺す。逆気して泄らせば曲池(合)を刺す。また、いずれにせよ合谷(原)を刺す。

もし浮脈で、患者が喘いで痰を吐き、ゾクゾク寒気がして発熱し、臍の右に動気があって圧すると硬くて痛む。これは肺病である。もし心下満なら少商（井）を刺す。身熱なら魚際（滎）を刺す。体重節痛なら太淵（兪）を刺す。喘嗽寒熱なら経渠（経）を刺す。逆気して泄らせば尺沢（合）を刺す。

もし沈遅脈で、患者の顔が黒く、恐がりやすくてアクビする。これは膀胱病である。もし心下満なら至陰（井）を刺す。身熱なら通谷（滎）を刺す。体重節痛なら束骨（兪）を刺す。喘嗽寒熱なら崑崙（経）を刺す。逆気して泄らせば委中（合）を刺す。また、いずれにせよ京骨（原）を刺す。

もし沈遅脈で、患者が逆気、下腹が引きつって痛い、下痢して下腹が重い、脛が寒くて冷たい、臍下に動気があって硬く、痛むようだ。これは腎病である。もし心下満なら湧泉（井）を刺す。身熱なら然谷（滎）を刺す。体重節痛なら太谿（兪）を刺す。喘嗽寒熱なら復溜（経）を刺す。逆気して泄らせば陰谷（合）を刺す。

総論

紀氏は「井の主治は、五臓六腑でなく、心下満である。滎の主治は、五臓六腑でなく、身熱である。兪の主治は、五臓六腑でなく、体重節痛である。経の主治は、五臓六腑でなく、喘嗽寒熱である。合の主治は、五臓六腑でなく、逆気して泄らすである」と述べている。

＊心下満は、胃のもたれ。身熱は発熱。体重節痛は、身体が重怠くて節々が痛む。喘嗽寒熱は、喘いで痰が出て悪寒発熱すること。逆気して泄らすは、嘔吐して下痢すること。

十二経の是動病と所生病、補瀉迎随　『聚英』

『内経』は「十二経の病は、邪が盛んなら瀉し、正気が虚していれば補い、発熱なら速刺速抜、冷えには暖まるまで置鍼、盛んでも虚でもなければ本経を取る」という。また「鍼尖で迎えれば奪い、鍼尖で追えば助ける」とも言い、また「虚では母を補い、実では子を瀉せ」とも言う。

『難経・二十三難』は「経脈は血気が流れ、陰陽を通じさせて、身体を栄養するものである」という。それは中焦（夜明け）に始まり→手太陰（肺寅）へ注ぎ→手陽明（大腸卯）→手陽明から足陽明（胃辰）へ注ぎ→足太陰（脾巳）→足太陰から手少陰（心午）へ注ぎ→手太陽（小腸未）→手太陽から足太陽（膀胱申）へ注ぎ→足少陰（腎酉）→足少陰から手厥陰（心包絡戌）へ注ぎ→手少陽（三焦亥）→手少陽から足少陽（胆子）へ注ぎ→足厥陰（肝丑）→足厥陰から再び手太陰（翌日寅時）へと注ぐ。こうしてリングのように終わりがなく、順繰りに潅漑される」という。また「迎随とは、栄衛の流れ、および経脈の往来を知り、その順か逆を取ることである」とも言う。

＊「十二経の是動病と所生病」という標題は、何だったんだろう？

十二経の原穴歌

甲は丘墟、乙は太衝に出て、丙は腕骨に居て原穴の中。

丁は神門で原穴内を過ぎる。戊胃は衝陽で気が通る。己は太白、庚は合谷に出る。

辛は原穴の本経に出て太淵と同じ。壬は京骨と陽池穴に帰る。癸は太谿と大陵の中。

三焦は全ての陽経を行く。だから兪穴があって原穴と呼ぶ。また「三焦は、水穀の道路であり、原気を別の部位へ運ぶ使者である。上焦、中焦、下焦の三気を通行させ、五臓六腑へと運ぶ。原とは三焦の丁寧な呼び名である。だから三焦の気が出るのが原穴である」と言う。

『難経』によれば「五臓六腑の病には原穴を取る」という。

王海蔵は「例えば、肝経を補いたければ、肝経の原穴(太衝穴)に一鍼を刺入して補法する。もし肝経を瀉したければ、肝経の原穴に一鍼を刺入して瀉法する。ほかも同じ」と述べている。

＊引用文は『難経・六十六難』。

十二経病、井榮兪経合、補虚瀉実

手太陰肺経は辛金に属す。中府から起こって少商に終わる。多気少血の経で、寅の刻に気血が注がれる。

是動病(邪が気にあり、気が留まって流れないものを是動病とする)∴肺がパンパンに脹満し、コンコンと喘いで咳する、缺盆中が痛み、ひどければ両手を交叉させて胸を押さえ、視野が暗くなる。これは臂厥である。

是主肺所生病(邪が血にあり、血が塞がって潤さないものを所生病とする)∴咳嗽してゼイゼイし、喘いで煩悶する。胸が詰まったようで、上肢の内前縁が痛んだり冷える、手掌が熱っぽい。邪気が盛んな実証では、肩背痛、風寒(寒は余分)で汗が出る、中風、頻尿とアクビ。盛んなら寸口脈が人迎より三倍大きい。虚では肩背痛と冷え、呼吸が微弱で息が不足する、尿の色が変わる、大小便を失禁する、寸口脈が人迎より小さい。

補（虚なら補う）：卯の刻（追って助ける）に太淵。兪土であり、土は金を生み、母である。『難経』に「虚なら母を補う」とある。

瀉（盛では瀉す）：寅の刻（迎えて奪う）に尺沢。合水であり、金は水を生み、子である。「実なら子を瀉す」

手陽明大腸経は庚金とする。商陽から起こって迎香に終わる。気血ともに多い経。卯の刻に気血が注がれる。

是動病：歯痛、目の下の腫れ。

是主津所生病：目が黄、口が乾く、鼻水や鼻衄、喉の痛み、肩前面や上腕の痛み、人差指が動かない。邪気が実ならば脈の通路が熱く腫れ、人迎脈が寸口より三倍大きい。正気の虚では寒気がして震え、回復せず、人迎脈が寸口より小さい。

補：辰の刻に曲池。合土であり、土は金を生む。虚では母を補う。

瀉：卯の刻に二間。滎水であり、金は水を生む。実なら子を瀉す。

足陽明胃経は戊土に属す。頭維から起こって厲兌に終わる。気血ともに多い経。辰の刻に気

血が注がれる。

是動病：ゾクゾクと寒気がして震え、よく呻き、何度もアクビし、顔が黒い。発病すれば、人と火を嫌い、木の音を聞いてもドキドキし、驚いて心臓が高鳴り、独りでドアや窓を塞いで閉じこもる。ひどくなれば高い場所に登って歌い、衣服を脱いで走る。腹が鳴って腹脹するが、それは骭厥である。

是主血所生病：狂躁、瘧疾、温病で汗が出る、鼻水、鼻血、口が歪む、口唇のオデキ、喉の痛み、腹水、膝の腫痛。胸や乳、気衝、伏兎、脛外側、足背が全て痛む。第三趾が動かない。邪気が盛んならば身体の前面がすべて熱い。胃の実証では、消穀善飢、尿が黄色、人迎脈が寸口より三倍大きい。気の不足では身体の全面がすべて冷えて震える。胃中に寒があれば心窩部が脹満し、人迎脈が寸口より小さい。

補：巳の刻に解谿。経火であり、火は土を生む。虚では母を補う。

瀉：辰の刻に厲兌。井金であり、土は金を生む。実なら子を瀉す。

足太陰脾経は己土に属す。隠白から起こって大包に終わる。多気少血の経。巳の刻に気血が

注がれる。

是動病：舌がこわばる、食べると嘔吐する、胃が痛む、腹脹してゲップする、排便したりオナラすると腹脹が治まってスッキリする、身体が重い。

是主脾所生病：舌の痛み、身体が動かせない、食べものが呑み込めない、煩悶、心窩部が引きつって痛む、寒気の強い瘧疾、下痢、全身浮腫、黄疸、横になれない、無理に立つと股膝の内側が腫れて冷える、第一趾が動かない。邪が盛んなら寸口脈が人迎より三倍大きい。正気の虚では寸口脈が人迎より小さい。

補：午の刻に大都。滎火であり、火は土を生む。虚では母を補う。

瀉：巳の刻に商丘。経金であり、土は金を生む。実なら子を瀉す。

手少陰心経は丁火に属す。極泉から起こって少衝に終わる。多気少血の経。午の刻に気血が注がれる。

是動病：咽がイガイガして心痛し、喉が渇いて水を飲みたがる、これは臂厥である。

是主心所生病：目が黄色、脇痛、上肢の内後縁の痛みや冷え、手掌が熱っぽい。邪気が盛んならば寸口脈が人迎より二倍大きい。虚では寸口脈が人迎より小さい。

補：未の刻に少衝。井木であり、木は火を生む。虚では母を補う。
瀉：午の刻に神門。兪土であり、火は土を生む。実なら子を瀉す。

手太陽小腸経は丙火に属す。少沢から起こって聴宮に終わる。多血少気の経。未の刻に気血が注がれる。
是動病：咽の痛み、顎が腫れて頚が回せない、肩が脱けるようだ、上腕が折れるようだ。
是主液所生病：難聴、目が黄色、頬の腫れ、頚、顎、肩、上腕、肘、前腕の外後縁が痛む。
邪が盛んならば人迎脈が寸口より二倍大きい。虚者では人迎が寸口より小さい。
補：申の刻に後谿。兪木であり、木は火を生む。虚では母を補う。
瀉：未の刻に小海。合土であり、火は土を生む。実なら子を瀉す。

足太陽膀胱経は壬水に属す。睛明から起こって至陰に終わる。多血少気の経。申の刻に気血が注がれる。
是動病：頭痛、目が脱けるようだ、後頚部が脱けるようだ、背骨の痛み、腰が折れるようだ、大腿部が曲がらない、膝窩のシコリ、フクラハギが裂けるようだ、これは踝厥である。

是主筋所生病：痔、瘧疾、躁鬱病、頭頂痛、目が黄色、涙が出る、鼻水や鼻血、後頚部、背、腰、尻、膝窩、腓腹筋、足など全て痛む、第五趾が動かない。邪が盛んならば人迎脈が寸口より二倍大きい。正気が虚せば人迎脈が寸口より小さい。

補：酉の刻に至陰。井金であり、金は水を生む。虚では母を補う。

瀉：申の刻に束骨。俞木であり、水は木を生む。実なら子を瀉す。

足少陰腎経は癸水に属す。湧泉から起こって俞府に終わる。多気少血の経。酉の刻に気血が注がれる。

是動病：空腹だが食欲がない、顔が炭のように黒い、咳して唾に血が混じる、ゼイゼイ喘ぐ、坐って起きようとすると目がぼやけて見えない、空腹のように胃袋がぶら下がった感じ。正気が不足すると恐がりやすく、誰かが捕まえに来るように心臓がドキドキする。これは骨厥である。

是主腎所生病：口が熱い、舌が乾く、咽が腫れる、咳をする、咽がイガイガして痛む、煩悶、心痛、黄疸、腸がピーピー鳴る下痢、背骨や大腿内後側の痛み、筋肉が萎縮して横になりたがる、足底が熱っぽくて痛む。邪が盛んならば寸口脈が人迎より二倍大きい。正気が虚せば寸口が人迎より小さい。
補：戌の刻に復溜。経金であり、金は水を生む。虚では母を補う。
瀉：酉の刻に湧泉。井木であり、水は木を生む。実なら子を瀉す。

手厥陰心包絡経は、腎とペアになって相火に属す。天池から起こって中衝に終わる。多血少気の経。戌の刻に気血が注がれる。
是動病：手掌が熱っぽい、肘や前腕が痙攣して引きつる、腋の腫れ。ひどければ胸脇支満、心中がドキドキと大動し、顔が赤く、目が黄色、笑いが止まらない。
是主心包絡所生病：煩悶、心痛、手掌の熱。邪が盛んならば寸口脈が人迎より倍大きい。正気の虚では寸口脈が人迎より小さい。
補：亥の刻に中衝。井木であり、木は火を生む。虚では母を補う。
瀉：戌の刻に大陵。兪土であり、火は土を生む。実なら子を瀉す。

手少陽三焦経は、心包絡とペアになって相火に属す。関衝から起こって耳門に終わる。多気

少血の経。亥の刻に気血が注がれる。
是動病：難聴、ホンホンジージーと耳鳴、咽の腫れ、喉の痛み。
是主気所生病：汗が出る、目尻の痛み、頬の痛み、耳の後ろ、肩、上腕、肘、前腕の外側すべてが痛む。薬指が動かない。邪気が盛んならば人迎脈が寸口より倍大きい。正気の虚では人迎脈が寸口より小さい。
補：子の刻に中渚。兪木であり、木は火を生む。虚では母を補う。
瀉：亥の刻に天井。合土であり、火は土を生む。実なら子を瀉す。

足少陽胆経は甲木に属す。瞳子髎から起こって竅陰に終わる。多気少血の経。子の刻に気血が注がれる。
是動病：口が苦い、よく溜め息する、心脇痛で身体をひねれない。ひどければ顔に小さなホコリが付着しているようで、身体に光沢がなく、足の外側が熱っぽい。これは陽厥である。
是主骨所生病：コメカミや顎の痛み、目尻の痛み、缺盆の腫痛、腋下の腫れ、腋下と頚のリンパ結核、汗が出て、寒気がして震える、瘧疾、胸脇、肋骨、大腿外側、膝の外側から脛の絶骨、外踝前部および諸関節の痛み。第四趾が動かない。邪気が盛んならば人迎脈が寸口より倍大きい。正気の虚では人迎脈が寸口より小さい。

補：丑の刻に侠谿。滎水であり、水は木を生む。虚では母を補う。丘墟は原穴なので、どちらも取る。

瀉：子の刻に陽輔。経火であり、木は火を生む。実なら子を瀉す。

足厥陰肝経は乙木に属す。大敦から起こって期門に終わる。多血少気の経。丑の刻に気血が注がれる。

是動病：腰痛で前後に曲がらない、男の鼠径ヘルニア、婦人は下腹の腫れ。ひどければ咽がイガイガし、顔にホコリがついたように艶がない。

是主肝所生病：胸が支える、嘔吐、下痢、鼠径部ヘルニア、尿失禁、排尿障害。邪が盛んならば寸口脈が人迎より倍大きい。正気の虚では寸口脈が人迎より小さい。

補：寅の刻に曲泉。合水であり、水は木を生む。虚では母を補う。

瀉：丑の刻に行間。滎火であり、木は火を生む。実なら子を瀉す。

十二経の気血多少歌

多気多血の経で覚えるのは、手大腸経と足胃経。
少血多気は六経あり、三焦、胆、腎、心、脾、肺。
多血少気は心包絡、膀胱、小腸、肝が異なる。

十二経の症状治療、主客原絡図　楊継洲

＊主客とは、主が原穴で、客が絡穴。

肺が主で、大腸が客

太陰経は多気で少血。心胸が気で脹る、手掌の発熱、喘咳して缺盆痛が止まらない、咽が

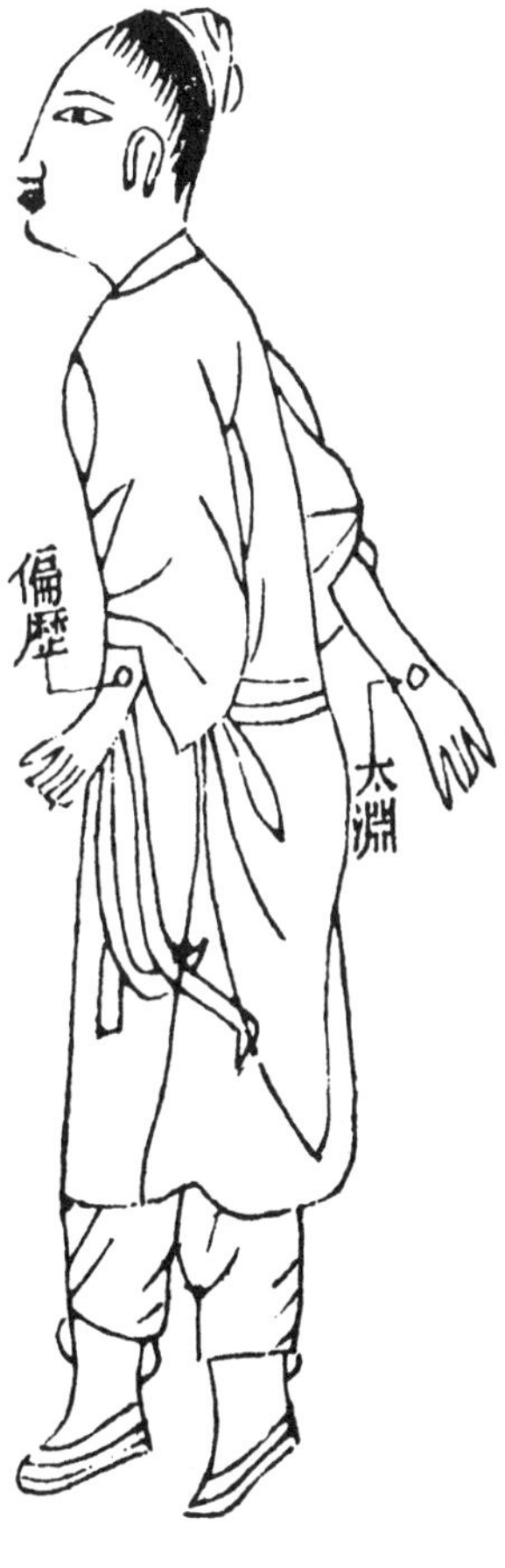

肺之主大腸客

腫れて喉がイガイガ、身体から汗が出る、肩の内側前縁と両乳が疼く、痰が胸中に溜り、呼吸が不足する。所生病には何穴を求める。太淵と偏歴を君に説く。

手太陰肺経の原(原は太淵穴、肺脈の過ぎる所が原である。手掌後ろ屈側の腕関節横紋端、動脈拍動部の寸口)を刺し、さらに手陽明大腸経の絡(絡は偏歴穴。手首の上三寸から分かれて太陰へ走る)を刺す。

大腸が主で、肺が客

陽明大腸経は鼻孔を挟む。顔の痛み、歯痛、エラや頬の腫れ。所生病は、目が黄色くなり口も乾く、無色の鼻水、そして鼻血、喉の痛み、肩前面が痛くて触れない、大指と人差指が動かない。合谷と列缺を取れば特効あり。二穴の鍼に、全ての病がある。

手陽明大腸経の原(原は合谷穴、大腸脈の過ぎる所が原である。二股に分かれた骨の間)を刺し、さらに手太陰肺経の絡(絡は列缺穴。手首の上一寸半、親指を交叉させ、人差指の尽きる部位から分かれて陽明へ走る)を刺す。

＊所生病と訳した原文「生疾」の疾は、病と同じ。後の文が生病となっているので、生疾は生病のこと。

生病は、前の所生病を省略したもの。

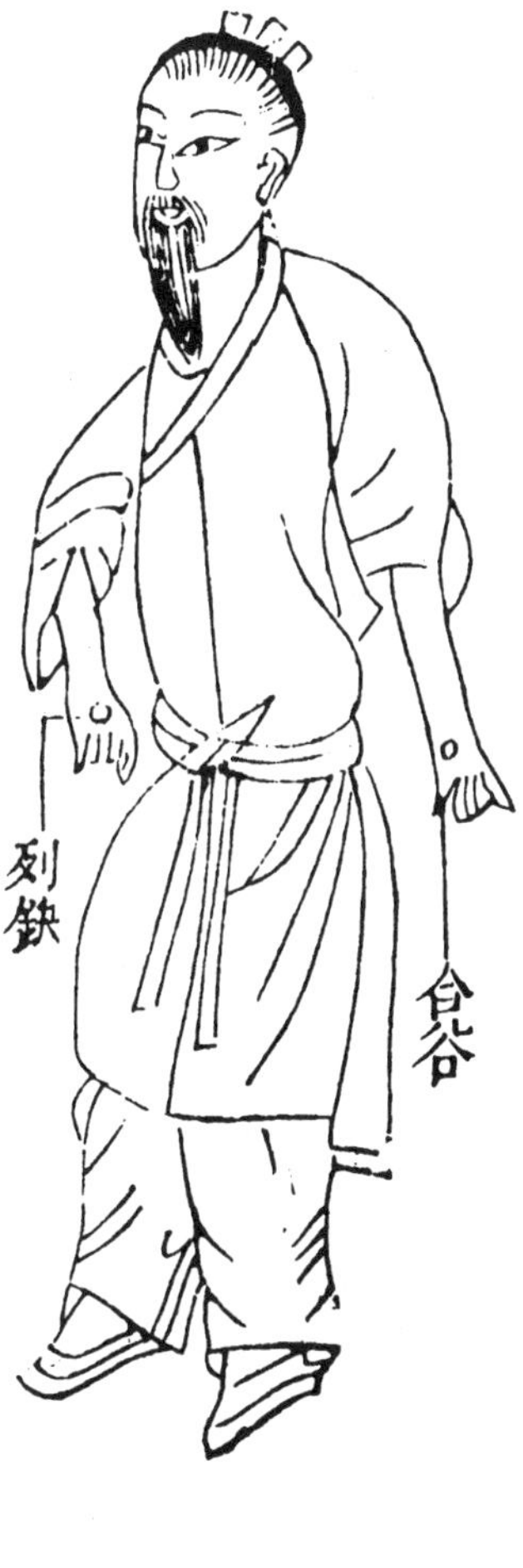

大腸主肺之客

脾が主で、胃が客

脾経の病は、舌本がこわばる、嘔吐、胃翻、腹脹して痛む、陰気が上昇してゲップし、治りにくい、身体が重くて動かせない、心配する、瘧疾で震えて身体が痩せる、便秘、黄疸、手に杖を持って歩く、股膝の内側が腫れ、冷えて痛む。太白と豊隆を取る。

足太陰脾経の原(原は太白穴、脾脈の過ぎる所が原である。第一趾で内踝の前、中足指節関節下の凹み)を刺し、さらに足陽明胃経の絡(絡は豊隆穴。外踝の上八寸から分かれて太陰へ走る)を刺す。

*胃翻は、翻胃や番胃とも呼び、朝食べると夕方吐くもの。

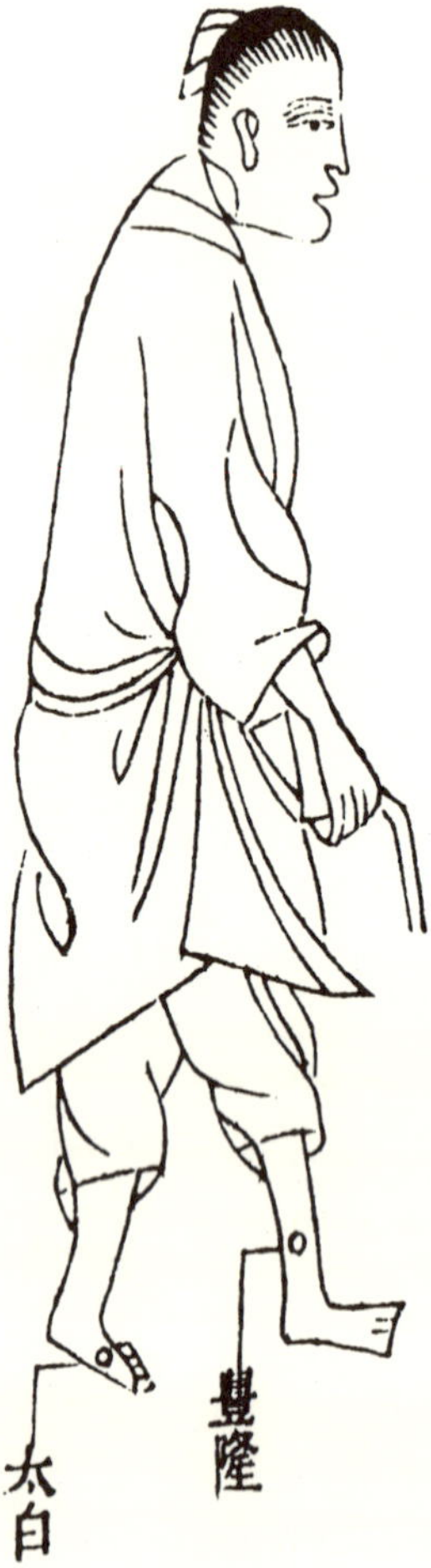

脾主胃客

胃が主で、脾が客

腹満、胃がもたれる、悲痛である、人や火、明かりを嫌う、心臓がドキドキ鳴るのが聞こえる、鼻血、唇が歪む、瘧疾、服を脱いで走る、身体が熱い、痰が多い、足痛、デキモノ、腹が膨れる、胸や腿の痛みが止まらない。衝陽と公孫を一刺すれば健やか。

足陽明胃経の原(原は衝陽穴、胃脈の過ぎる所が原である。足背上五寸、骨間動脈)を刺し、さらに足太陰脾経の絡(絡は公孫穴。第一趾の中足指節関節から後ろ一寸。内踝前から分かれて陽明へ走る)を刺す。

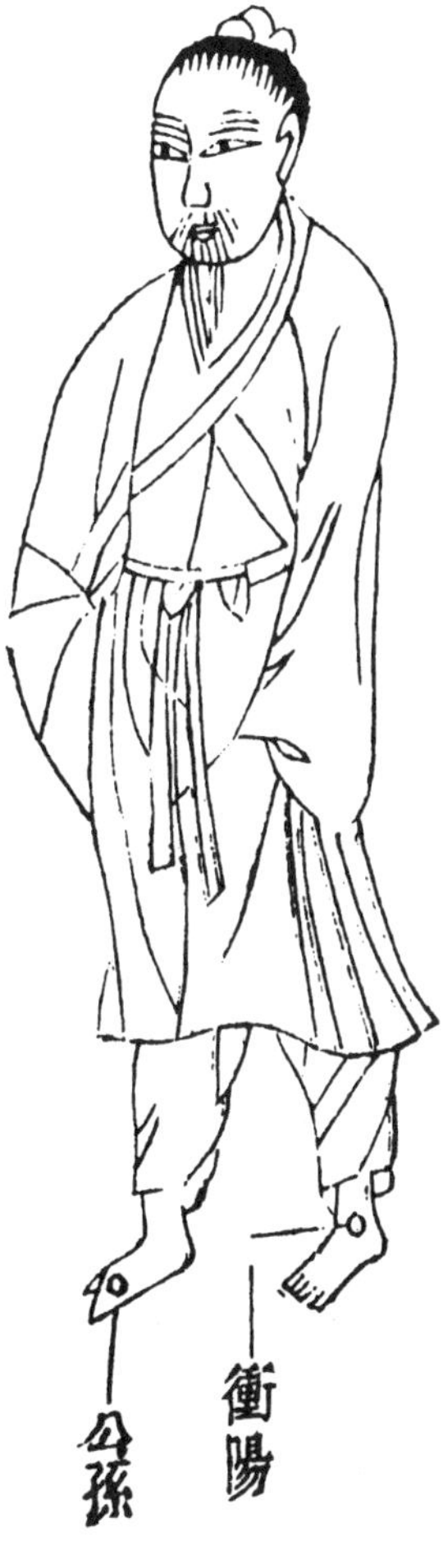

胃主脾客

君心が主で、小腸が客

少陰は、心痛と咽のイガイガ、喉が渇いて水を飲みたがる、これは臂厥。所生病は、目が黄色で、口も乾燥、脇や前腕の痛み、手掌の発熱。もし治したくば、間違って求めるなかれ、医学によって人心を観察する。驚悸、嘔血、動悸には、神門と支正が欠かせない。

手少陰心経の原(原は神門穴、心脈の過ぎる所が原である。手掌の後ろで、豆状骨端の陥中)を刺し、さらに手太陽小腸経の絡(絡は支正穴。手首の上五寸から分かれて少陰へ走る)を刺す。

＊驚悸は、驚いて心臓がドキドキしやすいこと。

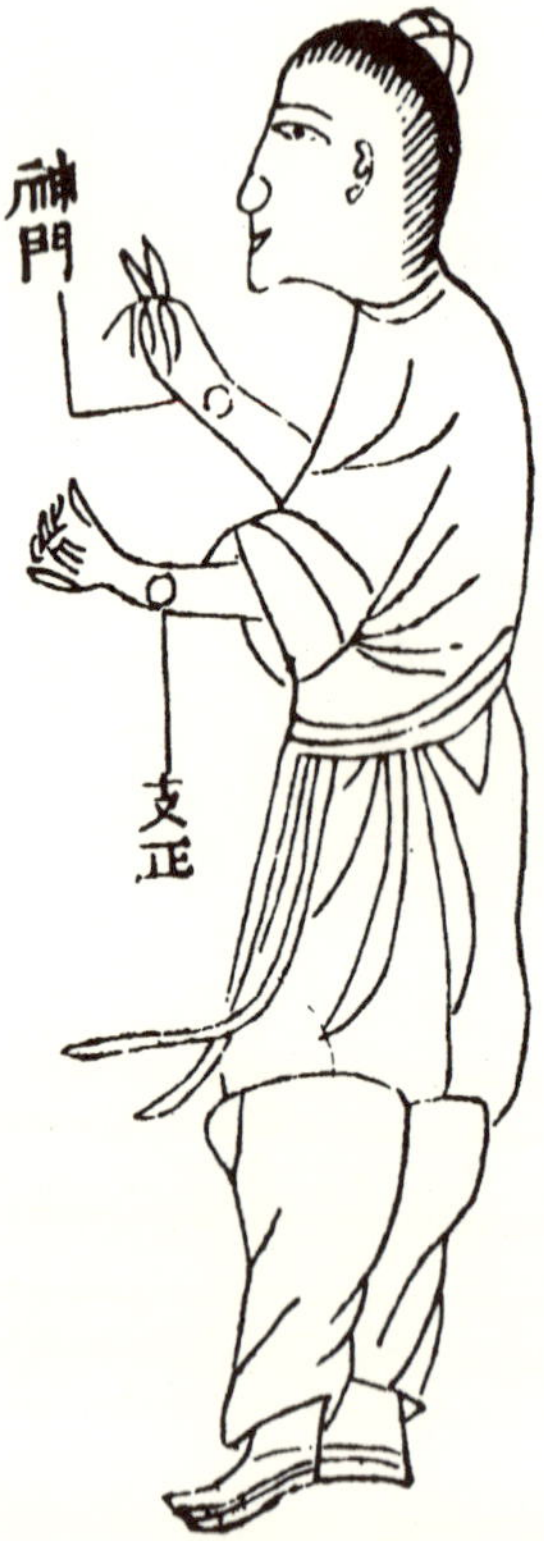

君心主小腸客

小腸が主で、君心が客

小腸の病は、どうしたら良い。頬の腫れ、肩の痛みが両腕まで達する、寝違いで頭が回らない、咽や顎が非常に腫れて痛む、肩が抜けるよう、上腕が折れるよう。所生病は、難聴と目が黄色、上腕や肘の外後縁の痛み。腕骨と通里を取る。

手太陽小腸経の原(原は腕骨穴、小腸脈の過ぎる所が原である。手の外側で、手首の前に隆起する骨の下陥中)を刺し、さらに手少陰心経の絡(絡は通里穴。手首の上一寸から分かれて太陽へ走る)を刺す。

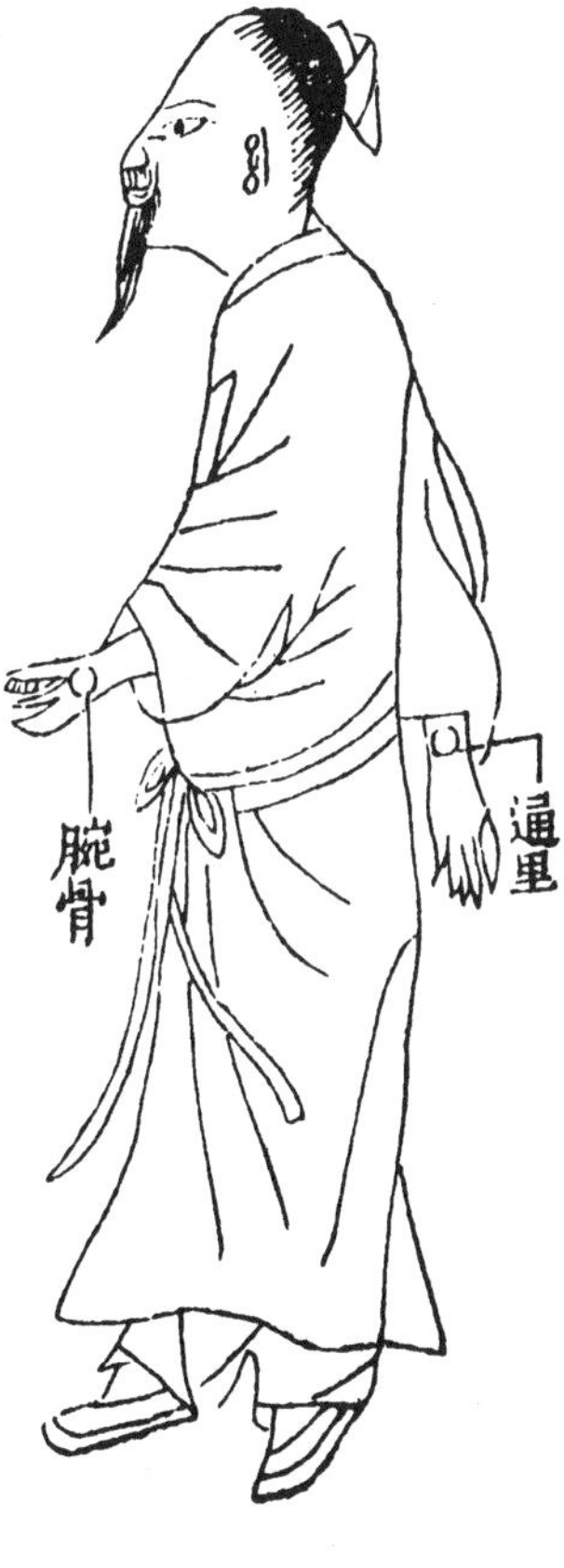

小腸主真心客

腎が主で、膀胱が客

顔が黒い、横になりたがる、食欲不振、視野がぼやける、発熱、躁病、腰痛、足が痛くて歩きにくい、人が捕まえに来るように身を隠す、心が戦々恐々、呼吸が微弱、さらに胸の支えと黄疸。もし、これを除きたくば他に方法はない。太谿と飛揚を取るのが最良。

足少陰腎経の原(原は太谿穴、腎脈の過ぎる所が原である。内踝下の後ろで踵骨の上、動脈陥中。足の五趾を屈すると穴が得られる)を刺し、さらに足太陽膀胱経の絡(絡は飛揚穴。外踝上七寸から分かれて少陰へ走る)を刺す。

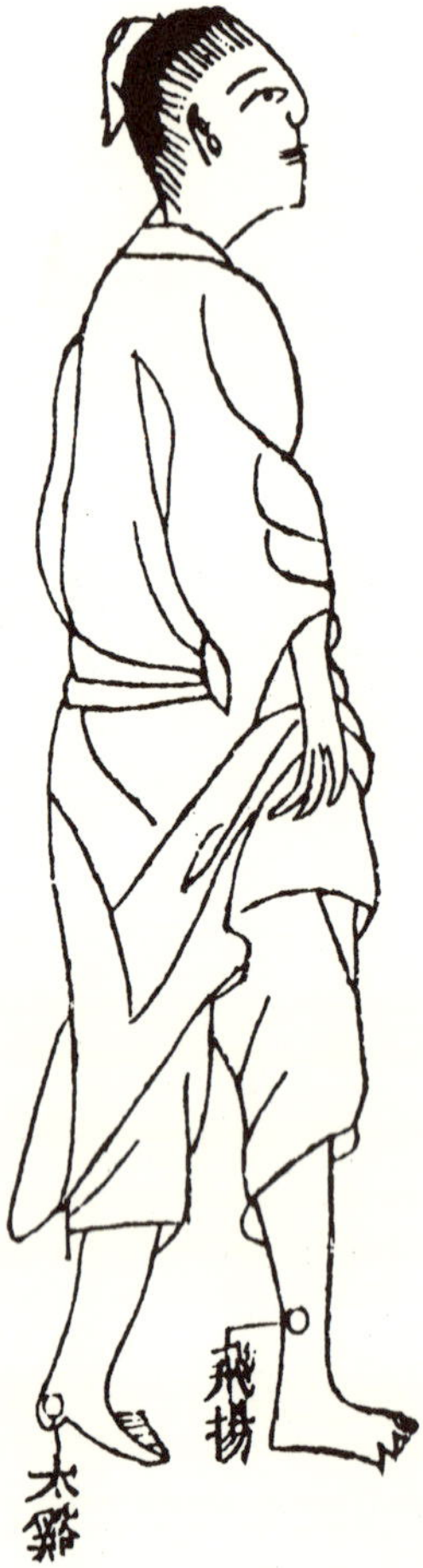

腎之主膀胱客

膀胱が主で、腎が客

膀胱は、頸の病、目が疼く、後頸部や腰、足腿が痛くて歩けない、下痢、瘧疾、躁鬱病、心や胆の熱証、角弓反張、そら手、額や眉稜の痛み、鼻血、目が黄色、筋骨の攣縮、脱肛、痔漏、腹の中心が膨れる［尿貯溜］。もし、これらを除きたくば、別の方法はない。京骨と大鐘に任せられる。

足太陽膀胱経の原（原は京骨穴、膀胱脈の過ぎる所が原である。第五趾の中足骨の下、足背と足底の皮膚の境い陥中）を刺し、さらに足少陰腎経の絡（絡は大鐘穴。内踝の後ろで跟を

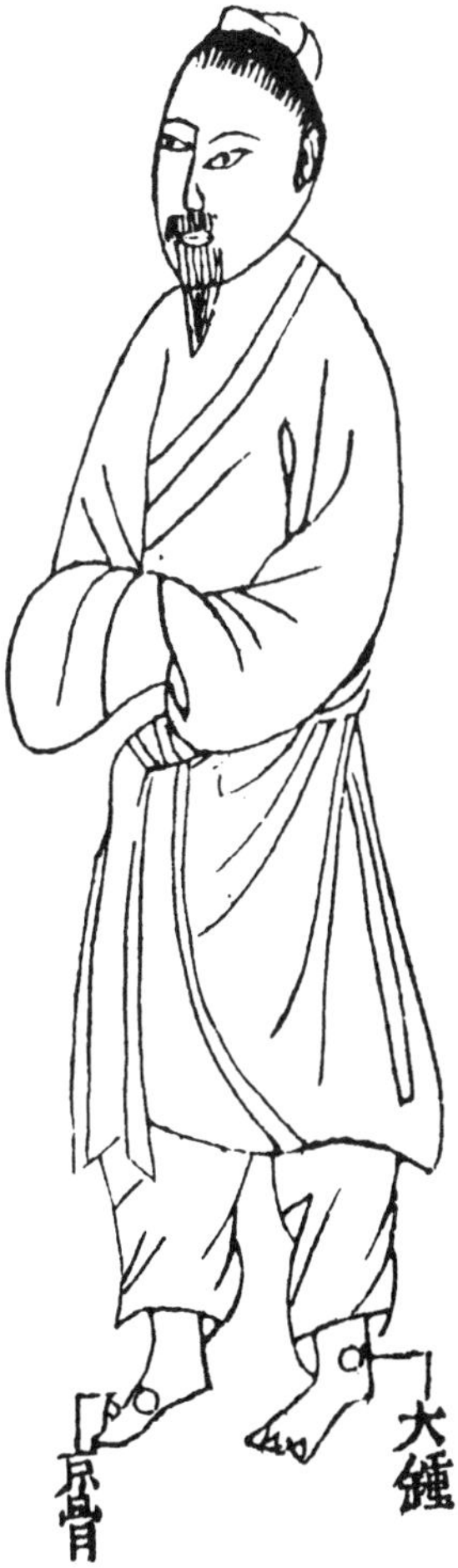

膀胱主腎之客

回り、分かれて太陽へ走る）を刺す。

＊心熱では五心煩熱など、胆熱では口苦などが発生する。

三焦が主で、包絡が客

三焦経の病は、難聴、喉の痛み、咽のイガイガ、目が赤く腫れる、耳の後や肘が疼くだけでなく汗が出る、背骨の間で心臓の後ろが痛む、肩背の痛みが上腕や肘まで及ぶ、便秘、尿失禁、排尿困難。こうした病気は何穴で治る？　陽池と内関で法と理が同じ。

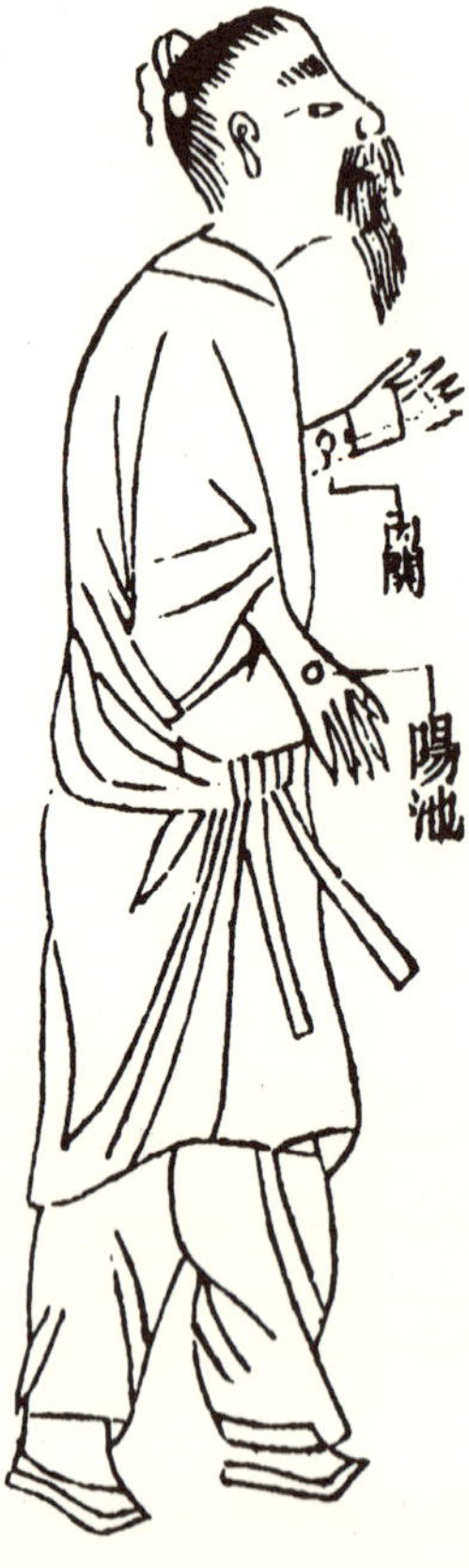

三焦主包絡客

手少陽三焦経の原(原は陽池穴、三焦脈の過ぎる所が原である。手背で手首の上を横断した部位の陥中)を刺し、さらに手厥陰心包経の絡(絡は内関穴。手首から二寸上で、両筋の間から分かれて少陽へ走る)を刺す。

包絡が主で、三焦が客

心包絡の病は、手が痙攣して引きつる、前腕が伸ばせず痛くて屈したようになる、胸や脇が支える、腋が腫れて平らになる、心中がドキドキする、顔が赤い、目が黄色、笑いが止ま

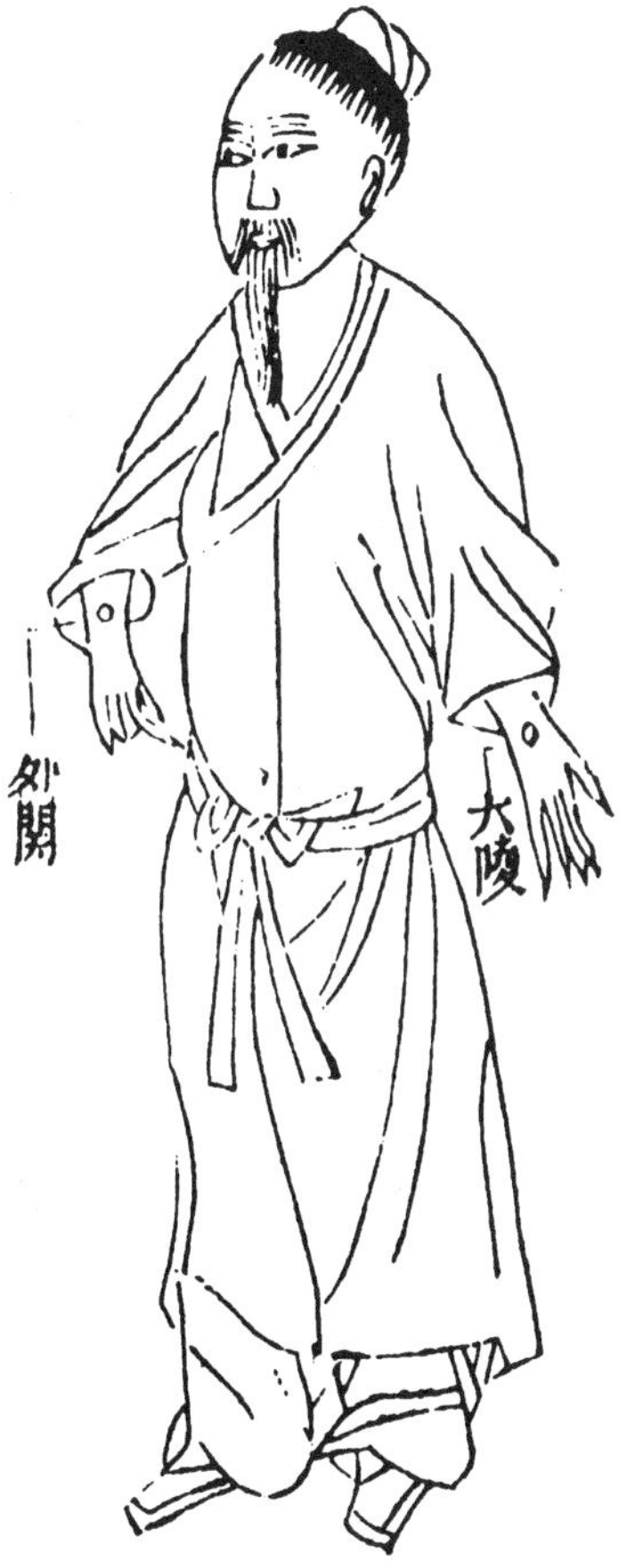

包絡主三焦客

らない、煩悶、心痛、手掌が熱い。良医で詳しい人は細かく調べ、大陵と外関で病を消す。手厥陰心包経の原(原は大陵穴、包絡脈の過ぎる所が原である。手掌後ろの横紋中)を刺し、さらに手少陽三焦経の絡(絡は外関穴。手首上二寸から分かれて厥陰へ走る)を刺す。

＊「心中がドキドキする」の原文は「心中淡淡」だが『素問・至真要大論』には「心中澹澹」とある。

肝が主で、胆が客

気が少なくて血が多いのは、肝の経。男の鼠径ヘルニアで睾丸が腫れる苦痛、腰痛、婦人の腹の膨れ、下腹の腫れ、ひどければ咽がイガイガする、顔にホコリが付着したようで色が悪い。所生病は、胸が支えて嘔吐する、下痢して腹中の痛みが止まらない、排尿障害、尿失禁、疝瘕痛。太衝と光明の二穴で安寧する。

足厥陰肝経の原(原は太衝穴、肝脈の過ぎる所が原である。第一趾中足指節関節の後ろ二寸、動脈拍動部)を刺し、さらに足少陽胆経の絡(絡は光明穴。外踝の上五寸から分かれて厥陰へ走る)を刺す。

＊疝瘕痛は、下腹部に熱痛があり、尿道から白い粘液が出るもの『素問・玉機真臓論』。

胆が主で、肝が客

胆経の穴は、何の病を主治する？　胸脇肋の痛み、足が挙がらない、顔や身体に艶がない、頭や目の痛み、缺盆や腋が腫れる、雨のように汗が出る、頚部の甲状腺腫が鉄のように堅い、瘧疾による寒熱が骨髄まで及ぶ。以上の症状を除きたくば、丘墟と蠡溝を取る。

足少陽胆経の原（原は丘墟穴、胆脈の過ぎる所が原である。足の外踝下から前にある陥中、臨泣から三寸後ろ）を刺し、さらに足厥陰肝経の絡（絡は蠡溝穴。内踝の上五寸から分かれて

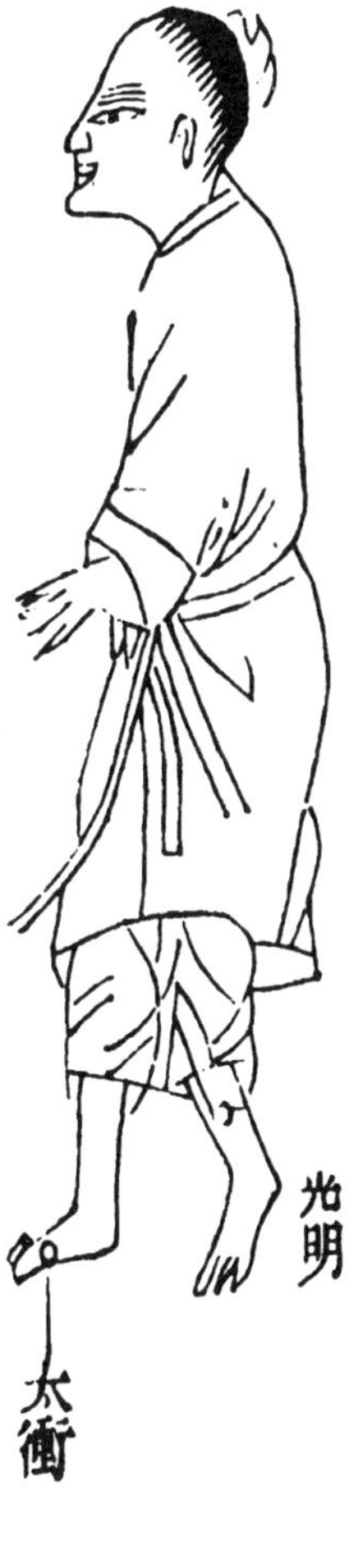

肝主胆客

少陽へ走る）を刺す。

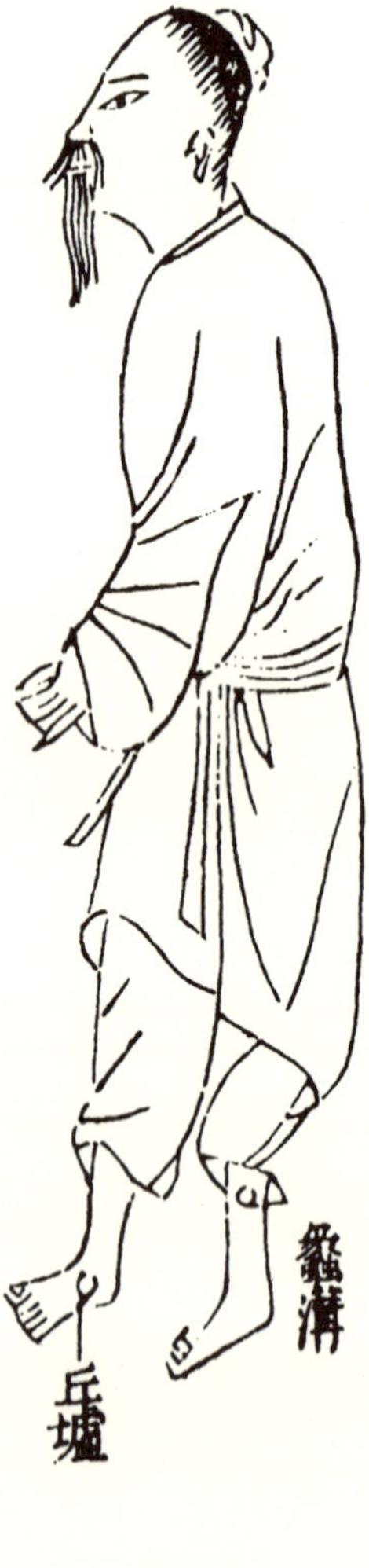

胆主肝客

霊亀取法、飛騰鍼図　徐氏

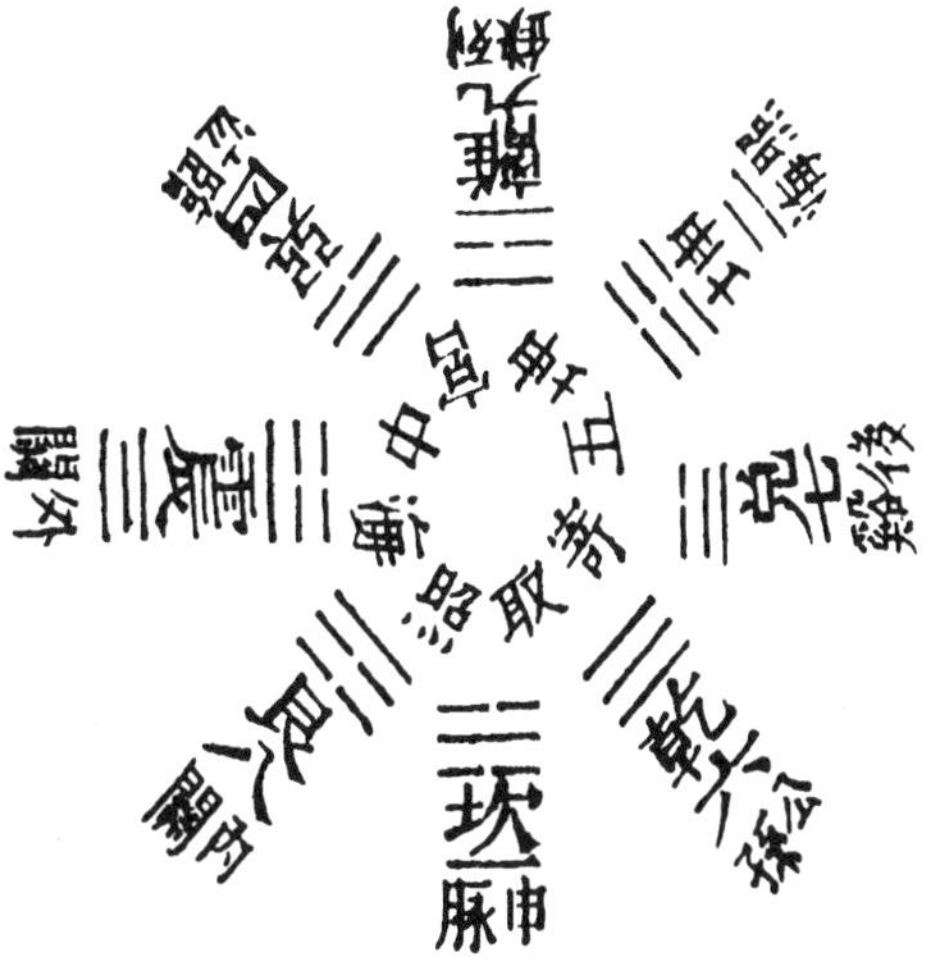

九宮図

九を頭に被って、一を履き、左が三で、右が七、二と四が肩で、八と六が足、五と十は中央に居て、坤の卦に寄せる。

＊周囲は八卦だが、八では九に一つ足りないので、中央は坤を借りること。五は数字の真中だから中央。十は無意味。奇経は八穴だから照海と坤が、二と五にある。

八法歌

坎一は申脈と繋がり、照海は坤で二と五、
震三は外関、巽四は臨泣の数、
乾六は公孫、兌七は後谿、
艮八は内関と繋がり、離九は列缺が管理する。
霊亀飛騰図には二つあるので、人は従うなかれ。ここでは効果のあるものを収録する。

八法交会八脈

*八法と交会する八脈

公孫二穴、父、衝脈に通じる
内関二穴、母、陰維に通じる
――心、胸、胃を一緒に通る。

後谿二穴、夫、督脈に通じる
申脈二穴、妻、陽蹻に通じる
――目頭、頚項部、耳、肩甲部、小腸、膀胱を一緒に通る。

臨泣二穴、男、帯脈に通じる
外関二穴、女、陽維に通じる
――目尻、耳の後ろ、頬、頚、肩を一緒に通る。

列缺二穴、主、任脈に通じる
照海二穴、客、陰蹻に通じる
――肺系、咽喉、胸膈を一緒に通る。

八法交会歌

＊八脈と穴位の所属する経脈が交会する歌

内関は公孫と相応し、
外関は臨泣と走行が同じ、
列缺は経が交わって照海に通じる、
後谿は申脈と走行が同じ。

＊これらは、それぞれの経脈循行が似通った部位を通るため、併用して相乗効果を期待している。

八脈交会八穴歌

＊奇経八脈が八穴にて交会する歌

公孫と衝脈は胃心胸を通る、内関と陰維は経脈走行が全て同じ、
臨泣は胆経で、帯脈に繋がっている、
陽維は目尻で、外関と繋がる、
後谿は督脈と、目頭や後頚部で繋がる、
申脈は陽蹻脈と絡脈が通じている、
列缺は任脈と一緒に気管を通る、
陰蹻は照海で、横隔膜や気管を通る。

八脈配八掛歌

＊八脈に八卦を配分する歌

乾は公孫、艮は内関、巽は臨泣、震は外関へ還る、
離は列缺、坤は照海、後谿は兌、坎は申脈と連絡。
補瀉、経気の浮沈［刺入深度］、順逆を分け、
季節に従い、呼吸に従えば難しくない。
仙人の伝える秘訣は神鍼の法。
万病は捻るが如く、すぐに良くなる。

八穴配合歌

公孫は内関に寄って一緒になる。
列缺は照海とで病気を消す。
臨泣は外関と主客に分かれる。
後谿と申脈は、ちょうど和合する。
左半身の鍼は、右半身の病、高と下の位置がある。
医学書に精通し、全身を按摩して調べる。
補瀉迎随で、経絡の順逆に分ける。
五門八法は本当の学科。

＊五門八法は、五門が十干を組み合わせた子午流注、八法は霊亀八法。

刺法啓玄歌

八法の神鍼は素晴らしく、飛騰法は最も効果がある。
毫鍼を浅層と深層へ入れ、陰陽を交流させる。
上下の経脈を交わらせ、病気を手に応えさせて駆逐する。
気血の往来は、鍼の出し入れに頼り、補瀉は迎随を使う。
船の舵を操作するごとく、反応があれば弓を射る如し。
邪気の集まりは時間で追い出し、体の痛みは消える。
このような深淵な妙訣は、少数の人しか知らないと思う。

八法五虎建元日時歌

＊八法に使う五虎の元日時歌

甲己の日は丙寅で起こり、乙庚の日は戊寅が行く。
丙辛日では庚寅から始まり、丁壬日は壬寅と順に尋ね、
戊癸日は甲寅が定時候、こうして五門が得られて起点となる。

＊甲己日は丙寅、乙庚日は戊寅、丙辛日は庚寅、丁壬日は壬寅、戊癸日は甲寅。こうして寅を中心にして計算してゆく。霊亀八法に限らず時刻鍼刺法にて使う。

八法逐日干支歌

＊霊亀八法で使用する日干支と数の対応歌

甲己と辰戌丑未は十。
乙庚と申酉は九、丁壬と寅卯は八、戊癸と巳午は七。
丙辛と亥子も七。
日ごとの干支で、すぐ分かる。

＊この数字を覚えて、霊亀八法に使用する。

八法臨時干支歌

＊霊亀八法の時刻干支歌

甲己子午は九、乙庚丑未は八、丙辛寅申は七、
丁壬卯酉は六、戊癸辰戌は五、巳亥は四を加えて揃える。
陽日は九で割り、陰日は六で割る。
零にならねば、他穴は下に推す。

この方法だが、例えば甲丙戊庚壬は陽日である。乙丁己辛癸は陰日である。日時干支を使って、何の数を算計する？　陽日は九で割り、陰日は六で割る。陽日は一×九、二×九、三×九、四×九。陰日は、一×六、三×六、四×六、五×六。残った数を『八法歌』の掛数日時と対応させれば、何卦か分かるので、何穴が開くか分かる。

例えば甲子日の戊辰時なら、『八法逐日干支歌』から甲の十、子の七が得られる。そして『八

法臨時干支歌』から戊の五、辰の五が得られる。すべてを足すと二十七、甲は陽日だから九で割ると、二×九で十八余が九。『八法歌』で、九は離の卦と一致するから列缺穴が開くと分かる。

例えば乙丑日の壬午時なら、日干は乙の九、日支で丑の十が得られる。時干は壬が六、時支の午が九だから全部を合計すると三十四。乙は陰日だから六で割ると、五×六は三十で、残りが四。四は『八法歌』で巽だから臨泣穴が開く。ほかも同じ。

推定六十甲子日時穴開図例

甲子日	戊辰日	壬申日
丙寅臨卯照 戊辰列巳外 庚午後未照 壬申外酉申	甲寅公卯臨 丙辰照巳列 戊午臨未後 庚申照酉外	壬寅外卯申 甲辰臨巳照 丙午公未臨 戊申照酉照
乙丑日	己巳日	癸酉日
戊寅申卯臨 庚辰照巳公 壬午臨未照 甲申照酉外	丙寅申卯照 戊辰外巳公 庚午臨未照 壬申公酉臨	甲寅照卯公 丙辰臨巳照 戊午公未外 庚申申酉照
丙寅日	庚午日	甲戌日
庚寅外卯申 壬辰内巳公 甲午公未臨 丙申照酉列	戊寅申卯臨 庚辰照巳列 壬午臨未照 甲申照酉外	丙寅後卯照 戊辰外巳公 庚午申未内 壬申公酉臨
丁卯日	辛未日	乙亥日
壬寅照卯外 甲辰公巳臨 丙午照未公 戊申臨酉申	庚寅照卯公 壬辰臨巳照 甲午照未外 丙申申酉照	戊寅臨卯申 庚辰照巳外 壬午申未照 甲申照酉公

戊子日	甲申日	庚辰日	丙子日
甲寅外卯申 丙辰内巳公 戊午中未臨 庚申照酉列	丙寅公卯臨 戊辰照巳照 庚午列未後 壬申照酉外	戊寅臨卯後 庚辰照巳外 壬午後未照 甲申内酉公	庚寅照卯列 壬辰後巳照 甲午照未外 丙申申酉内
己丑日	乙酉日	辛巳日	丁丑日
丙寅臨卯照 戊辰公巳外 庚午臨未照 壬申外酉申	戊寅公卯外 庚辰申巳照 壬午外未申 甲申臨酉照	庚寅照卯外 壬辰申巳照 甲午照未公 丙申照酉照	壬寅申卯照 甲辰照巳公 丙午臨未照 戊申公酉外
庚寅日	丙戌日	壬午日	戊寅日
戊寅照卯照 庚辰外巳申 壬午照未外 甲申公酉臨	庚寅照卯外 壬辰申巳後 甲午内未公 丙申臨酉照	壬寅申卯内 甲辰照巳列 丙午臨未照 戊申列酉外	甲寅臨卯照 丙辰列巳後 戊午照未照 庚申外酉申
辛卯日	丁亥日	癸未日	己卯日
庚寅公卯臨 壬辰照巳公 甲午外未申 丙申照酉外	壬寅臨卯照 甲辰照巳外 丙午申未照 戊申外酉公	甲寅外卯申 丙辰照巳外 戊午中未臨 庚申照酉公	丙寅照卯公 戊辰臨巳申 庚午照未外 壬申申酉照

甲　辰　日	庚　子　日	日　申　丙	壬　辰　日
丙寅後卯照 戊辰外巳公 庚午申未内 壬申公酉臨	戊寅申卯臨 庚辰照巳列 壬午臨未照 甲申照酉外	庚寅臨卯照 壬辰列巳後 甲午後未照 丙申外酉申	壬寅臨卯照 甲辰照巳外 丙午後未照 戊申申酉公
乙　巳　日	辛　丑　日	日　酉　丁	癸　巳　日
戊寅臨卯申 庚辰照巳外 壬午申未照 甲申照酉公	庚寅照卯公 壬辰臨巳照 甲午照未外 丙申申酉照	壬寅公卯臨 甲辰申巳照 丙午外未申 戊申照酉照	甲寅公卯臨 丙辰照巳公 戊午臨未申 庚申照酉外
丙　午　日	壬　寅　日	戊　戌　日	甲　午　日
庚寅照卯列 壬辰後巳照 甲午照未外 丙申申酉内	壬寅照卯列 甲辰外巳申 丙午照未外 戊申申酉臨	甲寅公卯臨 丙辰照巳列 戊午臨未後 庚申照酉外	丙寅臨卯照 戊辰列巳外 庚午照未臨 壬申公酉申
丁　未　日	癸　卯　日	己　亥　日	乙　未　日
壬寅申卯照 甲辰照巳公 丙午臨未照 戊申公酉外	甲寅申卯照 丙辰外巳申 戊午照未照 庚申公酉臨	丙寅申卯照 戊辰外巳公 庚午臨未照 壬申公酉臨	戊寅申卯臨 庚辰照巳公 壬午臨未照 甲申照酉外

庚申日	丙辰日	壬子日	戊申日
戊寅外卯公 庚辰臨巳照 壬午公未臨 甲申後酉照	庚寅照卯外 壬辰申巳内 甲午内未公 丙申臨酉照	壬寅申卯内 甲辰照巳列 丙午臨未照 戊申列酉外	甲寅照卯外 丙辰申巳内 戊午外未公 庚申臨酉照
辛酉日	丁巳日	癸丑日	己酉日
庚寅申卯照 壬辰外巳申 甲午臨未照 丙申公酉臨	壬寅臨卯照 甲辰照巳外 丙午申未照 戊申外酉公	甲寅外卯申 丙辰照巳外 戊午申未臨 庚申照酉公	丙寅外卯申 戊辰照巳照 庚午公未臨 壬申照酉公
壬戌日	戊午日	甲寅日	庚戌日
壬寅臨卯照 甲辰照巳外 丙午後未照 戊申外酉公	甲寅外卯申 丙辰内巳公 戊午申未臨 庚申照酉列	丙寅照卯外 戊辰申巳臨 庚午内未公 壬申臨酉照	戊寅臨卯後 庚辰照巳外 壬午後未照 甲申内酉公
癸亥日	己未日	乙卯日	辛亥日
甲寅公卯臨 丙辰照巳公 戊午臨未申 庚申照酉外	丙寅臨卯照 戊辰公巳外 庚午後未照 壬申外酉申	戊寅照卯照 庚辰公巳臨 壬午照未公 甲申外酉申	庚寅照卯外 壬辰申巳照 甲午照未公 丙申臨酉照

右の図は、予め六十甲子を算定し、日ごとに時刻ごとに開く穴を示し、刺鍼に便利なようにした。緊急の際に、慌てて計算を間違えないために作ったものである。

＊人民衛生出版社『針灸大成校釋』（黒龍江祖国医薬研究所校釋）の本には、この表を作り変えて、日干が分かれば、時刻ごとに開く八脈交会穴が分かる表が作られています。興味のある人は求めてください。また川井先生の『針灸時間治療学』にも解説されています（たにぐち書店）。簡単なものは淺野周の『鍼灸学釈難』にあります。

楊継洲の言いたいことは、時間取穴法と言っても、これは症状に基づいて、その穴位に効果的な時間を取るだけのこと。症状と関係なく時間で開く穴を取るのではない。だから中心になるのは症状に基づいた取穴であり、時間取穴や『難経』の脈診補瀉穴は、プラスαとして加える。

八脈図と症状治療穴

衝脈

考穴：公孫二穴は、脾経。第一趾内側で、中足指節関節の後ろ一寸陥中。足を上げ、両足底を合わせて取る。鍼一寸。心腹の五臓病を主治し、内関と主客で対応させる。

治病：（西江月の歌賦より）九種の心痛で、粘っこい涎を吐いて悶える。胸にシコリがあって嘔吐が止まらない。酒食による腹部のシコリや胃腸が鳴る。水、食、気の疾患。食道の支える病。臍の痛みや腹痛、脇が脹れぼったい。血便、瘧疾、心痛。胎盤が出ない。出血によるめまい。下痢。公孫で直ちに応える。

およそ次の症状では、まず公孫を主に取る。次に記載されている穴を取る（徐氏）

九種の心痛、すべての冷え：大陵、中脘、隠白。

痰膈涎悶で、胸中がシクシク痛む：労宮、膻中、間使。

気膈五噎で、飲食できない：膻中、足三里、太白。
臍腹が脹満して、消化できない：天枢、水分、内庭。
脇肋の下が痛み、寝起きが大変：支溝、章門、陽陵泉。
下痢が止まらず、裏急後重する：下脘、天枢、照海。
胸中に刺痛があって、シクシクと不快：内関、大陵、彧中。
両脇が脹満して、痛みが動く：絶骨、章門、陽陵泉。

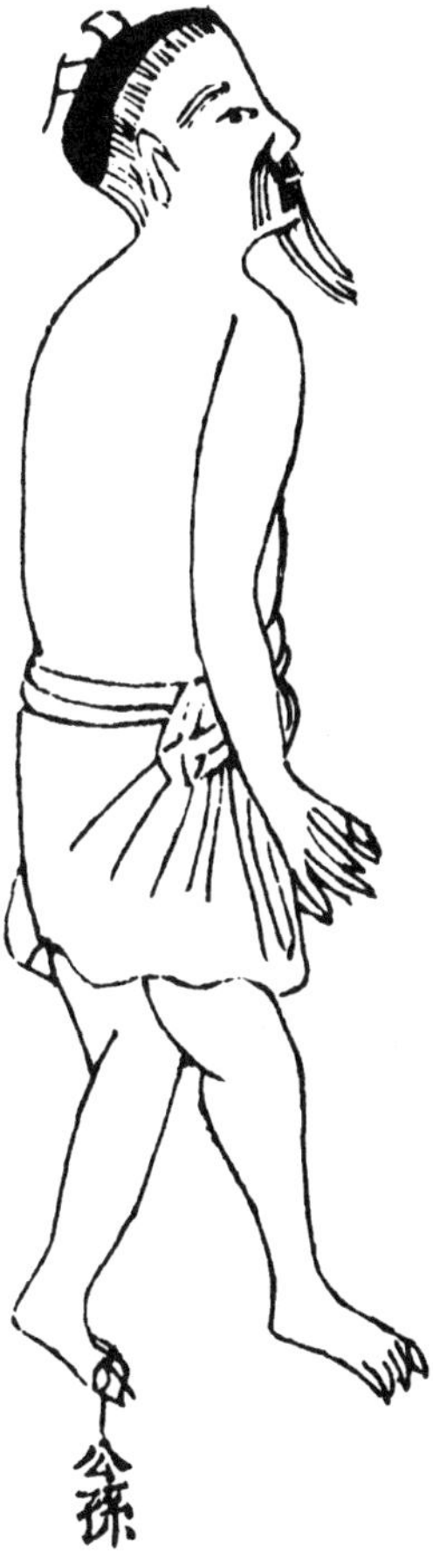

衝脈

胃がもたれて嘔吐する：中脘、太白、中魁。
胃に痰があり、口から胃液を吐く：巨闕、中脘、厲兌。
胃がもたれて、刺痛が止まらず：中脘、足三里、解谿。
痰涎を嘔吐し、めまいが止まらず：膻中、中魁、豊隆。
心瘧で、心臓がドキドキする：神門、心兪、百労。
脾瘧で、冷えて腹痛する：商丘、脾兪、足三里。
肝瘧で、顔色が青く、悪寒発熱する：中封、肝兪、絶骨。
肺瘧で、心窩部が冷え、ヒキツケする：列缺、肺兪、合谷。
腎瘧で、発熱悪寒し、腰背がこわばって痛む：大鐘、腎兪、申脈。
瘧疾で、高熱が退かない：間使、百労、絶骨。
瘧疾で、寒気がしてから発熱する：後谿、曲池、労宮。
瘧疾で、発熱してから寒気する：曲池、百労、絶骨。
瘧疾で、心胸が痛む：内関、上脘、大陵。
瘧疾で、頭痛やめまいし、痰を吐いて止まらない：合谷、中脘、列缺。
瘧疾で、節々が痛怠い：魄戸、百労、然谷。

瘧疾で、喉が渇く：関衝、人中、間使。

胃瘧で、空腹になりやすいが食べられない：厲兌、胃兪、大都。

胆瘧で、悪寒してヒキツケし、安眠できない：臨泣、胆兪、期門。

黄疸で四肢が腫れ、汗で服が黄色に染まる：至陽、百労、腕骨、中脘、足三里。

黄疸で、全身の皮膚、顔や目、小便が黄色くなる：脾兪、隠白、百労、至陽、足三里、腕骨。

穀疸で、食べ終わるとめまいし、心窩部が不快で、全身が黄色くなる：胃兪、内庭、至陽、足三里、腕骨、陰谷。

酒疸で、身体や目が黄色くなり、心窩部が痛く、顔に赤い斑ができ、小便がダイダイ色になる：胆兪、至陽、委中、腕骨。

女癆疸は、身体や目が黄色くなって発熱悪寒し、小便が出にくい：関元、腎兪、至陽、然谷。

楊氏の症状治療

生理不順：関元、気海、天枢、三陰交。
胸が支える痛み：労宮、通里、大陵、膻中。
痰熱が胸でシコリとなる：列缺、大陵、湧泉。
手足の遊走する痛み：曲池、風市、外関、陽陵泉、三陰交、手三里。

咽喉の閉塞：少商、風池、照海、頬車。

＊痰膈涎悶とは、膈証の一つで、食べると粘液を嘔吐する。『漢英中医辞海』を参照。気膈五噎は、精神的なことで気鬱になり、胃がもたれて食欲のなくなるもの。噎は食道閉塞の意味。五臓瘧については、『素問・刺虐編』を参照。中魁は、中指背側で、近位指節間関節の中央。百労は大椎の別名。穀疸は、『金匱要略』に、心窩部が不快で、めまいがし、ウツウツとして排尿困難な黄疸とある。そして酒疸は、飲酒過多による湿熱疸。女癆疸は、過労やセックスしすぎで起きる。いずれも『金匱要略』を参照。

陰維脈

考穴：内関二穴は心包経。手首の上二寸で両筋の間。強く拳を握って取る。鍼は一寸二分刺入する。心、胆、脾、胃の病を主治し、公孫二穴と主客で対応させる。

治病：（西江月の歌賦より）腹部の脹満、心胸が支えて脹る、腸鳴、下痢、脱肛、食べ物が食道を下りない、酒による傷、堅いシコリが脇を突く。婦女の脇痛や心痛、心窩部が支えて内部が引きつり、触れない。傷寒が治らず胸に凝集する。瘧疾。内関だけが当たる。

およそ次の症状では、まず内関を主に取る。次に記載されている穴を取る（徐氏）

腹脹して不快、胃袋の傷寒：中脘、大陵、足三里、膻中。

中焦が支えて、両脇に刺痛がある：支溝、章門、膻中。

脾胃の虚冷で、嘔吐が止まらず：内庭、中脘、気海、公孫。
脾胃の気虚で、心腹が脹満する：太白、足三里、気海、水分。
脇肋の下が痛み、心窩部に刺痛がある：気海、行間、陽陵泉。
シコリが消えず、心中が重苦しく痛む：大陵、中脘、三陰交。
腹部の塊が消えず、だんだん痩せる：腕骨、脾兪、公孫。
食積で血塊ができ、腹中がシクシク痛む：胃兪、行間、気海。

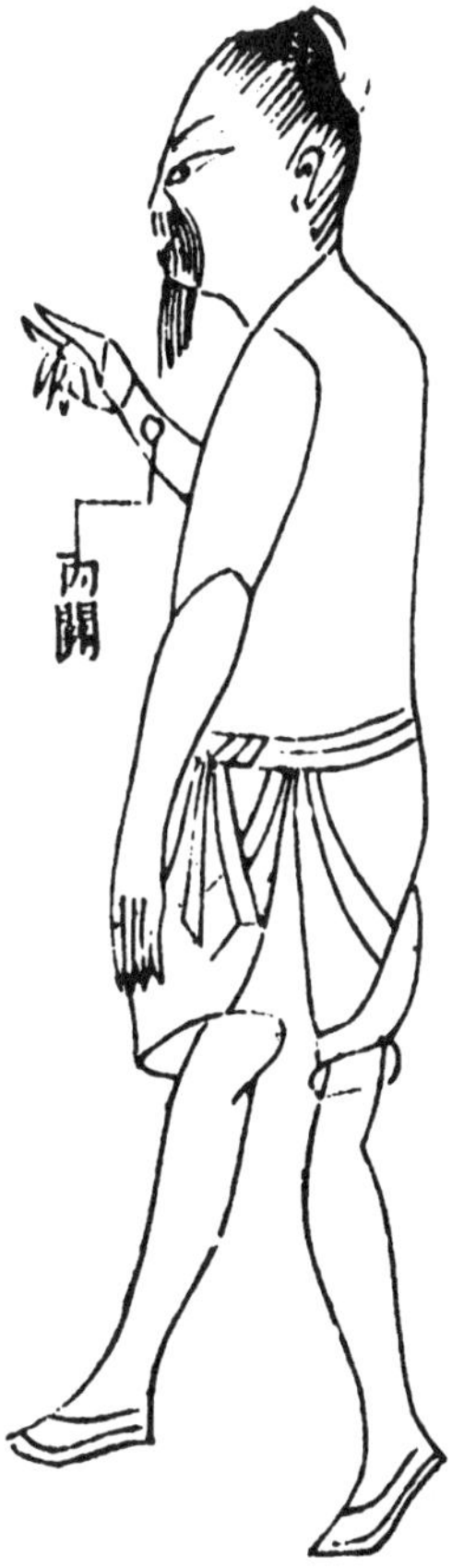

陰維脈

五積で気塊があり、血の塊りで両脇がシコる：膈兪、肝兪、大敦、照海。
臓腑の虚冷で、両脇が痛む：支溝、通里、章門、陽陵泉。
風邪が塞いで経脈の気が滞り、心腹に刺痛がある：風門、膻中、労宮、足三里。
大腸の虚冷で、脱肛が引っ込まない：百会、命門、長強、承山。
排便困難で、力を入れると脱肛する：照海、百会、支溝。
肛門の腫痛で、便血が止まらない：承山、肝兪、膈兪、長強。
五種の痔で、痛みが止まらず：合陽、長強、承山。
五種の癲癇などで、口から沫を吐く：後谿、神門、心兪、鬼眼。
心性の痴呆で、悲しんで泣く：通里、後谿、神門、大鐘。
驚いて発狂し、親しいものが分からない：少衝、心兪、中脘、十宣。
健忘して思い出せず、言うことがメチャクチャ：心兪、通里、少衝。
心気が虚損して、歌ったり笑ったりする：霊道、心兪、通里。
心中がドキドキし、言語が錯乱する：少海、少府、心兪、後谿。
心中が虚してドキドキし、精神が不安定：乳根、通里、胆兪、心兪。
驚いて失神し、人事不省となる：中衝、百会、大敦。

心臓の虚証で、心臓がドキドキする：陰郄、心兪、通里。
心虚で恐がり、四肢が震える：胆兪、通里、臨泣。
＊食積は、『儒門事親』に食滞が消えずに、長引いて積となったものとある。五積は、『難経・五十六難』を参照。鬼眼は隠白の別名。十宣は指先。

督脈

考穴：後谿二穴は小腸経。小指中手指節関節の外側後縁で、骨の継ぎ目。強く拳を握った先端。鍼一寸。頭面や項頚の病を主治し、申脈と主客で対応させる。
治病：（西江月の歌賦より）手足の引きつりや震え、脳卒中で喋れない、癲癇や鬱病、頭痛、眼の腫れ、涙が出る、大腿や膝、腰背が痛む。後頚部がこわばる、傷寒が治らない、歯やエラの腫れ、咽喉の痛み、手や足の痺れ、破傷風によるヒキツケ、寝汗には後谿を先に刺す。
およそ次の症状では、まず後谿を主に取る。次に記載されている穴を取る（徐氏）
手足が引きつって屈伸困難：足三里、曲池、尺沢、合谷、行間、陽陵泉。
手足が震え、歩いたり握ったりできない：陽谿、曲池、腕骨、太衝、絶骨、公孫、陽陵泉。
頚がこわばって痛み、回らない：承漿、風池、風府。

両頬が痛み、赤くなって腫れる：大迎、頬車、合谷。
咽喉が塞がって水が飲めない：天突、商陽、照海、十宣。
両側の扁桃腺が腫れて、喉が塞がって通じない：少商、金津、玉液、十宣。
片側の扁桃腺が腫れて、喉が痛む：関衝、天突、合谷。
慢性の片頭痛や頭頂痛、両コメカミ痛：列缺、合谷、太陽の浮絡、頭臨泣、絲竹空。
両眉尻の痛みが止まらない：攢竹、陽白、印堂、合谷、頭維。

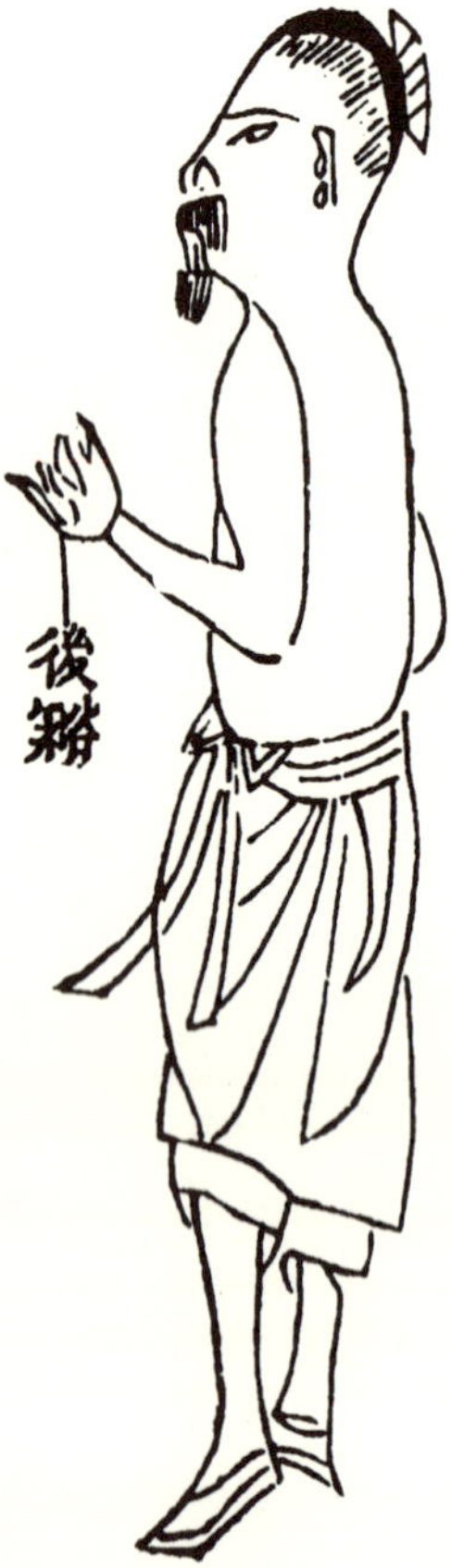

督脈

頭目が重くてコメカミが痛む：合谷、太陽の浮絡、頭縫。

頭項が引きつって肩背が痛む：承漿、百会、肩井、中渚。

酔頭風で嘔吐し、人の声を聞きたがらない：湧泉、列缺、百労、合谷。

眼が赤く腫れ、風に当たると涙が止まらない：攢竹、合谷、小骨空、臨泣。

破傷風で、ほかの事が原因で引きつけ、全身発熱して、顛強する：大敦、合谷、行間、十宣、太陽の浮絡（鋒鍼で出血させるとよい）。

楊氏の症状治療

寒痰による咳嗽：列缺、湧泉、申脈、肺兪、天突、絲竹空。
頭目のめまい：風池、命門、合谷。
頭と後頚部がこわばって硬い：承漿、風府、風池、合谷。
歯痛：列缺、人中、頬車、呂細［太谿］、太淵、合谷。
難聴：聴会、商陽、少衝、中衝。
破傷風症状：承漿、合谷、八邪、後谿、外関、四関［合谷、太衝］。

＊頭縫は経外奇穴で、頭維の下〇・五寸の髪際。酔頭風は、酔って頭痛がするのでなく、内耳性眩暈のこと。小骨空は、小指背側で、近位指節間関節の中央。顛強は不明だが、顛は頭頂、強は筋肉のこわばり。

破傷風では、全身の筋肉がこわばるが、頭にも帽状腱膜があるから、それがこわばって頭痛することだろう。寒痰は無色透明な痰。八邪は、手背で、各中手指節関節の間。

陽蹻脈

考穴：申脈二穴は膀胱経。足外踝下の陥中で、足背の黒い皮膚と足底の白い皮膚の境、直立して取る。鍼一寸。四肢風邪やデキモノの病を主治し、後谿と主客で対応させる。

治病：（西江月の歌賦より）腰背が屈してこわばる、大腿の腫れ、風が当たると悪寒して

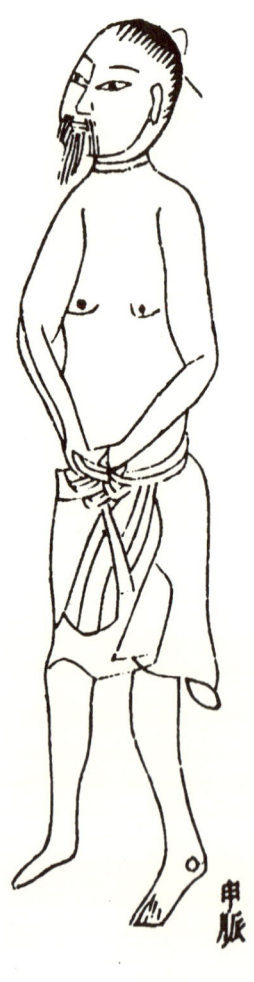

陽蹻脈

汗が出る、頭痛、雷頭、目が赤い、眉稜骨の痛み、手足が痺れて痙攣する、四肢が冷たい。乳腺炎、難聴、鼻血、癲癇や鬱病、関節痛、全身の浮腫、汗で頭が濡れる。まず中脈に鍼すれば応える。

およそ次の症状では、まず申脈を主に取る。次に記載されている穴を取る(徐氏)

腰背がこわばって、前後に曲げられない：腰兪、膏肓、委中(浮絡を刺して出血)。

関節が痛くて、腰まで及び、足も痛む：肩髃、曲池、崑崙、陽陵泉。

脳卒中で人事不省：中衝、百会、大敦、印堂、合谷。

脳卒中で喋れない：少商、前頂、人中、膻中、合谷、瘂門。

脳卒中で半身不随：手三里、腕骨、合谷、絶骨、行間、風市、三陰交。

脳卒中で半身萎縮し、いつも痛む：絶骨、太淵、曲池、肩髃、足三里、崑崙。

脳卒中で四肢が麻痺して無感覚：肘髎、上廉、魚際、風市、膝関、三陰交。

脳卒中で手足が痒く、握れない：臑会、腕骨、合谷、行間、風市、陽陵泉。

脳卒中で口眼歪斜し、ヒキツリが止まらない：人中、合谷、太淵、十宣、瞳子髎、頬車(この穴は鍼を〇・一寸刺入したあと、沿皮刺で下へ向け、地倉穴へ透刺する。左が歪んでいればば右を瀉し、右が歪んでいれば左を瀉す。灸なら二〜七壮)。

脳卒中で角弓反張し、目が見えない：百会、百労、合谷、曲池、行間、十宣、陽陵泉。
脳卒中で口噤して開かず、言葉が滞る：地倉から頬車(透刺する)、人中、合谷。
腰背や項背の痛み：腎兪、人中、肩井、委中。
腰痛で、立ったり座ったりが困難：然谷、膏肓、委中、腎兪。
足背のデキモノを発背と呼ぶ：内庭、侠谿、行間、委中。
手背のデキモノを附筋発背と呼ぶ：液門、中渚、合谷、外関。
前腕背側のデキモノを附骨疽と呼ぶ：天府、曲池、委中。

楊氏の症状治療

背の肩甲部のデキモノ：委中、侠谿、十宣、曲池、液門、内関、外関。
全身の痛み：太淵、足三里、曲池。
モミアゲのデキモノ：太陽、申脈、太谿、合谷、外関。
後頚部のデキモノが脳を攻める：百労、合谷、申脈、強間、委中。
頭痛がして下を向けない：申脈、金門、承漿。
寝違いで回せない：後谿、合谷、承漿。

＊四肢風邪は、風痺［行痺］や手足の震えと思う。雷頭とは雷頭風のことで、頭痛がするときに雷の

ような音を感じるもの。中国では脳卒中(中風)を中臓腑と中経絡に分ける。中経絡は脳血管へ血栓が詰まり、手足が動かなくなる軽症だが、中臓腑は脳血管が切れたもので重症。膏肓は施灸穴なので、刺鍼してはならない。円皮鍼ならよい。百労は大椎の別名。

帯脈

考穴：臨泣二穴は胆経。第四趾の外側で、中足指節関節の中、筋骨の隙間から一寸前。鍼は○・五寸。水を出すなら皮膚に沿って一寸刺入。四肢の病を主治し、外関と主客で対応させる。

治病：(西江月の歌賦より)手足が中風で上がらず、痛みや痺れ、発熱や引きつりがあ

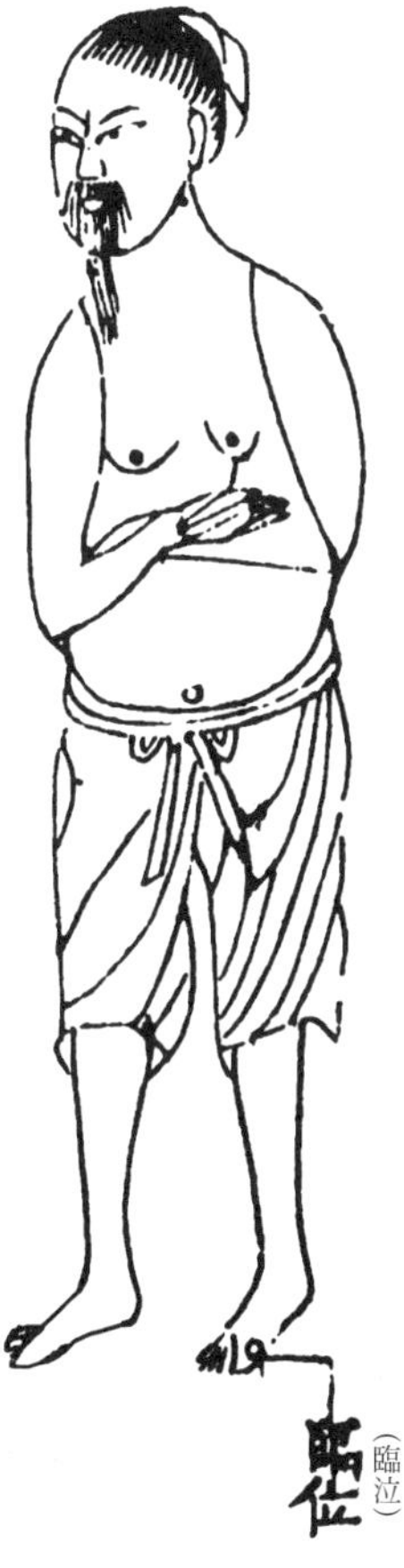

帯脈

る。慢性頭痛、後頚部が腫れてエラまで繋がる［リンパ結核］、結膜炎、めまい、歯痛、難聴、咽喉の腫痛、浮風掻痒、筋の引きつり、大腿の痛み、脇が脹れぼったい、肋間神経痛。臨泣の鍼で、効果あり。

およそ次の症状では、まず臨泣を主に取る。次に記載されている穴を取る(徐氏)

足背の腫痛が、久しく消えない：行間、中脈。

手足が麻痺して、感覚がない：太衝、曲池、大陵、合谷、足三里、中渚。

両足が震えて歩けない：太衝、崑崙、陽陵泉。

両手が震えて握れない：曲沢、腕骨、合谷、中渚。

足趾が痙攣して開かない：(全部の中足指節関節の先端に小麦大で五壮)、丘墟、公孫、陽陵泉。

手指が痙攣して曲げ伸ばしすると痛む：(全部の中手指節関節の先端に小麦大で五壮)、尺沢、陽谿、中渚、五虎。

足底の発熱を湿熱と呼ぶ：湧泉、京骨、合谷。

足外踝が赤く腫れる、これを穿踝風と呼ぶ：崑崙、丘墟、照海。

足背が発熱して、足趾の関節が痛む：衝陽、侠谿、足の十宣。

両手が発熱して、五指が痛む：陽池、液門、合谷。
両膝が赤く腫れて痛むものを鶴膝風と呼ぶ：膝関、行間、風市、陽陵泉。
手首の茎状突起が痛むものを遶踝風と呼ぶ：太淵、腕骨、大陵。
腰や股の痛みを寒疝と呼ぶ：五枢、委中、三陰交。
腕の痛みが肩背まで及ぶ：肩井、曲池、中渚。
腿股の痛みは腿叉風と呼ぶ：環跳、委中、陽陵泉。
リウマチの痛みは：肩井、足三里、曲池、委中、合谷、行間、天応穴（疼痛部位に刺鍼する。強い鍼で出血させる）。
リウマチで四肢が痛む：天応穴〔阿是穴〕、曲池、足三里、委中。
ジンマシンで全身が痒い：百会、百労、命門、太陽の浮絡、風市、絶骨、水分、気海、血海、委中、曲池。
後頚部が赤く腫れ、こわばって痛む：承漿、風池、肩井、風府。
腎虚腰痛で挙動が困難：腎兪、脊中、委中。
ギックリ腰で、立ったり座ったりが困難：脊中、腰兪、腎兪、委中。
使い痛みがあり、湿が滞った腰痛で、行動に力がない：脊中、腰兪、腎兪、委中。

すべての虚証で、手足の力がない：百労、心兪、足三里、関元、膏肓。
脇下のシコリ、気塊があって刺痛がする：章門、支溝、中脘、大陵、陽陵泉。

楊氏の症状治療

手足の引きつり：中渚、尺沢、絶骨、八邪、陽谿、陽陵泉。
四肢のリウマチ：足三里、委中、命門、天応穴、曲池、外関。
膝や脛が痛怠い：行間、絶骨、太衝、膝眼、足三里、陽陵泉。
大腿が冷えて痛む：四関、［合谷と太衝］絶骨、風市、環跳、三陰交。
上肢が冷えて痛む：肩井、曲池、外関、足三里。
全身の関節が痛怠い：魂門、絶骨、命門、外関。

＊頭旋は『外台秘要』十五巻に頭暈とある。浮風搔痒の浮風は不明だが、痒いとあるので風団、つまりジンマシン(風疹)と判断。五虎は経外奇穴で、人差指と薬指の中手骨先端だが、楊継洲解説の(手の十指節で、拳を握ったときの指先端)の文と重複する。三里を足三里としたが、一般に三里は足三里のことで、手三里は手三里とある。それに曲池と手三里を同時に取るのでは近すぎる。気塊は、動き回るシコリ。

陽維脈

考穴：外関二穴は三焦経。手背で、手首の二寸上。骨の隙間で、両筋の陥中。手を伏せて取る。鍼は一寸二分。経絡の風寒、皮膚病を主治し、臨泣と主客で対応させる。

治病：（西江月の歌賦より）四肢関節の腫痛、膝の冷え、手足の不随、慢性頭痛、背や股内外の骨筋を邪が攻め、頭項や眉稜が全部痛い。手足が熱く痺れる、寝汗、破傷風、踵骨の腫れ、眼が赤くなる、傷寒で汗をかいて発熱する。ただ外関が重要。

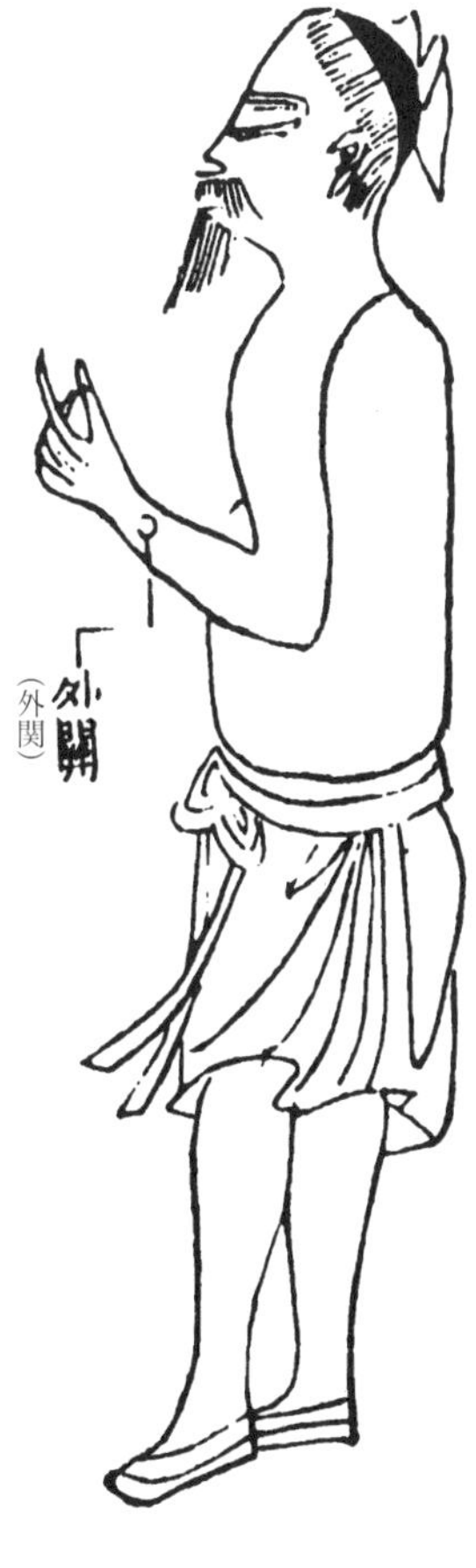

陽維脈

およそ次の症状では、まず外関を主に取る。次に記載されている穴を取る(徐氏)

上肢が赤く腫れ、関節が痛む：肘髎、肩髃、腕骨。

足の内踝が赤く腫れて痛むのを遶踝風と呼ぶ：太谿、丘墟、臨泣、崑崙。

手指の関節が痛く、屈伸できない：陽谷、五虎、腕骨、合谷。

足趾の関節が痛く、歩けない：内庭、太衝、崑崙。

五臓に熱が溜り、吐血が止まらない：(背兪の五臓兪と血会を取って治療する)。心兪、肺兪、脾兪、肝兪、腎兪、膈兪。

六腑に熱が溜り、出血が止まらない：(背兪の六腑兪と血会を取って治療する)。胆兪、胃兪、小腸兪、大腸兪、膀胱兪、三焦兪、膈兪。

鼻血が止まらないのを血妄行と呼ぶ：少沢、心兪、膈兪、湧泉。

吐血して失神し、人事不省となる：肝兪、膈兪、通里、大敦。

虚損で咳き込み、吐血が止まらない：膏肓、膈兪、丹田［石門］、肝兪。

吐血や出血は、陽が陰を尅し、血熱妄行した：中衝、肝兪、膈兪、足三里、三陰交。

寒が血分にあっても吐血するが、陰が陽を尅したもので、心肺二経の嘔血と呼ぶ：少商、心兪、神門、肺兪、膈兪、三陰交。

舌がこわばって喋りにくく、舌が白苔である：関衝、中衝、承漿、聚泉。

重舌で腫脹し、高熱で喋れない：十宣、海泉、金津、玉液。

口内炎を枯槽風と呼ぶ：兌端、支溝、承漿、十宣。

舌を口から出して納めないものを陽強と呼ぶ：湧泉、兌端、少衝、神門。

舌が縮んで喋れないものを陰強と呼ぶ：心兪、膻中、海泉。

口唇が裂けて破れ、出血して乾き、痛むもの：承漿、少商、関衝。

頚のリンパ結核で、頚に珠が巻くものを蟠蛇癧と呼ぶ：天井、風池、肘尖、缺盆、十宣。

頚のリンパ結核で、胸の前に延び、腋下まで繋がるものを瓜藤癧と呼ぶ：肩井、膻中、大陵、支溝、陽陵泉。

左耳根のリンパ結核は、恵袋癧と呼ぶ：翳風、後谿、肘尖。

右耳根のリンパ結核は、蜂窩癧と呼ぶ：翳風、頬車、後谿、合谷。

耳根部が赤く腫れて痛む：合谷、翳風、頬車。

頚項部が赤く腫れて消えなければ項疽と呼ぶ：風府、肩井、承漿。

目を膜が覆い、ショボショボして開けられない：睛明、合谷、肝兪、魚尾。

眼瞼縁炎で、風に当たると涙が出る：攅竹、絲竹空、二間、小骨空。

目風腫痛で、薄い肉が瞳孔を覆う：和髎、睛明、攅竹、肝兪、委中、合谷、肘尖、照海、列缺、十宣。

歯と両顎の腫痛：人中、合谷、呂細。

上歯痛で口が開かない：太淵、頬車、合谷、呂細。

下歯痛で、頬や後頚部が赤く腫れて痛む：陽谿、承漿、頬車、太谿。

難聴で、耳が塞がって痛む：聴会、腎兪、足三里、翳風。

耳内が、鳴ったり、痒かったり、痛む：客主人、合谷、聴会。

雷頭風で、めまいし、痰涎を嘔吐する：百会、中脘、太淵、風門。

腎虚頭痛で、頭が重くて上がらない：腎兪、百会、太谿、列缺。

痰により経脈が塞がれて頭がクラクラし、頭目が重い：大敦、肝兪、百会。

頭頂痛を正頭風と呼ぶ：上星、百会、脳空、湧泉、合谷。

目が急に赤く腫れて痛む：攅竹、合谷、迎香。

楊氏の症状治療

脳卒中で、手足が引きつる：中渚、陽池、曲池、八邪。

＊聚泉は、舌面の中央。重舌とは、二枚舌のこと。舌下の静脈が腫れて、舌の下に舌ができたように

見える。海泉は、舌裏面で、舌小帯の中央。陽強といえば一般に勃起して収まらないもの。肘尖は、尺骨肘頭の尖端。魚尾は、目尻から一分外。瞳子髎の内側。目風は『素問・風論』に「邪が頭に入って目系を犯したもの」とある。気痞は、気滞のため脹れたもの。呂細は太谿の別名。

任脈

考穴：列缺二穴は肺経。手首内側一寸五分。親指を広げて手を交叉させ、人差指の尽きるところ。骨間である。鍼は〇・八寸。心腹、脇肋、五臓病を主治し、照海と主客で対応させる。

治病：(西江月の歌賦より)痔、瘧疾、痔瘻、水様便、唾に血が混じる、血尿、咳痰、歯痛、

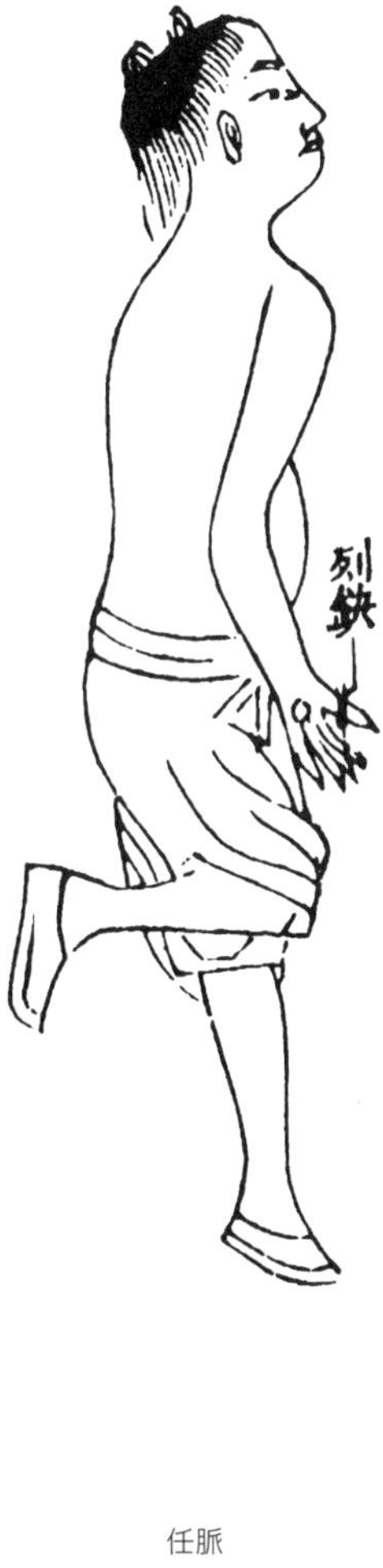

任脈

咽喉の腫れ、排尿困難、心胸腹の痛み、食道が通らない。産後にヒキツケして喋れない、腰痛、血疾、臍寒、死んだ胎児が出ない、胃袋の冷え。列缺を乳腺炎に取れば、ほとんど治る。

およそ次の症状では、まず列缺を主に取る。次に記載されている穴を取る(徐氏)

蓄膿症を鼻淵と呼ぶ：曲差、上星、百会、風門、迎香。

鼻茸が鼻孔を塞ぐ：印堂、迎香、上星、風門。

風邪で顔が赤く、発熱頭痛する：通里、曲池、絶骨、合谷。

風邪で寒気がし、咳嗽して胸が支える：膻中、風門、合谷、風府。

風邪で、手足が熱く、頭痛する：経渠、曲池、合谷、委中。

腹の腸が痛み、下痢が止まらない：内庭、天枢、三陰交。

血と膿が混じった下痢で、腹中が冷えて痛む：水道、気海、外陵、天枢、三陰交、足三里。

胸の前で、両乳が赤く腫れて痛む：少沢、大陵、膻中。

乳腺炎の腫痛：中府、膻中、少沢、大敦。

腹中が冷えて痛み、下痢が止まらない：天枢、中脘、関元、三陰交。

婦人の血積の痛みで、不正出血が止まらない：肝兪、腎兪、膈兪、三陰交。

咳嗽して、寒痰が胸膈を塞いで痛む：肺兪、膻中、足三里。

慢性の嗽が治らず、咳して唾に血痰がある：風門、太淵、膻中。

喘息で頻呼吸し、痰気が気管を塞ぐ：豊隆、兪府、膻中、足三里。

喘息で、横隔膜が引きつって痛む：彧中、天突、肺兪、足三里。

喘息で、気が肺に満ちて脹れ、横になれない：兪府、風門、太淵、中府、足三里、膻中。

鼻が塞がって匂いが分からない：迎香、上星、風門。

無色の鼻水が流れ、腠理が緻密でなく、クシャミが止まらない：神庭、肺兪、太淵、足三里。

婦人が血瀝で、乳汁も出ない：少沢、大陵、膻中、関衝。

乳頭のオデキを妬乳と呼ぶ：乳根、少沢、肩井、膻中。

胸中が塞がれた痛み：大陵、内関、膻中、足三里。

甲状腺腫は五種類ある。石癭は、石のように硬い。気癭は、綿のように軟らかい。血癭は、細い糸のような赤い血管がある。筋癭は、骨がない。肉癭は、袋のようである。これが五癭の形である：扶突、天突、天窓、缺盆、兪府、膺兪(喉上)、膻中、合谷、十宣(出血)。

口内炎があって臭く、近寄れない：十宣、人中、金津、玉液、承漿、合谷。

三焦の熱が激しく、舌に潰瘍ができる：関衝、外関、人中、迎香、金津、玉液、地倉。

口臭で近寄れない：少衝、通里、人中、十宣、金津、玉液。

暑さ中り［熱中症］で高熱となり、霍乱で嘔吐して下痢：委中、百労、中脘、曲池、十宣、足三里、合谷。

暑さ中りで熱く、小便が出にくい：陰谷、百労、中脘、委中、気海、陰陵泉。

小児の急性ヒキツケで、手足が震える：印堂、百会、人中、中衝、大敦、太衝、合谷。

小児の嘔吐が続いてヒキツケし、目を直視して、手足を震わせ、口からアワを吐く：大敦、脾兪、百会、上星、人中。

糖尿病は、消脾、消中、消腎で症状が違う。『素問』は「胃が虚すと、一斗を食べても空腹だ。腎臓渇は、百杯を飲んでも喉が渇き、セックスも思い通りにゆかない。これが三つの消渇である。脾土が乾燥して水を飲むが、消化できずに発病する」という：人中、公孫、脾兪、中脘、関衝、照海(喉の渇きを治す)、太谿(勃起不能を治す)、足三里(飢餓感を治す)。

黒痧は、腹痛して頭痛し、発熱悪寒して、腰背がこわばって痛み、眠れない：百労、天府、委中、十宣。

白痧は、腹痛して吐瀉し、手足が冷たくなって爪が黒くなり、眠れない：大陵、百労、大敦、十宣。

黒白痧は、頭痛がして発汗し、喉が渇いて下痢し、悪寒して手足が冷たくなって眠れない。

紋腸痧と呼ぶ。腸鳴して腹が響くこともある：委中、膻中、百会、丹田、大敦、竅陰、十宣。

楊氏の症状治療

出産で失神する：人中。
胸中が膨れて痛み、呼吸が速い：湧泉、少商、膻中、内関。
臍周囲の痛み：膻中、大敦、中府、少沢、太淵、三陰交。
心中煩悶：陰陵泉、内関。
耳内で蝉が鳴く：少衝、聴会、中衝、商陽。
蓄膿症：上星、内関、列缺、曲池、合谷。
傷寒発熱：曲差、内関、列缺、経渠、合谷。

＊便腫は便腫痛で、熱毒が腸に溜り、直腸へ注がれて爛れたもの。血疾は不明だが、恐らく血証のこと。子宮筋腫など。臍寒は臍寒瀉で、出産して臍帯を切ったとき、そこから寒邪が入り、新生児が白い下痢をするもの。血積は、『儒門事親』に、瘀血が体内に溜まったものとある。寒痰は無色透明な痰。熱痰は、黄色や緑色の痰。血瀝は、瀝が滴ることなので、不正出血。膺兪は中府の別名。舌炎は、アフタ性口内炎のような、白斑が舌にできるもの。冒暑は、暑さあたり。霍乱はコレラ。痧は、急に腹痛して吐瀉するもの。黒痧は、急に腹痛して倒れ、顔が黒くなる。白痧は、恐らく白面痧で、顔色が白くなる。黒白痧は不明だが、恐らく痧で、顔が白くなったり黒くなったりする。紋腸痧は、盤腸痧と

攪腸痧の意味がある。攪腸痧は乾霍乱とも呼ぶ。丹田は石門。

陰蹻脈

考穴： 照海二穴は腎経。足内踝下の陥中。安定して座らせ、両足底を合わせて取る。鍼は一寸二分。臓腑病を主治し、列缺と主客で対応させる。

治病：（西江月の歌賦より）喉の閉塞、前立腺肥大、臍周囲の仙痛、腸鳴、食黄や酒積で腹水が溜り、腹と臍が同じ高さになる、嘔吐や下痢、胃翻、便緊。難産、意識不明、腹中の

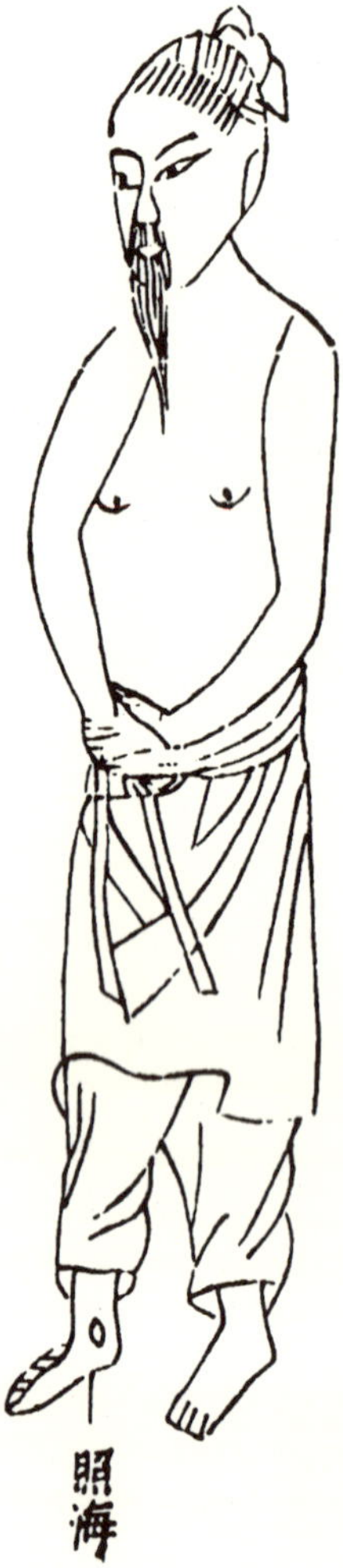

陰蹻脈

シコリ、血便が頻繁にある、膈中怏気、気塊が侵す。照海で必ず効果がある。およそ次の症状では、まず照海を主に取る。次に記載されている穴を取る(徐氏)

小便が流れにくく通じない：陰陵泉、三陰交、関衝、合谷。

下腹が冷えて痛み、頻尿：気海、関元、腎兪、三陰交。

膀胱の七疝気、奔豚など：大敦、蘭門、丹田、三陰交、湧泉、章門、大陵。

一側の陰嚢が、升のように腫れる：大敦、曲泉、然谷、三陰交、帰来、蘭門、膀胱兪、腎兪(横紋には灸七壮すえてよい)。

乳絃疝気で、発作時は心を突いて痛む：帯脈、湧泉、太谿、大敦。

血尿がポタポタ止まらず、陰茎が痛む：陰谷、湧泉、三陰交。

遺精して、頻尿：関元、白環兪、太谿、三陰交。

夜に夢で、女の幽霊とセックスし、遺精する：中極、膏肓、心兪、然谷、腎兪。

婦女の難産で、子が母の心臓を掴んで出てこず、胎盤が下りない：巨闕、合谷、三陰交、至陰(灸が効果あり)。

女人で便秘：申脈、陰陵泉、三陰交、太谿。

婦人が産後に臍周囲が痛くなり、悪露が止まらない：水分、関元、膏肓、三陰交。

婦人が怒りっぽく、血蠱、水蠱、気蠱、石蠱になる∴膻中、水分（水蠱を治す）、関元、気海、足三里、行間（血蠱を治す）、公孫（気蠱を治す）、内庭（石蠱を治す）、支溝、三陰交。

女人の血分による単腹で、喘ぐ∴下脘、膻中、気海、足三里、行間。

女人の血気が疲労し、五心煩熱となって肢体が痛み、頭が重い∴腎兪、百会、膏肓、曲池、合谷、絶骨。

老人の虚損で、手足の筋肉が引きつり、挙動できない∴承山、陽陵泉、臨泣、太衝、尺沢、合谷。

霍乱で吐瀉し、手足が引きつる∴京骨、足三里、承山、曲池、腕骨、尺沢、陽陵泉。

寒湿による脚気で、発熱して激しく痛む∴太衝、委中、三陰交。

腎虚の脚気で赤く腫れ、高熱が退かない∴気衝、太谿、公孫、三陰交、血海、委中。

乾脚気で、膝頭と内踝、全足趾が痛む∴膝関、崑崙、絶骨、委中、陽陵泉、三陰交。

全身が腫れて、浮腫で水がある∴気海、足三里、曲池、合谷、内庭、行間、三陰交。

単腹蠱脹で喘ぎ、息ができない∴膻中、気海、水分、足三里、行間、三陰交。

上腹部が盆のように腫れる∴中脘、膻中、水分、三陰交。

四肢や顔の浮腫が退かない∴人中、合谷、足三里、臨泣、曲池、三陰交。

婦人の虚損で、身体が痩せ、赤白の帯下がある：百労、腎兪、関元、三陰交。
女人で子宮が冷たく、妊娠できない：中極、三陰交、子宮。
女人の生理時に、めまいや下腹部痛がある：陽交、内庭、合谷。
未婚女性が生理不順で、臍周囲が痛む：腎兪、三陰交、関元。
婦人の難産で、分娩できない：合谷、三陰交、独陰。

楊氏の症状治療

気蠱と血蠱：行間、関元、水分、公孫、気海、臨泣。
五心煩熱：内関、湧泉、十宣、大陵、合谷、四花。
気攻胸痛：通里、大陵。
心中がドキドキする：心兪、内関、神門。
咽喉の閉塞：少商、風池、照海。
虚陽が自然に脱ける：心兪、然谷、腎兪、中極、三陰交。

＊食黄を調べたが不明、恐らく食べ物による黄疸、酒積は「目黄口乾、肚腹脹満、少食」とあり、飲酒による積滞で、アルコール性胃炎や肝硬変とある。酒積の症状から食黄は黄疸、腹臍并は腹水と推測できる。胃翻の原文は胃番、両者は同じで、食事して十二時間後に嘔吐するもの。便緊も不明だ

が、腎の症状や吐瀉などから下痢と推測できる。「膈中快気」の原文は「膈中快気」だが、快は心地好いもので、快は不快なものだから誤字と判断したが、これが奔豚の症状と一致している。奔豚は『難経』にあるが、気塊が下腹から胸に上がってくるもの。蘭門穴は、膝関節内側の横紋端から上三寸。大腿内側筋と縫工筋の間。乳絃は、林昭庚の解説によると、産後に両乳が小さくなって垂れ、痛むもの。血蠱、水蠱、気蠱、石蠱だが、蠱は腹が膨れるもの。硬いものや動くものによって名前を分けている。単腹は単腹脹のことで、腹部だけが膨れる鼓脹、単腹蠱脹と同じ。乾脚気は、足の浮腫がない脚気。赤白帯下は、帯下に血や白血球が混じるもの。子宮穴は、中極の横三寸。女性の生理痛が「陽交、内庭、合谷」とあるが、『鍼灸大全』では「陰交、内庭、合谷」。独陰は、第二趾の足底で、近位指節間関節の中央。五心煩熱は、陰虚のため、心、手心、足心の五カ所が熱っぽいもの。四花は、膈兪と胆兪。気攻胸痛では、胸にチクチクする刺痛がある。

上の八法は、まず主症の穴へ刺し、病が左右や上下いずれにあるのかに基づいて、それぞれ処方にある穴位を取り、運鍼中は左手で経脈を撫でて経気を導き、按圧して邪を除く。もし病気が治らなければ、必ず奇経八脈でセットになっている穴位も取る。鍼を停めて得気を待ち、得気を経脈の上下に伝わらせ、気持ちがよくなって苦痛がなくなってから抜鍼する。施灸してもよい。臨床では応用を利かせ、鍼だけにこだわってはならない。

八法手訣歌『聚英』

春夏は深刺して得気してから浅く出し、秋冬は浅刺して得気してから深く入れる。呼吸に合わせて鍼を出し入れする。

吸気に刺入すれば迎で内関を尋ね、公孫で補虚瀉実する。

列缺と照海が当たり、臨泣と外関が上下となり、後谿と申脈に金鍼を使う。

深刺して得気したあと浅刺に変え、陰数で運鍼し、親指を前に三回進めて後ろに二回退けば陰の捻鍼である。

浅刺して得気したあと深刺に変え、親指を前に二回進めて後ろに三回退けば陽の捻鍼である。

臨泣と公孫は腸中の病。背骨と頭痛、腰背は申脈を攻める。

照海は咽喉と下腹。内関は心痛を治療する。

後谿は肩背部。列缺に刺鍼すると脈気が通じる。

速く刺入して徐々に抜鍼すれば陰気が上り〔瀉〕、速く抜鍼して徐々に刺入すれば陽気が降りる〔補〕。

陽を取るにも陰を取るにも、すべて六数。

達人の刺鍼は特効がある。

*すべて六数はおかしい。陽の補は九で、陰の瀉が六数。